江蘇文脉整理與研究工程

江蘇文庫

精華編

84

本草經集注（輯復本）

上

（梁）陶弘景 撰　王家葵 輯校

鳳凰出版社

圖書在版編目（CIP）數據

本草經集注 ： 輯復本 / （梁）陶弘景撰 ； 王家葵輯校. -- 南京 ： 鳳凰出版社, 2023.12
（江蘇文庫. 精華編）
江蘇文脉整理與研究工程
ISBN 978-7-5506-4043-6

Ⅰ. ①本… Ⅱ. ①陶… ②王… Ⅲ. ①《神農本草經》—注釋 Ⅳ. ①R281.2

中國國家版本館CIP數據核字(2023)第235170號

書名	本草經集注(輯復本)
著者	(梁)陶弘景 著 王家葵 輯校
責任編輯	王 劍
裝幀設計	姜 嵩
責任監製	程明嬌
出版發行	鳳凰出版社(原江蘇古籍出版社) 發行部電話025-83223462
出版社地址	江蘇省南京市中央路165號,郵編:210009
照排	南京凱建文化發展有限公司
印刷	蘇州市越洋印刷有限公司 江蘇省蘇州市吴中區南官渡路20號,郵編:215104
開本	787毫米×1092毫米 1/16
印張	49.75
字數	616千字
版次	2023年12月第1版
印次	2023年12月第1次印刷
標準書號	ISBN 978-7-5506-4043-6
定價	198.00圓(全二册)

(本書凡印裝錯誤可向承印廠調換,電話:0512-68180638)

江蘇文脉整理與研究工程

編　委（按姓氏筆畫排序）

王　江　王月清　王建朗　王華寶　王衛星　王燕文　左健偉　田漢雲　朱玉麒
朱慶葆　全　勤　江慶柏　李　揚　李昌集　李貞强　佘江濤　沈衛榮　武秀成
范金民　尚慶飛　周　琪　周　斌　周建忠　周新國　胡阿祥　胡發貴　姜　建
姜小青　馬　欣　莫礪鋒　徐　俊　徐　海　徐　纓　徐之順　徐小躍　徐興無
陶思炎　孫　敏　孫　遜　孫真福　曹玉梅　許佃兵　許益軍　章朝陽　梁　勇
張乃格　張伯偉　張愛軍　張新科　彭　林　程章燦　傅康生　焦建俊　賀雲翱
趙生群　趙金松　蔣　寅　熊月之　樊和平　劉　東　劉西忠　賴永海　鍾振振
雙傳學　羅時進

分卷主編

徐小躍　姜小青　（書目編）
周勛初　程章燦　（文獻編）
莫礪鋒　徐興無　（精華編）
茅家琦　江慶柏　（史料編）
左健偉　張乃格　（方志編）
王月清　張新科　（研究編）

出版説明

江蘇文化源遠流長，歷久彌新，文化經典與歷史文獻層出不窮，典藏豐富；文化巨匠代有人出，彪炳史册，在中華民族乃至整個人類文明的發展史上有着相當重要的地位。爲了在新時代裏科學把握江蘇文化的内涵與特徵，彰顯江蘇文化對中華優秀傳統文化作出的貢獻，增强文化自信，江蘇省委省政府決定組織全省首個大型文化發展工程『江蘇文脉整理與研究』。通過工程的實施，梳理江蘇文脉資源，總結江蘇文化發展的歷史規律，再現江蘇歷史上的『文化高地』，爲當代江蘇把準脉動，探明趨勢，勾畫藍圖。

組織編纂大型江蘇歷史文獻總集《江蘇文庫》，是『江蘇文脉整理與研究工程』的重要工作。《文庫》以『編纂整理古今文獻，梳理再現名人名作，探究追溯文化脉絡，打造江蘇文化名片』爲宗旨，分六編集中呈現：

（一）書目編。完整著録歷史上江蘇籍學人的著述及其歷史記録，全面反映江蘇圖書館的圖書典藏情况。

（二）文獻編。收録歷代江蘇籍學人的代表性著作，集中呈現自歷史開端至一九一一年的江蘇文化文本，呈現『江蘇文化』的整體景觀。

（三）精華編。選取歷代江蘇籍學人著述中對中外文化產生重要影響、在文化學術史上具有經典性代表性的作品進行整理。並從中選取十餘種，組織海外漢學家，翻譯成各國文字，作爲江蘇對外文化交流的標志性文化成果。

（四）方志編。從江蘇現存各級各類舊志中選擇價值較高、保存較好的志書，以充分發揮地方志資治、存史、教化等作用，保存江蘇的地方文獻與歷史文化記憶。

（五）史料編。收録有關江蘇地方史料類文獻，反映江蘇各地歷史地理、政治經濟、文化教育、宗教藝術、社會生活、風土民情等。

（六）研究編。組織、編纂當代學者研究、撰寫的江蘇文化研究著作。

文獻、史料、方志三編屬於基礎文獻，以影印方式出版，旨在提供原始文獻，以滿足學術研究需要；書目、精華、研究三編，以排印方式出版，既能滿足學術研究的基本需求，又能滿足全民閱讀的基本需求。

『江蘇文脉整理與研究工程』工作委員會

江蘇文庫·精華編編纂人員

主　編

莫礪鋒　徐興無

副主編

徐興無（經　部）

卞東波（史　部）

許　結（子　部）

俞士玲（集　部）

江蘇文庫·精華編前言

莫礪鋒　徐興無

江蘇行政區域的形成，始於清康熙六年（一六六七）劃分江南省爲江蘇和安徽兩省。但是江蘇歷史文化的形成，依靠的是中華民族數千年來在這塊土地上開展的卓越而偉大的文化實踐。

江蘇的自然地理得天獨厚，控江淮而臨黄海，主要爲淮河、長江下游的衝積平原，水土豐饒，交通便利，是孕育高度發達的文明和文化的温床。江蘇是華夏文化南北交往的東部通道，是中華文明連通東亞文明的出海口，是近代中國開風氣之先的地區，因此，江蘇的文化地理積澱豐厚。新石器時代，北方的龍山文化、南方的良渚文化等地域文明在這裏碰撞融合；夏商周時期，北方的齊魯文化，淮河的東夷文化，南方的吴、楚、越等文化在這裏交替演進。秦漢統一之後，中國歷代王朝在淮河南北以及長江中下游南北設立了一系列行政區域，在此基礎上形成了南北延伸、東西拓展的黄淮文化、江淮文化和江南文化，爲江蘇的歷史文化提供了更爲遼闊的發展空間。自東吴的建業到民國的南京，中國歷史上十個王朝或政權曾在江蘇建立首都；自春秋的邗溝到京杭大運河，中國南北最大的交通動脈在江蘇形成主幹。江蘇作爲南方政治、經濟和文化的中心之一，不斷地爲中華民族的統一、中華文化的復興和發展以及東亞文明的交流提供着有力的支撑。

任何文化都可以分爲器物文化、制度文化與精神文化三個逐漸深化的結構，精神文化是最深層的結構。它既是最高級的文明成果，又是最穩定的文化傳統和精神力量。在文化繁榮的時代，精神文化爲文化的發展創新提供積極的資源；在文化危機的時代，精神文化是實現文化變革與復興的力量。精神文化的成果集中體現在思想、宗教、科學、文學、藝術等方面，而文化典籍則是這些成果的重要載體。江蘇的精神文化及其成果形成於數千年的歷史進程之中，留下了浩如烟海、豐富精彩的文化典籍。

春秋戰國時期，中國的思想文化『百家争鳴』，和世界一道進入了所謂的『軸心文明時代』，諸子百家的代表人物孔子、孟子、墨子、老子、莊子等生活於魯、宋、楚等國，江蘇的北部和西部都是他們的足跡所履之處，他們的學派中不乏江蘇地區的人物。比如孔子的弟子言偃（字子游）來自江南的吴國，其言論見載於《論語》《禮記·禮運篇》等儒家經典，應該是最早與江蘇文化相關的儒家思想，特别是《禮運篇》中孔子向言偃闡説的『天下爲公』的思想，是中國近現代民主革命借鑒的優秀傳統文化資源，至今鎸刻在南京中山陵的牌坊之上。

西漢王朝的政治勢力興起於江蘇北部，漢朝前期的吴、楚、淮南等諸侯王國贊助學術和文學，『招賓客著書』，文學之士雲集，江蘇成爲西漢的文化重鎮。漢高祖劉邦的少弟、楚元王劉交和魯人申公曾經跟隨荀子的門人浮丘伯學習《詩經》，兩人皆爲《詩經》作傳，號稱元王《詩》和魯《詩》。申公成爲漢代魯《詩》的宗師，漢文帝時擔任博士；沛人（今徐州市）施讎傳授《周易》，成爲漢代施氏《易》的宗師，漢宣帝時立爲博士；沛人慶普傳授《禮》，是漢代慶氏《禮》的宗師；東海下邳（今睢寧縣）人嚴彭祖傳授《公羊春秋》，漢宣帝時擔任博士，是漢代嚴氏《春秋》的宗師。淮南王劉安和賓客所作《淮南子》，是秦漢道家思想集大成的經典。漢成帝時，著名學者、目録學家、辭賦家、漢室宗親劉向、劉歆父子受詔典校皇家秘書，他們『辨章學術，考鏡源流』，撰寫《七略別録》，奠定了中國古代校讎學的基本原則和圖書分類法。漢代辭賦源自戰國時期的楚辭，淮陰（今淮安市）人枚乘、枚皋、會稽吴（今蘇州市）人嚴忌、朱買臣等都是西漢著名的辭賦作家。劉向搜集戰國屈原、宋玉以及漢代淮南小山、東方朔、王褒等人的作品，附以自己所撰《九嘆》，整理編纂了《楚辭》。《楚辭》是文學總集之祖，與《詩經》一道構成中國古代詩歌的經典源頭。

東漢末期，江南地區的社會比較安定，經過赤壁之戰，魏、蜀、吴三國鼎立的局面形成。東吴的政治中心先後建立在吴（今蘇州市）和建業（今南京市）。這一時期孕育了易學家陸績、文學家陸機、陸雲這樣的文化家族。西晉滅亡，北方漢族政治勢力南渡，與南方士族聯合建立了東晉王朝，定都建康（今南京市）。此後經歷宋、齊、梁、陳，形成與北方諸民族政權『北朝』對峙了二百七十多年的『南朝』。北方僑民帶來中原地區的文化，與本土文化不斷融合，使得南朝成爲中華文化的中心，江蘇文化進入了第一個輝煌時代。南方的經學別開生面。東晉范甯的《春秋穀梁傳集解》代表漢魏以來《穀梁》學的最高成就，也是現存最早的《穀梁傳》注本，列入儒家『十三經』之中。南朝經學與玄學、佛教互相借鑒，發展出疏解經義的義疏之學。梁代吴郡（今蘇州市）人皇侃的《論語義疏》是現今唯一完整的南朝義疏學典籍，清乾隆年間從日本回流，被收入《四庫全書》之中。南朝的史學成就也很高。『二十四史』中有三部南朝人的作品：范曄的《後漢書》、沈約的《宋書》、蕭子顯的《南齊書》。裴松之爲西晉陳壽的《三國志》作注，補充了大量的史料，創新了史書的注解方式。南方地理的開闢、家園意識的覺醒，激發了南朝歷史地理學的發展，周處《風土記》、陸澄《地理書》等都是代表性的作品。以道家學説爲主體的魏晉玄學發源於北方，與道教、佛教相互借鑒，提高了中國古代哲學的思辨水平。同時，高蹈清談、品鑒人物等所謂的『魏晉風度』也成爲文化士族的生活態度。隨着北方士族的南渡，玄學對南朝的文學藝術如玄言詩、山水詩、山水畫、書法、文學理論、書畫音樂理論等産生了極大的影響。劉宋臨川王、彭城（今徐州市）人劉義慶所撰《世説新語》中記載了許多漢魏東晉玄學名士的軼事，是中國文學和史學的名著。南朝的文學極一時之盛，文學理論著作和文學選集層出不窮。自西晉陸機的《文賦》到齊梁鍾嶸的《詩品》、劉勰的《文心雕龍》等，奠定了中國古代文學理論的雄厚基礎。梁昭明太子蕭統組織編寫了中國歷史上第一部文學作品選集《文選》，以詩賦爲文學，將五經、諸子、史書拒之於外，表現了文學主體意識的覺醒。隋唐之際，江都（今揚州市）人曹憲等講授《文選》，他的學生李善所撰《文選注》，對中國文學産生了深遠的影響。南方的文化創新更新了學術分類和知識領域，東晉李充撰寫的《四部書目》確立了『經史子集』的圖書分類法。劉宋時期在國子學中設立儒學、玄學、史學、文學和陰陽學『五部學』，改變了漢代以『五經』作爲太學科目的局面。

隋唐實現了南北統一，政治和文化中心再度回到黄河流域，但是中國的經濟重心已經偏於東南，『賦之所出，江淮居多』，江蘇地區成爲國家命脉所繫，從而成爲文化重鎮。幾乎唐代所有的大詩人都來過江蘇，而江蘇的詩人也有卓越的表現，著名的有潤州丹陽（今丹陽市）人包融、儲光羲、許渾、長洲（今蘇州市）人陸龜蒙等，而初唐時期揚州詩人張若虚的《春江花月夜》，長篇鉅製，被譽爲『孤篇横絶，竟爲大家』。江蘇的思想學術多有創新。天寶末年做過潤州丹陽縣主簿的啖助破除《春秋》三傳的經學師法壁壘，注重汲取大義。他的學生、吴郡（今蘇州市）人陸淳和經學家趙匡一道整理充實了他的《春秋集傳集注》及《統例》，編成《春秋集傳纂例》，開啓了唐宋新儒學的學術路徑。唐代大史學家、彭城（今徐州市）人劉知幾曾擔任史官，他撰寫的《史通》是中國歷史上第一部史學理論著作。『五代十國』時期，定都金陵的南唐中主李璟、後主李煜父子和他們的一些文臣，如廣陵（今揚州市）人馮延巳等沉浸於小令詞作，爲宋詞的發展開闢了道路。吴縣（今蘇州市）人范仲淹、高郵人秦觀、楚州（今淮安市）人張耒、吴縣人葉夢得、范成大等都是宋代著名的詞人。漢字是中國文化的重要載體，東漢經學家、河南人許慎編撰了中國第一部字典《説文解字》，爲分析漢字結構，規範漢字書寫，識别古文字打下了堅實的學術基礎。南唐文臣、文字訓詁學家、廣陵（今揚州市）人徐鉉、徐鍇兄弟對《説文解字》的研究貢獻至鉅。北宋統一後，徐鉉奉旨校勘《説文解字》，由朝廷刊行，世稱『大徐本』；徐鍇撰有《説文解字繫傳》等，世稱『小徐本』。

宋元時代，中國社會發生了世俗化的轉型，印刷術的發明普及了書籍和知識，民間學術興盛。泰州人胡瑗和山西人孫復、山東人石介被譽爲宋初儒學的『三先生』。胡瑗在泰州創辦安定書院，又被范仲淹聘往蘇州府學講學，他的《周易口義》《洪範口義》等講義記録是宋代新儒學的重要典籍。北宋河南人程顥、程頤兄弟創發的理學號稱『洛學』，他們的門人楊時學成後南下江蘇，在無錫建造東林書院，將理學傳授給無錫人喻樗和南劍州（今福建省）人羅從彦等。喻樗的學生、無錫人尤袤是南宋的大學者和藏書家，他編寫的《遂初堂書目》是中國古代目録學經典。在福建地區，羅從彦傳授李侗，李侗傳授朱熹。朱熹是宋代理學的集大成者，號稱『閩學』。明代重建的東林書院石牌坊上鐫刻着『閩洛中樞』四個字，説明江蘇是宋代理學南傳和發展的中樞站。宋代的文學成就很高，文壇領袖和大文學家如歐陽修、王安石、蘇東坡、陸游等人的創作與人生都與江蘇關係密切。江西詩派是宋代著名的詩歌流派，彭城（今徐州市）人陳師道是其中的代表作家之一。南宋詩壇上，無錫人尤袤、吴縣（今蘇州市）人范成大和吉州

（今屬江西）人楊萬里、越州（今屬浙江）人陸游被譽爲『中興四大詩人』。

明清兩代，江蘇文化進入了第二個輝煌時代。江南發達的手工業、江淮地區的運河與鹽業成爲中國經濟的重要命脉，書院、藏書、出版業興盛，科舉登仕和家族文化繁榮，城市與市民文化發達。明朝開國時定都南京，江蘇地區一度成爲中國的經濟和文化中心。明成祖遷都北京之前，在南京編纂了一系列大型的文化典籍。比如二萬二千多卷的《永樂大典》，被譽爲『世界上有史以來最大的百科全書』。民間學術也不斷地發展。泰州安豐場（今東臺市）鹽民王艮發揚王陽明開創的心學，將儒家的道理平民化、世俗化，號稱『泰州學派』。上元（今南京市）人焦竑博覽群書，在理學、史學等許多領域建樹豐碩，有《焦氏筆乘》《國史經籍志》等著作傳世。萬曆年間，無錫人顧憲成、高攀龍等重建東林書院，主張經世致用，砥礪氣節。他們聚衆講學，批評朝政，被目爲『東林黨』。顧憲成撰寫的書院楹聯『風聲雨聲讀書聲，聲聲入耳；家事國事天下事，事事關心』，永遠激勵着中國的讀書人。

明清之際，崑山人顧炎武總結家國興亡的教訓，反對理學空談心性的學風。他在音韻訓詁、歷史地理、社會經濟等一系列學術領域均有開創之功，撰寫了《日知録》《肇域志》《天下郡國利病書》等學術巨著。清代以程朱理學立國，但是對知識的追求和實證的治學方法形成了清代學術的新世界，經學、史學、諸子、文學均取得了一系列總結性的成就。山陽（今淮安市）人閻若璩撰寫《尚書古文疏證》，考證傳世的四十五篇《尚書》中有十六篇是東晉豫章人梅賾根據古代文獻拼湊造作的文字，爲清代文獻考據學樹立了典範。清乾隆、嘉慶時期形成的『乾嘉樸學』是清代學術的巔峰標誌。區別於理學所代表的『宋學』，乾嘉學術標榜漢代經學，號稱『漢學』，其中以皖派和江蘇的吴派、揚州學派爲代表，産生了一大批江蘇籍的經史大家及其學術名著。吴派的開創者是吴縣的惠周惕、惠士奇、惠棟祖孫三人。惠棟的《周易述》對漢儒的《易》學做了系統的考證。甘泉(今揚州市)人江藩有感於學術的時代特徵,撰寫了《國朝漢學師承記》和《國朝宋學淵源記》等,是有關清代思想學術史的重要著作。吴派在歷史考據學方面也有建樹。嘉定人(今屬上海市)王鳴盛從惠棟遊學,定居蘇州,著有《十七史商榷》;另一位嘉定人錢大昕也在蘇州生活,師事惠棟,著有《廿二史考異》《十駕齋養新録》等。他吸收吴、皖和浙東學派之長,主張『實事求是,不偏主一家』,對吴派以求古爲求是的理念進行了糾正。陽湖(今常州市)人趙翼不僅是著名的詩人,而且是一位史學家,著有《廿二史劄記》。此書追跡顧炎武《日知録》的治學精神,探求中國古代史書的内在法則,關注朝代興亡、制度沿革等重大史事,堪稱清代史識最高的史學著作。此外,陽湖(今常州市)人孫星衍、武進(今常州市)人張惠言都是乾嘉時期著名的經學家。金壇人段玉裁是皖派學術大師戴震的傳人,他花費四十年撰成學術巨著《説文解字注》,繼承了顧炎武、戴震的音韻訓詁學方法,以時代考察音變,借字義探求思想。清代的揚州是漕運和鹽運的樞紐,富甲天下,也是學術名家輩出的地方。揚州學派的治學方法融合吴、皖,精通兼備。高郵人王念孫、王引之父子俱爲學術大家,號稱『高郵二王』。王念孫少時入戴震門下,著有《廣雅疏證》《讀書雜誌》等,是清代音韻訓詁和校勘學方面的名著。王引之著有《經義述聞》《經傳釋詞》,『用小學(文字音韻訓詁之學)説經,用小學校經』,追求客觀的經義,善於從字音和語境中求字義,奠定了語言文字學的基本學理。江都(今揚州市)人汪中關注中國古代的學術源流,著有《述學》,將樸學治經的方法拓展至諸子學的研究,見解精辟。江都人焦循對戴震極爲推崇,撰成《孟子正義》,貫徹了戴震《孟子字義疏證》的思想觀點。儀徵人阮元的學識極爲通達,善於從字義考察經義,精於天文曆算之學,主張融通中西。他主編的《疇人傳》,匯集中國歷代及西方天文、數學家傳記,是中國第一部科學家傳記集。他是清代學者中的高官,組織了許多大型的學術工程。他廣集宋代善本，對儒家『十三經』進行了精細的校勘，根據《校勘記》刻成《十三經注疏》，成爲迄今儒家經典最權威的版本。他主持編纂的《經籍籑詁》是中國古代最大的經學詞典；《皇清經解》是清代經學研究成果的匯總。就在漢學興盛之際，武進（今常州市）人莊存與、莊述祖父子和劉逢禄等學者另闢蹊徑，推崇《公羊春秋》，開創並發展了『常州學派』。『常州學派』以發凡起例，探求微言大義爲治學目標，突破了漢學注重名物訓詁的局限，對晚清政治思想變革產生了影響。近代中國變法運動的兩大思想先驅、浙江人龔自珍和湖南人魏源皆出劉逢禄門下，晚清經學家、思想家王闓運、廖平、康有爲、譚嗣同、梁啓超、皮錫瑞等人都受到『常州學派』的感召與影響。

明清時期，江蘇的文學成就蔚爲大觀。吴縣（今蘇州市）人徐禎卿、太倉人王世貞、武進（今常州市）人唐順之、崑山人歸有光等，分别是明代文學流派『前七子』『後七子』和『唐宋派』中的成員。明清之際，崑山人顧炎武、歸莊，東臺人吴嘉紀，太倉人吴偉業等的詩作道出了明清時代的變革和遺民的心聲。長洲（今蘇州市）人沈德潛，武進（今常州市）人黄景仁，陽湖（今常州市）人趙翼等均是清代的著名詩人。文壇領袖、常熟人錢謙益不僅開創了新的詩歌創作風氣，而且學識淵博，所撰《錢注杜詩》和《列朝詩集》是清代的詩學經典。詞在清代得以復興，以詞學家張惠言爲代表的常州詞派主張詞有寄託，提倡深美閎約的詞風。他的《詞選》和丹徒（今鎮江市）人陳廷焯的《白雨齋詞話》、吴江（今蘇州市）人徐釚的《詞苑叢談》等都是清代詞學的經典。清代的散文雖然以安徽桐城派爲大宗，但以張惠言、陽湖（今常州市）人惲敬、李兆洛等爲代表的陽湖派則主張駢散結合，博採衆家，别開生面。清代駢文名家中，更不乏江蘇作家，如陽湖（今常州市）人孫星衍、洪亮吉，江都（今揚州市）人汪中等。明清時期是中國通俗文學高度繁榮的時代，通俗小説、戲曲、説唱文學等名著層出不窮，膾炙人口，其中許多巔峰性的作品均出自江蘇作家之手。白話小説有明代長洲（今蘇州市）人馮夢龍編著的短篇小説集《三言》（《喻世明言》《警世通言》《醒世恒言》），長篇則有興化（今泰州市）人施耐庵創作的《水滸傳》、淮陰（今淮安市）人吴承恩創作的《西遊記》等。自明代崑山人魏良輔變革崑山腔以後，崑腔傳奇成爲明清戲曲的主流劇種，出現了崑山人梁辰魚創作的《浣紗記》、吴縣（今蘇州市）人李玉創作的《清忠譜》等名作。由於清代揚州鹽業的管理由皇家直接掌控，許多皇家主持的欽定圖書均在揚州設局編纂刊刻，其中不乏著名的文學典籍，比如康熙年間的《欽定全唐詩》、乾隆年間的《曲海總目》等。

江蘇也是中國古代宗教發展的重要地區，留下了大量的宗教經典。東漢末期，臨淮（今盱眙縣）人嚴佛調撰寫的《沙彌十慧章句》是最早的漢人佛教著作之一。東吴時期，從交趾（今越南）北上的天竺高僧康僧會，在建業（今南京市）建造了中國南方最早的佛寺——建初寺，編譯《六度集經》等佛經。東晉義熙九年（四一三），西行求法達十四年之久的中國僧人法顯，自海上輾轉回國，抵達建康，撰寫了中國第一部有關中亞、印度、南洋的旅行記《佛國記》（又稱《法顯傳》）。梁代彭城下邳人僧祐創立了佛經目録學，他編纂的《出三藏記集》是中國第一部經書目録和高僧傳記；《弘明集》是研究六朝佛教和社會文化的重要史料。在佛教譯經的過程中，漢字的聲母、韻母和四種聲調被總結出來，啓發了中國聲韻學的發明。齊永明年間，周顒撰成《四聲切韻》，沈約、謝朓、王融等人在創作上加以響應，提出『四聲八病』説，形成了中國古代格律詩的雛形『永明體』，中國的詩歌找到了自己的韻律，爲唐代格律詩的繁榮創造了條件。隋唐以來，江蘇成爲中外文化交流的重要地區。唐代律宗大師、揚州大明寺高僧、江陽（今揚州市）人鑒真應日本天皇和僧衆的邀請，經過六次東渡，到達日本奈良。他不僅傳授了中國佛教的戒律，而且帶去了豐富的文化典籍和建築、醫藥等知識。明洪武、永樂年間，在南京完成了大藏經《洪武南藏》和《永樂南藏》的編纂刊刻。晚清時期，佛學家、安徽人楊文會在南京創辦金陵刻經處，從日本引進中國東傳的漢文佛經三百多種，刊刻傳播，促進了中國近代佛學的研究。

徐州是中國道教策源地之一。東漢末期，吴人魏伯陽寫成道教内丹修煉的經典《周易參同契》，曾在青州、徐州一帶傳授。東晉時期，丹陽郡句容（今句容市）人葛洪撰寫了著名的道教經典《抱朴子》内外篇。他是道教高士，也是偉大的思想家、文學家和醫學家。他的傳世著作還有《肘後備要急方》《金匱藥方》等醫學著作以及《神仙傳》《西京雜記》等小説。南朝時期，天師道上清派道士陸修靜在建康整理道教經典，創設了道經分類法，編成了中國第一部道經目録《三洞經書目録》。另一位上清派道士、丹陽秣陵（今南京市）人陶弘景隱居句容茅山，撰寫了道教經典《真誥》，整理注解了中國最早的藥學著作《神農本草》。

從唐代開始，西方的宗教也隨着商人和外交使節進入中國。江蘇的港口城市揚州、鎮江等地都有景教、祆教、伊斯蘭教傳播的記載或寺院遺址。明末清初，南京的回族伊斯蘭教經師王岱輿撰寫了《正教真詮》等闡發伊斯蘭教教義的著作，將伊斯蘭教教義與中華傳統文化相結合。另一位南京回族伊斯蘭教經師劉智發展了王岱輿的理論，構建了中國伊斯蘭教的理論體系，著有《纂譯天方性理》等十多部著作。明代，天主教由意大利耶穌會傳教士利瑪竇等傳入江蘇，他們帶來了西方的天文曆算、數學、地理學等方面的知識，受到中國士大夫的尊重。

近代中國面臨嚴重的政治、經濟、文化危機和挑戰，一批考察西方社會文化的江蘇學者提倡學習西方的長處，變法自强。晚清政論家、著名報人、甫里（今蘇州甪直）人王韜，著有《弢園文録外編》《漫遊隨録》等，主張變革政治、教育、軍事，以實業强國；無錫人薛福成曾擔任出使英、法、意、比四國大臣，著有

《籌洋芻議》《出使四國日記》等，闡述了發展工商、變法强國的思想。新文化運動以後，思想學術界從不同的角度討論中國文化的問題，或激進，或保守，而文化自覺和文化自信始終是中流砥柱。在建構中國文化史學方面，江蘇學者做出了突出的貢獻。他們放眼世界，重新審視自己的文化，希望在世界文化秩序中確定中國文化的地位。丹徒（今鎮江市）人柳詒徵與梅光迪、吴宓、胡先驌、劉伯明等東南大學教授一起，於一九二二年創辦了《學衡》雜誌，主張『昌明國粹，融化新知』。他撰寫的《中國文化史》教科書，旨在『一以求人類演進之通則，一以明吾民獨造之真際』，被譽爲『中國文化史的開山之作』。抗戰期間，無錫人錢穆撰寫了《中國文化史導論》，指出中國的改進『不僅爲中國一國之幸，抑於全世界人類文化前程以及舉世渴望之和平，必可有絶大之貢獻』。

綜上所述，可以歸納出江蘇典籍文化的一些明顯的特徵。比如經典性。江蘇具有一批能够代表中華優秀傳統文化、影響中外文化的杰出經典，如《淮南子》《抱朴子》《文選》《文心雕龍》《真誥》《史通》《日知録》《西遊記》《水滸傳》等。再如地域性。中華文化早期的原創性成果多産生於北方，比較集中於經部和史部的典籍。江蘇文化典籍的精華則比較多地集中於子部和集部，而文學典籍尤爲豐富。這是因爲中國文學的自覺時代發生於南方的六朝時期。明清以來，不僅傳統的詩、文、詞的流派與創作在江蘇繁榮興盛，而且由於城鎮文化發達，産生了許多一流的戲曲、小説等通俗文學作品。還有學術性。江蘇的文化在經史之學、文學理論、醫學、科學以及近代新學等方面産生了杰出的成果。特别是清代江蘇學術對中華傳統文化的研究形成了許多總結性的成果。

歷朝歷代，中國人都自覺地通過各種方式保存、整理古代的典籍，進而從中擷取精華，闡釋其中的文化内涵，『温故知新』。自孔子選取六經加以整理傳授，就開創了這一優秀的文化傳統。當代中國正處於文化復興的時代，隨着不同地區社會經濟和文化的發展，對本土文化資源進行深入梳理、發掘、研究，不僅能够爲地域文化的發展創新提供資源，而且能爲當代中國文化的發展創新提供地域經驗。『江蘇文脉整理與研究工程』是江蘇省委、省政府於二〇一六年啓動的大型文化工程，是對這一時代要求和文化使命的自覺與承擔。

按照《江蘇文脉整理與研究工程實施方案》的要求，《江蘇文庫·精華編》從古代至一九四九年的各個歷史階段中，選擇對中外文化産生重要影響的江蘇籍作者的著作二百種左右，出版整理的文本，再從中選取十多種翻譯爲外文出版。在『文脉工程』領導小組和編纂委員會的組織與領導下，《精華編》編委會通過選擇書目和版本，提交海内外專家評審，徵求江蘇地方文史專家意見等工作，力求爲江蘇的文化典籍找準主脉，勾勒特色，標定高峰。爲此，《精華編》確立了三條主要編選原則：

一、全面系統，以經典爲主。在經史子集四部和民國時期的書目中全面系統地選取，重視經過學術史、文化史長期選擇出來的經典，聚焦名人名著，選出在中國和世界歷史文化發展過程中具有典範價值的江蘇文獻，突出這些文獻在中國學術史和中華文化發展脉絡中的地位與價值。

二、有著有述，以著作爲主。優先編選原創性和創新性較强的著作類文獻，兼顧有重大影響的闡述、研究、注釋類文獻。按照《江蘇文庫》的整體分工，《精華編》不收大型叢書、方志、年譜、大型工具書類文獻，在時代、地域和文獻種類方面不求全面。

三、版本從善，以通行爲主。《精華編》所選文獻以整理排印本的面貌問世，一方面從已有的整理本中選擇善本加以修訂，另一方面對未曾整理過的文獻加以整理研究，形成既能供學界使用，又能供大衆閲讀的通行本。其中一九一二年以前的文獻按照經史子集四分法編目，一九一二年至一九四九年的文獻按現代學科分類編目。

繼承優秀傳統文化，不僅是爲了守護遺産，更要爲時代服務，實現文化的創造性轉化和創新性發展。我們相信，通過『文脉工程』的實施和《精華編》的編纂，將建構一個能够集中表現江蘇文脉的文獻體系，發揚江蘇文脉中貫穿的中華優秀傳統文化精神，彰顯其歷史内涵和時代意義，讓江蘇的優秀文化爲中華民族的偉大復興做出更大的貢獻。

目錄

本草經集注研究三題（代前言）

本草作爲古代藥物學著作的專名，最早見於漢書游俠傳，謂樓護「誦醫經、本草、方術數十萬言」。但檢漢書藝文志，方技略凡四門，醫經、經方、房中、神仙，並没有本草書之痕迹，只是經方類解題提到：「本草石之寒溫，量疾病之淺深，假藥味之滋，因氣感之宜，辯五苦六辛，致水火之齊，以通閉解結，反之於平。」漢書藝文志言用草石藥物組成方劑治療疾病，此類凡十一家，如五藏六府痹十二病方、泰始黄帝扁鵲俞拊方、湯液經法等，書雖不傳，從書名可知，皆屬於處方集，而非藥物專書。最末一種爲神農黄帝食禁七卷，據周禮天官醫師賈公彦疏引作神農黄帝食藥七卷，應該是談論食物禁忌者，亦非專門記載藥物功效配伍之作〔一〕。

漢書藝文志没有著録本草之書，但經方類解題中提到的寒溫、藥味、五苦六辛等，已經隱含藥學理論，且與後世本草所奉行者基本一致，如此而言，樓護所習誦之「本草」，雖未必是神農本草經，但其書之性質與學術水平應該大致相當，或者目爲神農本草經早期傳本也無不可。樓護活動時代與劉向、劉歆相先後，藝文志不載本草之書，正可能此類著作興起未久，内府尚無典藏，故目録付闕，不必責備侍醫李柱國工作疏漏，乃至「書有缺遺，類例不盡」〔二〕也。

〔一〕或根據賈公彦疏，乃謂「食禁乃食藥之訛」，遂認爲此書是本草經的早期傳本。其説不妥，神農黄帝食禁當是飲食宜忌一類文獻，參李科：漢書藝文志著録神農黄帝食禁考，北京大學中國古文獻研究中心集刊第十四輯，北京大學出版社，二〇一五年，第一三六頁。

〔二〕章學誠校讎通義云：「李柱國專官典校，而書有缺遺，類例不盡，著録家法，豈易言哉？」

本草學術興起於兩漢之際，魏晉時代著作更加多樣，見於梁七録的本草著作，除神農本草、神農本草屬物外，還有以作者題名的本草如蔡邕本草、吳普本草、陶隱居本草、隨費本草、秦承祖本草、王季璞本草經、李讜之本草經、談道術本草經鈔、陶弘景本草經集注、趙贊本草經等，臨牀專科本草如宋大將軍參軍徐叔嚮本草病源合藥要鈔、徐叔嚮等四家體療雜病本草要鈔、王末鈔小兒用藥本草、甘濬之癰疽耳眼本草要鈔等[一]。

唐以前本草書衆多，陶弘景所撰本草經集注則是集大成之作，顯慶二年（六五七）官修本草，乃以此書爲底本加以「删補」而成[二]。由於政府提倡，本草甚至挺然醫經方書之外，成爲「顯學」，後來李時珍本草綱目能邀「中國古代百科全書」之譽，陶弘景於此有開創之功。年代久遠，本草經、本草經集注、新修本草皆散佚無完本，但其主體部分通過證類本草保存下來，推根溯源，亦得益於陶弘景開創的文獻著録方式。

本篇圍繞本草經集注討論三個問題：本書之撰著、本書之輯佚、本書之文獻特徵。

一、陶弘景與本草經集注

陶弘景於學無所不窺，蕭綸隱居貞白先生陶君碑稱其：「恡惜光景，愛好墳籍，篤志厲節，白首彌至。若乃淮南鴻寶之訣，隴西地動之儀，太一遁甲之書，九章曆象之術，幼安銀鉤之敏，允南風角之妙，太倉素問之方，中散琴操之法，咸悉搜求，莫不精詣。爰及羿射荀棋，蘇卜管筮，一見便曉，皆不用心。張華之博物，馬鈞

[一] 見隋書經籍志醫方類神農本草八卷後所注「梁有」。

[二] 唐會要卷八二云：「右監門府長史蘇敬上言，陶弘景所撰本草，事多舛謬，請加删補。」

之巧思，劉向之知微，葛洪之養性，兼此數賢，一人而已。」洵非誇飾之辭。這的確不是一般諛墓之辭，實乃寫實之論。王明作論陶弘景，依次以「好學習慣和在醫學、藥物學上的貢獻」「天文曆算和地理學方面的貢獻」「鑄刀劍和煉丹的實驗」「文學、藝術方面的造詣」「對於兵學的研究」「經學著作的特點」爲標題，表彰其學術成就〔一〕。

作爲上清派大宗師，陶弘景整理楊、許遺篇，編輯真誥、登真隱訣，在道教方面的貢獻自不待言；除此而外，他在醫藥學領域也有極大的成就，本草著作見於記載的有本草經集注、陶隱居本草、別行本草、名醫別錄、藥總訣，醫方有補闕葛洪的肘後百一方、效驗施用藥方、輔行訣臟腑用藥法要，養生類則有養性延命錄、服餌方、太清草木集要、太清諸石變化神仙方集要等〔二〕。

（一）陶弘景留心醫藥學術的原因

陶弘景兼具道士、儒生〔三〕、醫者的三重身份，儒家崇尚孝道，侍疾嘗藥、養老奉親是爲人子的本職，此即顏氏家訓雜藝所言：「微解藥性，小小和合，居家得以救急，亦爲勝事。」陶弘景自己也說，若能詳知醫事，則可「內護家門，旁及親族」〔四〕。不僅如此，儒家經典多涉草木蟲魚之名，其名實真贗，本草載之最詳，對「一事

〔一〕見王明著：道家和道教思想研究，中國社會科學出版社，一九八四年，第八〇—九八頁。
〔二〕諸書提要可參王家葵著：陶弘景叢考（齊魯書社，二〇〇三年）中陶弘景著作叢考相關部分。
〔三〕陶弘景於道釋信仰外，仍不失儒生本色，蕭綸隱居貞白先生陶君碑有云：「七歲讀孝經、毛詩、論語數萬言。」其經學著作有論語集注、孝經集注、三禮序、注尚書毛詩序等數種，皆見華陽隱居先生本起錄。
〔四〕見本草經集注序錄。

不知，以爲深阯」的陶弘景來説也具有極大的吸引力〔一〕。然而，這些都非主要，作爲上清派大宗師的陶弘景之潛心醫藥，更有宗教層面的原因。

丹陽陶姓爲道教世家，陳寅恪作天師道與濱海地域之關係，語涉丹陽陶氏，然僅引華陽隱居先生本起錄敘陶氏世系，而未能舉出切實證據〔二〕。今據陶弘景所作真誥真冑世譜，則知上清派創始人之一許謐的祖父許尚娶陶弘景七世祖陶濬之女，而許謐之妻則爲陶濬從子陶威之女陶科斗，由此可以概見陶弘景家庭道教背景之深厚。在這樣的環境熏陶下，陶弘景「年十歲，得葛洪神仙傳，晝夜研尋，便有養生之志」〔三〕，在醫學方面，自陶氏「祖世以來，務敦方藥，本有范汪方一部，斟酌詳用，多獲其效，內護家門，旁及親族。其有虛心告請者，不限貴賤，皆摩踵救之。凡所救活，數百千人」〔四〕。據華陽隱居先生本起錄所記，其祖父陶隆「兼解藥性，常行拯救爲務」，父陶貞寶亦「深解藥術」。

陶氏家族的道醫背景並非偶然，魏晉以來興起的神仙道教對信徒的道德素質有較高的要求，抱朴子內篇對俗云：

或問曰：爲道者當先立功德，審然否？抱朴子答曰：有之。按玉鈐經中篇云，立功爲上，除過次

〔一〕儒家之重視本草，如清儒王闓運輯神農本草敘有云：「余讀爾雅釋草，名類十不識八，因以爲其草亦皆藥品，欲求本草正之。」正可以作爲典型代表。

〔二〕見陳寅恪著：金明館叢稿初編，生活·讀書·新知三聯書店，二〇〇一年，第三五—三六頁。檢陳氏所引華陽隱居先生本起錄，述十三世祖超至父貞寶事迹皆極簡略，無一語涉及道教。

〔三〕見梁書陶弘景傳。

〔四〕見本草經集注序錄。

之。爲道者以救人危使免禍，護人疾病，令不枉死爲上功也。

可見熟諳醫術，救死扶傷，正可用爲道士建功立德。由此亦知陶弘景祖、父輩行醫濟世，實出於信仰的需要。陶弘景本人更是如此，三洞珠囊引道學傳稱其「好行陰德，拯極困窮，恒合諸驗藥給施疾者」。至於陶弘景撰著醫藥書的宗旨，本草經集注序錄言之甚明：「蓋欲承嗣善業，令諸子侄弗敢失墜，可以輔身濟物者，孰復是先？」由此可以確認，行善立功是陶弘景重視醫藥的第一動因。

養生祛疾應該是原因之二。全真教興起之前，道教一直以肉體的長生久視爲終極目標，身體健康則是長生的初階。儘管在道教徒們看來，藥石灸艾與行氣房中金丹之術相比，屬微末小技，但「百病不愈，安得長生」，故葛洪專門指出：「古之初爲道者，莫不兼修醫術，以救近禍焉。」[一]深諳醫藥之術的陶弘景自然懂得其中的道理，在養性延命錄序中提到：「兼餌良藥，則百年耆壽是常分也。」題名陶弘景撰的輔行訣臟腑用藥法要序説得更加清楚：

隱居曰：凡學道輩，欲求永年，先須袪疾。或有夙痼，或患時恙，一依五藏補瀉法例，服藥數劑，必使藏氣平和，乃可進修内視之道。不爾，五精不續，真一難守，不入真景也。服藥祛疾，雖係微事，亦初學之要領也。

[一] 見抱朴子内篇雜應。

煉餌服食的需要，則是原因之三。道教服食、餌丹，皆不離藥物。主服食的道士，對藥物品質要求尤高，隋書經籍志提到，陶弘景爲梁武帝試合神丹不成，乃言「中原隔絶，藥物不精故也」。其撰著本草經集注的目的，也不單爲醫藥之用，序錄云：

> 道經仙方、服食斷穀、延年卻老，乃至飛丹轉石之奇，雲騰羽化之妙，莫不以藥道爲先。用藥之理又壹同本草，但制御之途，小異世法。猶如粱肉，主於濟命，華夷禽鳥，皆共仰資。其爲生理則同，其爲性靈則異耳。大略所用不多，遠至廿餘物，或單行數種，便致大益，是其深練歲積，即本草所云「久服」之效，不如世人微覺便止，故能臻其所極，以致遐齡，豈但充體愈疾而已哉？

在本草經集注中陶弘景大量徵引仙經、仙方、道書，多處提到「此醫方不復用，市人亦無賣者，唯仙經三十六水方中時有須處」，「仙經有用此處，俗方甚少」，「仙經亦用白石脂以塗丹釜」等，凡此種種，其意義皆在於此。

（二）本草經集注之撰著成書

神農本草經流傳至梁代，版本繁多，内容蕪雜，具體情況如本草經集注序錄所説：

> 魏晉以來，吴普、李當之等，更復損益。或五百九十五，或四百卌一，或三百一十九；或三品混糅，

冷熱舛錯，草石不分，蟲獸無辨；且所主治，互有多少。[一]

針對以上情況，陶弘景乃「苞綜諸經，研括煩省，以神農本經三品，合三百六十五爲主，又進名醫附品，亦三百六十五，合七百卅種。精麤皆取，無復遺落，分別科條，區畛物類，兼注詺世用土地，及仙經道術所須」，撰成本草經集注。關於本書之撰著，可研究者有三：書名、成書年代及卷帙，分別討論如下。

一　書名解題

本書在華陽隱居先生本起錄、華陽陶隱居內傳中被稱作本草經注，梁七錄名本草經集注，南史作本草集注，舊唐書經籍志作本草集經，新唐書藝文志作集注神農本草。另據敦煌出土開元六年尉遲盧麟寫本題記：「本草集注第一序錄，華陽陶隱居撰」，則與南史同，稱爲本草集注。

除了舊唐書經籍志所稱「本草集經」可能存在訛誤外[二]，其餘書名皆由兩個關鍵詞「本草」與「注釋」構成。第一個詞不論作「本草」「本草經」或「神農本草」，都指神農本草經；第二個詞「注」與「集注」意思小有不同。出於一人之手可以稱爲「注」，若將諸家注解彙爲一編則曰「集注」，如顏師古漢書注序例云：「漢書舊無注解，唯服虔、應劭等各爲音義，自別施行。至典午中朝，爰有晉灼，集爲一部，凡十四卷，又頗以意增益，時辯前人當否，號曰漢書集注。」

[一] 陶弘景在另一部本草著作藥總訣的序言中也描述了本草經流傳中的混亂情況：「本草之書，歷代久遠，既靡師授，又無注訓，傳寫之人，遺誤相繫，字義殘闕，莫之是正。」

[二] 從常理猜度，本草集經恐是「本草集注」之訛。

但通觀本書，注釋部分儘管徵引諸家言論，卻始終保持第一人稱，純粹是作者個人觀點之表達[一]，非如晉灼漢書集注將他人意見「集爲一部」者[二]，所以本書如果只是陶弘景一家注釋，似不能與「集注」體例吻合。而據陶弘景自説，此書乃是「苞綜諸經」而成，即將魏晉以來名醫後學關於本草經的意見囊括其中，因此，本書之「集注」只能在正文部分尋覓。新唐書于志寧傳有一段唐高宗與于志寧的對話，涉及本書撰著體例，其略云：

> 志寧與司空李勣修定本草并圖，合五十四篇。帝曰：「本草尚矣，今復修之，何所異邪？」對曰：「昔陶弘景以神農經合雜家別錄注詺之，江南偏方，不周曉藥石，往往紕繆，四百餘物，今考正之，又增後世所用百餘物，此以爲異。」帝曰：「本草、別錄何爲而二？」對曰：「班固唯記黄帝内外經，不載本草，至齊七錄乃稱之。世謂神農氏嘗藥以拯含氣，而黄帝以前文字不傳，以識相付，至桐、雷乃載篇册，然所載郡縣，多在漢時，疑張仲景、華佗竄記其語。別錄者，魏晉以來吴普、李當之所記，其言華葉形色，佐使相須，附經爲説，故弘景合而錄之。」帝曰：「善。」其書遂大行。

以上應該是于志寧根據所見本草經集注文本狀態獲得的印象，所謂「附經爲説」，即在經書本文上直接添附意見，又説陶弘景「以神農經合雜家別錄注詺之」，則近似於陳寅恪所言之「合本子注」。按，合本子注乃

[一] 如雄黄條注釋：「余最先見於使人陳典簽處，撿獲見十餘片。」

[二] 在現存本草著作中，唯有吴普本草才是將諸家注解「集爲一部」的標準集注體例。

是早期佛經漢譯過程中形成的特殊文體，「合本」是將同本異譯的幾部經書合編爲一本，「子注」則是以小字夾注方式對母本的注釋説明[一]。按照陳寅恪的意見，南北朝時期幾部重要文獻，如裴松之注三國志、劉孝標注世説新語、酈道元注水經、楊衒之著洛陽伽藍記等，都深受合本子注的影響[二]。本草經集注亦是「合本子注」體例之俗用和變格，而且相對於三國志注諸書，本書「合本」特徵更加鮮明。

先説「合本」。隋書經籍志著録有神農本草八卷、神農本草經三卷，又有雷公集注之神農本草四卷，這與前引本草經集注序録謂當時流傳的本草經收載藥物「或五百九十五，或四百卌一，或三百一十九」一樣，是本草經版本複雜情況的真實寫照。陶弘景所做的工作，如其自説，「乃以神農本經三品，合三百六十五爲主，又進名醫附品，亦三百六十五，合七百卅種」。陶弘景的工作原則是「苞綜諸經，研括煩省」，從本草經集注的文本狀態來看，他可能是選擇了一種最接近本草經原貌者作爲底本，然後參酌其他傳本，增删去取。這一假設可以通過書中各種綫索得到證明。

作爲底本的這部本草經爲了符合載藥三百六十五之數，對藥物條目做了一些特别的拆分與合併。比如海蛤與文蛤是兩個藥物，陶弘景在文蛤下注釋説：「此既異類而同條，若别之，則數多，今以爲附見，而在副品限也。」意思是爲了不影響本草經藥物總數，將文蛤作爲海蛤的副品，不予單獨計數。本草經集注中有數條如此，特别可以玩味的是粉錫與錫銅鏡鼻合併爲一條，錫銅鏡鼻下陶弘景注釋説：「此物與胡粉異類，而

[一] 陳寅恪支愍度學説考説：「中土佛典譯出既多，往往同本而異譯，於是有編纂合本，以資對比者焉。」又説：「子注之得名，由於以子從母，即以子注母。」

[二] 陳寅恪論語疏證序云：「寅恪嘗謂裴松之三國志注、劉孝標世説新語注、酈道元水經注、楊衒之洛陽伽藍記等，頗似當日佛典中之合本子注。」

今共條，當以其非正成具一藥，故以附見錫品中也。」又，六畜毛蹄甲與鼺鼠合併爲一條，鼺鼠下陶弘景注釋說：「此鼺鼠別類而同一條中，當以其是皮毛之物也，今亦在副品限也。」兩處都用「當」云云，表示推測，可見這種合併乃是底本如此，而非陶弘景自作主張。

不僅如此，本草經對藥物三品歸屬有嚴格定義，而本草經集注中少數本草經藥的品秩卻與之違背。如飛廉，據本草經集注序錄畏惡七情表記錄爲「草下」，但此爲無毒之品，本草經謂其「久服令人身輕」，名醫別錄補充「益氣，明目，不老」，顯然應該屬於「無毒，多服、久服不傷人」，能「輕身益氣，不老延年」之上品[一]。尤可注意的是，陶弘景自己也意識到某些本草經藥物品秩之不合理，如水斳在菜部下品，陶弘景注釋說：「論斳主治，乃應是上品，未解何意乃在下。」由此提示，這類品秩安排乃是陶弘景所據底本如此，陶弘景雖以其爲非，亦未調整改動。

本草經集注還收載有一些陶弘景不識且不知用途的本草經藥物，比如翹根、屈草、淮木等，陶弘景均表示：「方藥不復用，俗無識者。」他甚至懷疑石下長卿爲重出，注釋說：「此又名徐長卿，恐是誤爾。方家無用，此處俗中皆不復識也。」如果陶弘景手中没有一個載藥三百六十五種的底本，完全自主斟酌去取，他至少有兩種方案可以採取：或者放棄海蛤與文蛤，粉錫與錫銅鏡鼻，葱與薤等條的合併，或者從藥數爲五百九十五，或四百四十一的本草經中摭取數種，替代翹根、屈草等已經失傳的本草經藥。

[一] 類似的例子還有秦椒，畏惡七情表「草上」，正文注明「有毒」，與「上藥無毒」的定義違背，更像是「無毒有毒斟酌其宜」的中品藥物。

陶弘景手中至少有四種本草經版本，不僅載藥數多寡不一，内容也有出入〔一〕。陶弘景以載藥三百六十五種者爲底本，將其他版本重要相異字句，補充到經文中，爲了與底本區别，他創造性地利用朱墨分書的辦法保留底本原貌〔二〕。其具體形式可用本草經集注天門冬條爲例加以説明，黑體（即原來的朱書）是作爲底本的本草經原文，楷體（即原來的墨書）是陶弘景化裁本草經别傳本内容〔三〕所添附：

天門冬　**味苦**、甘，**平**、大寒，**無毒。主治諸暴風濕偏痹，強骨髓，殺三蟲，去伏尸**，保定肺氣，去寒熱，養肌膚，益氣力，利小便，冷而能補。**久服輕身，益氣延年**，不飢。**一名顛勒。生奉高山谷。**二月、三月、七月、八月採根，暴乾。

本草經記載天門冬味苦，魏晉名醫認爲味甘，於是在「苦」字後添「甘」字；又有認爲性大寒者，於是在本草經「平」字後添「大寒」；又增補功效「保定肺氣，去寒熱，養肌膚，益氣力，利小便，冷而能補」；本草經説「久服輕身，益氣延年」，名醫添加「不飢」二字；與採收加工有關的文字「二月、三月、七月、八月採根，暴乾」亦名醫所添。此外，藥物産地「生奉高山谷」，因爲是秦漢以來的地名，與陶弘景認爲本草經屬於神農所作之

〔一〕陶弘景時代的本草經，除了今天通過本草經集注保存下來的版本外，其餘皆失傳，類書中偶然還存有零星綫索。如太平御覽卷一〇〇〇地榆條引本草經曰：「地榆，止汗氣，消酒明目。」同條又引神農本草經曰：「地榆苦寒，主消酒，生冤句。」這是同時存在兩個版本本草經，且文字互有長短的證據。

〔二〕如嘉祐本草总敘云：「凡字朱、墨之别，所謂神農本經者以朱字，名醫因神農舊條而有增補者，以墨字間於朱字，餘所增者，皆别立條，並以墨字。」本文後引本草經集注皆以黑體表示本草經文，楷體表示陶弘景認定爲名醫添附的内容。

〔三〕陶弘景認爲這部分内容是魏晉名醫添附，將之稱爲「别錄」，以與「本經」，即經書之本文對應。

書矛盾，他在本草經集注序錄中專門指出：「生出郡縣，乃後漢時制，疑仲景、元化等所記。」但本草經集注並未將郡縣地名改爲墨書[一]，説明他手中的底本就是如此。特别可注意的是，名醫增補的文字完全依附於本草經框架結構，並不能單獨成文，于志寧將此歸納爲「附經爲説」，確實準確。

「附經爲説」可以不是經書的注釋發揮，有時甚至與經文相反。比如天門冬味「苦、甘」，尚可理解爲天門冬兼具苦味與甘味，而藥性之寒溫則具有唯一性，名醫説「大寒」，其實是對本草經「平」的否定。具體功效也有這樣的情況，比如本草經礬石功效有「堅骨齒」一項，而名醫添「岐伯云久服傷人骨」數字，陶弘景也意識到矛盾，注釋説：「以療齒痛，多即壞齒，是傷骨之證，而云堅骨齒，誠爲疑也。」

仔細分析，更可看出參與修訂本草經的名醫非止一人，比如礬石條有「岐伯云久服傷人骨」，澤瀉條有「扁鵲云多服病人眼」，這可能是前面提到的岐伯本草、扁鵲本草之類以「名醫」身份立説，而被陶弘景「合本」的例子。又如本草經蔓荆實藥性「微寒」，名醫則添「平、溫」；本草經稿本藥性「溫」，名醫則添「微溫、微寒」。因爲藥性具有排他性，則意味著至少有兩位以上的名醫對該藥藥性發表意見，也被陶弘景以「合本」的方式整合入本草經集注中。

這些不同的「名醫」，其實就是當時流傳的各種本草經别本，腐婢條的情況可以看出陶弘景「合本」的具體操作。本草經集注腐婢條云：

[一] 本草經集注如「生奉高山谷」這類地名爲朱書本草經文，吐魯番所出本書卷六朱墨分書殘片可爲證明，至新修本草始將之修改爲墨書。

腐婢　**味辛，平，**無毒。**主治痎瘧寒熱，邪氣，泄利，陰不起，**止消渴，**病酒頭痛。生漢中。**小豆華也。七月採，陰乾。

其中的黑體爲陶弘景用作底本的本草經，楷體是合本的内容。其中「小豆華也」一句，據太平御覽卷九九三引本草經曰：「腐婢，小豆花也。」據此條陶弘景注釋説：「本經不云是小豆花，後醫顯之爾。」可見陶弘景作底本的本草經没有此句，别本（即太平御覽引録本）則有之，陶弘景將此内容以墨書附經。

通過以上討論可以明確，陶弘景面對藥數不一，且「三品混糅，冷熱舛錯，草石不分，蟲獸無辨；且所主治，互有多少」的本草經多種傳本，以其中一種爲底本，從别傳本中摭取有價值的信息拼綴入底本中，爲了不與底本混淆，採用朱墨分書，這應該是標準的「合本」操作[一]。按照陶弘景理解，所合本的内容來自於魏晉以來名醫對本草經的添附和注釋，將之彙爲一編，故用「集注」爲書名。

再説「子注」。陳寅恪支愍度學説考云：

其大字正文，母也；其夾注小字，子也。蓋取别本之義同文異者，列入小注中，與大字正文互相配擬。即所謂「以子從母」，「事類相對」者也。六朝詁經之著作，有「子注」之名，當與此有關。

就本草經集注而言，情況並不如此，陶弘景在本草經集注序録提到本書「藥合七百卅種，各别有目録，並

[一] 陶弘景本草經集注合本的具體操作還有許多細節可以討論，與本題關係不大，另文討論，此處不再枝蔓。

朱墨雜書并子注」，這裏的「子注」就是指自己的注釋。全書只有一處子注與異文有關，本草經集注麋脂條云：

麋脂　味辛，溫，無毒。**主治癰腫，惡瘡，死肌，寒風濕痹，四支拘緩不收，風頭腫氣，通腠理，**柔皮膚。不可近陰，令痿。**一名官脂。**

麋鹿傳説爲淫獸，如漢書五行志劉向解春秋「嚴公十七年冬多麋」云：「麋色青，近青祥也。麋之爲言迷也，蓋牝獸之淫者也。」故陶弘景對黑字「不可近陰，令痿」表示疑惑，認爲「尋麋性乃爾淫快，不應痿人陰」，於是説：「一方言『不可近陰，令陰不痿』，此乃有理。」所言「一方」，當是另一傳本的意思，勉強符合「以子從母」之旨，但通觀全書，本草經集注之子注仍然是本經之注疏，而非「校勘記長編」。

綜上討論，本書是「集注」體例之變格，其最初的書名或者如陶弘景侄子陶翊華陽隱居先生本起録所記爲「本草經注」，或因「集注」更能達意，故流行定本的書名爲「本草經集注」，此即梁七録所著録者；包括敦煌卷子所題「本草集注」在內，都是此書名的省稱或誤稱。

二　年代考論

本草經集注在華陽陶隱居内傳中屬於「先生在山所著書」一類，即永明十年（四九二）隱居茅山以後所著者，此書與補闕葛洪肘後百一方大致同時，但孰先孰後，陶弘景所作的兩書序言頗有抵牾，本草經集注序録云：

自余投纓宅嶺，猶不忘此，日夜翫味，恒覺欣欣。今撰此卷三卷，并效驗方五卷，又補闕葛氏肘後方三卷。

此序雖未記本書著作年代，然由上引文知其必作于補闕葛氏肘後之後，復檢陶弘景肘後百一方序云：

> 太歲庚辰，隱居曰：余宅身幽嶺，迄將十載，雖每植德施功，多止一時之設，可以傳方遠裔者，莫過於撰述，見葛氏肘後救卒，殊足申一隅之思。

「太歲庚辰」，即齊東昏侯永元二年（五〇〇），這無疑是肘後百一方的著作年代，既然本草經集注完成於肘後百一方之後，其成書年代就該在梁天監之初了。

又據本草經集注人參條陶弘景注「百濟今臣屬高麗」，據南史百濟傳云：「梁天監元年（五〇二），進（百濟王牟）大號征東將軍，尋爲高句麗所破。」梁書記載相同，乃知「百濟臣屬高麗」一事發生在梁天監元年後不久，這也是本草經集注成書時間的上限。

本書淡竹葉條陶弘景注釋中的一處細節也證明這一點，陶云：「凡取竹瀝，唯用淡竹耳。竹實出藍田，江東乃有花而無實，故鳳鳥不至；而頃來斑斑有實，狀如小麥，堪可爲飯。」因爲傳説鳳凰非梧桐不栖，非竹實不食，所以「竹實滿」也是祥瑞之一〔一〕。陶弘景此注實隱含有政治傾向。按，陶弘景對齊、梁王朝的態度如

〔一〕如唐六典禮部職司「凡祥瑞應見，皆辨其物名」，其中竹實滿屬於下瑞。

涇渭有别，齊東昏侯即位，陶弘景在茅山築三層樓，登樓不復下，「與物遂絶」；不久蕭衍起兵，陶弘景「聞義師西下，日夕以覬，及届于新林，便指毫贊奬」[一]。此條注釋謂近來江東之竹「斑斑有實」，實際是表達對新王朝的支持，由此可見其著作時間距蕭梁建國也不會太遠。

但在肘後百一方序的最後，陶弘景又説：

凡如上諸法，皆已具載余所撰本草上卷中，今之人有此肘後百一者，未必得見本草，是以復疏方中所用者載之。

序中的「本草」指本草經集注應無問題[二]，則本草經集注似乎又先於肘後百一方成書，故論者謂其作于齊末，也不爲無因。折衷而言，兩書撰著工作都開始於齊末，至梁初最後定稿。

三　卷帙解紛

本草經集注序録提到本书卷帙安排云：

本草經卷上序藥性之本源，論病名之形診，題記品録，詳覽施用之。

本草經卷中玉石、草木三品合三百五十六種。

[一] 參陶弘景叢考陶弘景年譜相關段落。

[二] 本草經集注有三卷、七卷兩種分卷，若是三卷本，卷上正爲序例，如肘後百一方所言，詳細記載藥物修治之法。

本草經卷下蟲獸、菓、菜、米食三品合一百九十五種，有名無實三條合一百七十九種，合三百七十四種。

右三卷，其中下二卷，藥合七百卅種，各別有目錄，並朱墨雜書并子注。大書分爲七卷。

証類本草刪去具體藥數，而本草經集注序錄殘卷、新修本草残卷，均保留這些數字，從「藥合七百卅種」云云可知，此處所言「本草經」，其指代的一定是本草經集注。三卷的説法還見於序錄後文：

今撰此三卷，并效驗方五卷，又補闕葛氏肘後方三卷。蓋欲承嗣善業，令諸子侄弗敢失墜，可以輔身濟物者也，孰復是先？

但如果本草經集注確實按上説之卷上、卷中、卷下分爲三卷，每卷篇幅差異極大。取小嶋尚真、森立之重輯之七卷本本草經集注按三卷來統計篇幅[一]，則卷上爲輯本卷一，共計三十三葉[二]，卷中即輯本之卷二、三、四、五，共計一百三十六葉，卷下即輯本之卷六、七，共計八十六葉，輕重失措[三]。

這樣長短相差極大的分卷方式是否成立呢？不妨參考陶弘景所編真誥的情況。據華陽隱居先生本起錄説：「真誥一秩七卷。」類似於本草經集注序錄，陶弘景在真誥序錄中也對卷帙有特別之説明：

[一] 此本爲手寫本影印，行格基本固定，較尚志鈞輯本更便於統計每卷篇幅。

[二] 綫裝書正背面合算一葉。

[三] 利用尚志鈞所輯本草經集注白文本統計，Word顯示字數合計約十一萬八千字（含標點，下同），其中卷上序錄約一萬五千四百字，卷中玉石草木三品六萬一千五百字，卷下蟲獸果菜米食三品及有名無實四萬一千字。三卷字數同樣不成比例。

真誥運題象第一此卷並立辭表意，發詠暢旨，論冥數感對，自相儔會。分爲上下二卷。

真誥甄命授第二此卷並詮導行學，誡厲愆怠，兼曉諭分挺，炳發禍福。分爲上下二卷。

真誥協昌期第三此卷並修行條領，服御節度，以會用爲宜，隨事顯法。

真誥稽神樞第四此卷並區貫山水，宣敘洞宅，測真仙位業，領理所闕。分爲上下二卷。

真誥闡幽微第五此卷並鬼神宮府，官司氏族，明形識不滅，善惡無遺。

真誥握真輔第六此卷是三君在世自所記錄，及書疏往來，非真誥之例。

真誥翼真檢第七此卷是標明真緒，證質玄原，悉隱居所述，非真誥之例。

右真誥一蘊凡七卷[一]。

真誥雖是七卷，因爲七部分篇幅長短不統一，所以實際流傳者是十卷，可能在收入正統道藏時又被拆分成二十卷。此即華陽隱居先生本起錄所言：「先生凡所撰集，皆卷多細書大卷，貪易提錄，若大書皆得數四。」由此理解陶弘景自己既説本草經集注爲三卷，又復言「今大書分爲七卷」的含義，乃是此書在「學術上」應該分爲上中下三卷，正式抄錄出來則釐爲七卷的意思。因此，小嶋尚真與尚志鈞輯本，以及新輯本皆作七卷，符合陶弘景本意，是本書真實文獻狀態。

中國科學技術史醫學卷則將「大書分爲七卷」與前面「其中下二卷」云云連讀，於是認爲「原書必是三卷，

[一] 此據十卷本真誥，見金陵全書丁編文獻類，南京出版社，二〇二一年影印。

而非七卷」，又説「分爲七卷，是指陶氏本草經集注的中下二卷」[一]。其説恐不妥當，因爲敦煌所出本書序錄尾題作「本草集注第一序錄」，意即七卷本之第一卷；若中下二卷分爲七卷，此序錄則應題作「卷上」而非「第一」。

與真誥、登真隱訣分爲七卷（七部分）一樣，陶弘景將本草經集注分作上中下三卷應該也有其「内在邏輯」。爲了凸顯總論—各論的篇章結構，序錄單獨一卷；各論篇幅較大，所以佔用兩卷，從所記藥數來看，卷中三百五十六種，卷下合計三百七十四種，接近對半。這是一種理想化的分卷格局，但陶氏没有預料到序錄部分即便有諸病通用藥、七情畏惡表等，字數總計仍不足全書的七分之一；不僅如此，草木部的藥數雖僅三百五十六種，尚未及七百三十種之半，但文字遠較蟲獸果菜米食及有名無實爲多，於是中下兩卷的篇幅也輕重不一。

考慮本書從動筆到成書需要一段時間，「上中下三卷」可能是在完成序錄，基本排定七百三十種藥物以後的工作計劃，時間在齊末，所以當時所作肘後百一方序謂藥物調劑之法「皆已具載余所撰本草上卷中」；待梁初本草經集注各論完成，篇幅遠遠超過預料，於是改爲七卷，序錄一卷、各論六卷。

還值得一提者，本草經集注各論陶弘景注釋中三次提到「上卷」一詞，㮈條説：「枇杷葉已出上卷。」苦菜條説：「上卷上品白莫下已注之。」蓼實條説：「最大者名籠薣，即是葒草，已在上卷中品。」這些「上卷」肯定與肘後百一方序説「余所撰本草上卷」不是同一概念，而是前卷、前篇的意思。陶弘景在本草經集注中這樣使用「上卷」一詞，一定程度上説明，他在最後定稿時已經廢棄了原來的上中下三卷計劃。

[一] 見廖育群、傅芳、鄭金生著：中國科學技術史醫學卷，科學出版社，一九九八年，第二三〇頁。

（三）本草經集注的學術貢獻

在本草發展史上，本草經集注居於承先啓後的地位，其上直承本草經，其下則影響新修本草乃至證類本草。本草經集注開創的本草體例，遞次被新修本草、開寶本草、嘉祐本草、證類本草、紹興本草等大型綜合性本草所採納，直到明代本草品匯精要始初步打破本草經集注的編纂格局，至本草綱目方在學術上有較大的突破。可以毫不誇張地説，正是因爲陶弘景的特出貢獻，才有後世本草學術之繁榮。本草經集注的價值，舉其大者約有四端。

一　爲本草成爲「官學」埋下伏筆

東漢以來流傳的本草著作衆多，許多都帶有濃厚的神仙家色彩，比如抱朴子内篇仙藥引神農四經曰：「上藥令人身安命延，昇爲天神，遨遊上下，使役萬靈，體生毛羽，行廚立至。」又如太平御覽卷七八引神農本草云：「神農稽首再拜問於太乙小子曰：曾聞古之時壽過百歲而徂落之，咎獨何氣使然耶？太乙小子曰：天有九門，中道最良。神農乃從其嘗藥，以拯救人命。」而陶弘景所選爲底本的本草經，儘管有巫術的孑遺，也存在陰陽、五行、讖緯家的影子，但立足於儒家思想，符合當時的主流文化價值〔一〕。

漢代哲學，從立國至文景之世崇尚無爲，以黄老爲指歸，到漢武帝時，董仲舒上「天人對策」，主張「罷黜百家，獨尊儒術」，從此儒家哲學成爲漢代的官方哲學。本草爲方技之一端，其實無關政治，但本草經隱約存在一條貫穿全篇的儒家思想主綫。

〔一〕詳細論述可參王家葵、張瑞賢著：神農本草經研究第二章，北京科學技術出版社，二〇〇一年，第四二頁。

君臣佐使的配伍原則見於黄帝内經素問，至真要大論云：「主病之謂君，佐君之謂臣，應臣之謂使。」所謂主病爲君，即根據病情病性，靈活確定方劑中的主藥。這種配伍原則符合用藥規律，在戰國時期即爲醫生所接受，並用於指導醫療實踐。如莊子徐無鬼云：「藥也，其實堇也，桔梗也，雞蕹也，豕零也，是時爲帝者也。」據駱耕道注：「藥無貴賤，愈病爲良。且如治風，則以堇爲君，堇，烏頭也。去水則以豕苓爲君，豕苓，木豬苓也。他皆類此。」與素問不同，本草經則强調「上藥爲君」，乃云：「上藥一百二十種爲君，主養命以應天；中藥一百二十種爲臣，主養性以應人；下藥一百二十五種爲佐使，主治病以應地。」本草經這種機械劃分藥物君臣地位的方法，有悖臨牀用藥規律，早爲臨牀醫家所詬病。如皇甫嵩本草發明云：「苟善用之，雖烏、附下品可收回天之功；用之弗當，則上品如參、芪亦能傷人。丹砂、玉屑品極貴也，服之者多遇毒，又何必拘此三品爲君、爲臣、爲佐使之别哉？」這種「上藥爲君」的觀點，已完全脱離先秦「主病爲君」的樸素唯物思想，是一種認識論上的倒退，是君權被神格化以後的産物。

本草經上藥爲君的主張，是漢代儒家尊君思想的折射，是本草經作者將儒家君臣體系在方藥配伍中的理想化。上藥應天，只有上藥才具有爲君的資格，此即春秋繁露郊義所言：「天者，百神之君也，王者之所最尊也。」按儒家確立的君臣倫常關係：「天子受命于天，諸侯受命于天子，子受命于父，臣妾受命於君，妻受命于夫。」只有上藥爲君，方符合儒家對君王的定義與要求，即白虎通號所谓之「德合天地者稱帝」。上藥順受天命，即如「受命之君，天意之所予」，在方劑中的地位只能居於最貴，故爲君。同樣的道理，中藥應人爲賤，下藥應地更賤，故只能居於臣屬佐使的地位。

本草經還規定了方劑中的君臣比例，强調方劑中君藥的唯一性，臣多於君，佐多於臣，使多於佐：「藥有君臣佐使，以相宣攝，合和宜用一君二臣三佐五使，又可一君三臣九佐使也。」恰如賈誼所説：「等級分明，而天子加焉，故其尊不可及也。」[二]這正是儒家政典模式的縮影。可以想象，若方劑中多君少臣，多臣少佐，必背儒家社會君臣上下之禮。但事實上，這種理想化的君臣格局，對臨牀用藥指導意義不大。如陶弘景在本草經集注中説：「檢世、道諸方，不必皆爾。養命之藥則多君，養性之藥則多臣，療病之藥則多佐。」

本草經以「三品合三百六十五種，法三百六十五度，一度應一日，以成一歲」，分上中下三品，以與天人地相成。本草經三百六十五種藥數的得出，實本於儒家天人感應學説。據陶弘景解釋：「天道仁育，故云『應天』，獨用百廿種者，當謂寅、卯、辰、巳之月，法萬物生榮時也。……人懷性情，故云『應人』，百廿種者，當謂午、未、申、酉之月，法萬物熟成時也。……地體收煞，故云『應地』，獨用一百廿五種者，當謂戌、亥、子、丑之月，兼以閏之，盈數加之，法萬物枯藏時也。」這正是董仲舒「人副天數」學説在藥物學上的翻版。

綜上數點可以看出，本草經的學術思想與漢代主流文化同調，經過陶弘景本草經集注的整理注釋，終於在唐代進入官方視野，顯慶二年（六五六）政府出面官修，使本草成爲「官學」的一部分[三]。

二　藥學獨立於臨牀醫學的標誌

本草經將藥物分爲上中下三品，論云「上藥一百二十種爲君，主養命以應天」，「中藥一百二十種爲臣，主養性以應人」，「下藥一百二十五種爲佐使，主治病以應地」。三品分類的依據主要是毒性有無，故言上藥「無毒，多服、久服不傷人」，中藥「無毒有毒，斟酌其宜」，下藥「多毒，不可久服」。分類目的在於使用方便，即所謂「欲輕身益氣，不老延年者，本上經」，「欲遏病補虚羸者，本中經」，「欲除寒熱邪氣、破積聚、愈疾者本下經」。

[二] 見漢書賈誼傳。

[三] 宋代以前，由政府出面組織修訂傳世文獻，幾乎都與政教相關，官修本草可算是唯一的例外。

陶弘景將三品分類改爲按藥物自然屬性分類，這種改變看似淺易，本質上則是藥學學科從臨牀醫學體系中獨立出來的標誌。本草經以藥物三品爲一級分類，其出發點固然與神仙方士服食有關，但從三品名例來看，其歸類目的仍然是爲醫療或養生實踐活動服務的。儘管本草經集注還保留每一味藥物的三品屬性，而玉石、草木、鳥獸、蟲魚、米穀、果菜的分類，顯然方便藥學家檢讀，對希望迅速從書中獲得疾病治療信息的臨牀醫生則不友好。陶弘景在序錄中新設「諸病通用藥」一節，即是針對這一缺陷的補救措施。所以諸病通用藥小引說：「又按，諸藥一種雖主數病，而性理亦有偏著，立方之日，或致疑混；復恐單行經用，赴急抄撮，不必皆得研究。今宜指抄病源所主藥名，仍可於此處治，欲的尋，亦兼易（解）。」本草綱目將諸病通用藥擴展爲兩卷篇幅的「百病主治藥」，也是出於同樣的考慮。

不僅自然屬性分類體現了藥學特色，陶弘景還將本草經總論—各論的著述模式以及各論條文的程式化書寫固定下來，既增加信息荷載量，也便於查詢檢索。事實上，現代藥物著作幾乎都採用這種總論—各論結構，總論提綱挈領地概述學科核心問題，各論根據學科性質分配章節，其下則以藥物爲條目展開敘述，具體條文也基本程式化甚至欄目化。此並不意味著現代藥物學的撰寫方式模擬本草經、本草經集注而來，真實原因是本草經尤其是本草經集注從一開始就找到了符合本學科的最佳著作方式，此即荀子解蔽所言：「好書者衆矣，而倉頡獨傳者，壹也。」

三　貫通經史的博物之學

本草是古代藥物學，除醫藥本身，其知識體系中也包含有礦物學、植物學、動物學內容；不僅如此，因爲煉丹術與本草的特別淵源，化學也是本草學術的重要方面。陶弘景作本草經集注，更將經史中的博物問題引入本草，兹以蠮螉條對詩經「螟蛉有子，蜾蠃負之」舊注的辯正爲例略加說明。蠮螉是本草經藥，陶弘景注釋說：

此類甚多，雖名土蜂，不就土中爲窠，謂摙土作房爾。今一種黑色，腰甚細，銜泥於人室及器物邊作房，如並竹管者是也。其生子如粟米大，置中，乃捕取草上青蜘蛛十餘枚滿中，仍塞口，以擬其子大爲糧也。其一種入蘆竹管中者，亦取草上青蟲，一名蜾蠃。詩人云「螟蛉有子，蜾蠃負之」，言細腰物無雌，皆取青蟲，教祝便變成己子，斯爲謬矣。造詩者乃可不詳，未審夫子何爲因其僻邪。聖人有闕，多皆類此。

按，詩經小雅「螟蛉有子，蜾蠃負之」，毛傳曰：「螟蛉，桑蟲也。蜾蠃，蒲盧也。負，持也。」鄭箋云：「蒲盧取桑蟲之子負持而去，煦嫗養之，以成其子；喻有萬民不能治，則能治者將得之。」爾雅釋蟲「果蠃，蒲盧」，郭璞注：「即細腰蜂也，俗呼爲蠮螉。」説文云：「蠣，蠣蠃，蒲盧，細要土蜂也。天地之性，細要純雄無子。」既然蜾蠃純雄無子，遂傳説其以螟蛉之子爲子，「螟蛉子」一詞即由此而來。相關文獻甚多，如法言學行云：「螟蛉之子殪，而逢蜾蠃，祝之曰：類我，類我。久則肖之矣。」陸璣詩疏也説：「（蜾蠃）取桑蟲負之於木空中，或書簡筆筒中，七日而化爲其子。」

陶弘景獨不以此爲然，故注釋云云，這是觀察所得的意見，本草衍義對此也加以肯定云：「蠮螉，諸家所論備矣，然終不敢捨詩之意。嘗析窠而視之，果有子，如半粟米大，其色白而微黄，所負蟲亦在其中，乃青菜蟲，卻在子下，不與蟲相着。又非葉蟲及草上青蟲，應是諸蟲皆可也。陶隱居所説近之矣。」

陶弘景的這一發現被載入自然科學發展大事記生物卷，有評價云：

詩經中有「螟蛉有子，蜾蠃負之」的詞句。螟蛉是鱗翅目昆蟲，蜾蠃就是細腰蜂。螟蛉的幼蟲被細腰蜂捕走這種自然現象，很久以來，人們並不瞭解。漢代揚雄在法言中就誤認爲蜾蠃擄走螟蛉幼蟲，是爲了將它咒成爲蜾蠃。晉代（當爲梁代，引者按）陶弘景通過觀察發現細腰蜂有許多種類。其中有一種色黑，腰很細，含泥做巢，並産下如粟米大的卵。它捕取青蜘蛛放在巢内，作爲子代成長時的食糧。另外還有一種，是在蘆竹内作巢，它捕取青蟲作爲子代食糧。根據這些發現，他正確的指出，所謂「取青蟲教祝使變成子」的説法是錯誤的。陶弘景的發現，對研究昆蟲生物生活史有重要啓發。〔一〕

陶弘景開本草家重視經史材料之先河，蘇敬、蘇頌、唐慎微、寇宗奭等踵武其後，本草書遂不局限於醫藥學知識的總結記錄，人文與自然信息皆囊括其中，初步形成「百科全書」的格局，至明代李時珍「漁獵群書，搜羅百氏，凡子史經傳，聲韻農圃，醫卜星相，樂府諸家，稍有得處，輒著數言」〔二〕，乃撰成集古代博物學大成之本草綱目。

四　開創性的文獻保存方式

經書注解，古已有之。除春秋三傳及一些緯書與正經相對獨立外，多數書籍的注解漸漸都採用「附經爲説」的方式，即在經書本文中穿插訓釋性文字。注疏日多，又有「集注」體例。但古書多出手寫，難免有注解竄入本經的情況發生。朱墨分書無疑是解決問題的好辦法。以朱書本經墨書注訓的方法，雖未必是陶弘景創制，但將此體例應用於本草，陶氏無愧爲第一人。

陶弘景在藥學理論、自然屬性分類法的貢獻，固然值得推崇，站在文獻學立場，本草著作朱墨分書體例

〔一〕見盧嘉錫總主編，汪子春主編：自然科學發展大事記生物卷，遼寧教育出版社，一九九四年，第八頁。
〔二〕見王世貞本草綱目序。

的制定，應該是其貢獻之特出者。今天能重窺本草經原貌，正得益於本草經集注開創之朱墨分書。陶弘景影響所及，不僅新修本草沿用此體例，宋代開寶本草採用雕版，乃改朱書爲陰刻大字，墨書爲陽刻大字，白字黑字亦無錯亂。尤其是唐慎微編輯證類本草，將嘉祐本草、本草圖經合併爲一，其實是本草經集注之後的又一次「合本」[一]。證類本草幸存至今，因爲文獻來源標注分明，前代亡佚本草，包括本草經集注在内，都能够從中鉤沉出來，恢復舊觀。

二、本草經集注新輯本擬目

如前篇所論，陶弘景開創性地將「合本子注」的撰著方式用於本草文獻，把本草經包裹在本草經集注中；同樣方式編成的新修本草又包裹了本草經集注；而新修本草又被開寶本草包裹；開寶本草又被嘉祐本草包裹。儘管從本草經到嘉祐本草均未能流傳至今，但都近乎完整地保留在證類本草中[二]。此即鄭樵在通志校讎略「書有名亡實不亡論」中所言：「名醫别録雖亡，陶隱居已收入本草；李氏本草雖亡，唐慎微已收入證類。」所以，可以利用現存各種文獻大致恢復本草經集注的原貌。

從體例來看，本草經集注由序録和各論兩部分組成，序録尚有敦煌寫本。所言「輯復」，乃是將已經散在於新修本草殘本和證類本草中的藥物各論條文搜檢出來，重新組成篇章。因爲陶弘景開創了朱墨分書的文

[一] 後來政和本草又將本草衍義合本進來，也可以看作是「合本」操作。
[二] 這種撰著方式可以比喻爲「俄羅斯套娃」，或稱「滾雪球」。見王家葵著：本草文獻十八講，中華書局，二〇二〇年，第八〇頁。

獻編輯體例，雖經層疊累加，本草經集注藥物信息仍基本完整，故勾稽原文相對簡單；而本草經集注體例嚴謹，欲還原結構框架並恢復藥物順序，則是一大難題。

本草經集注序錄提到本書藥物構成情況云：「輒苞綜諸經，研括煩省，以神農本經三品，合三百六十五爲主，又進名醫副品，亦三百六十五，合七百卅種。」該書收載藥物總數爲七百三十種，其中三百六十五種本草經藥物又分爲上品一百二十種，中品一百二十種，下品一百二十五種。若按照自然屬性歸類，則「玉石、草木三品合三百五十六種」，「蟲獸、菓、菜、米食三品合一百九十五種」，另有「有名無實三條合一百七十九種」，合計仍然是七百三十種。

儘管本草經集注的主體部分保存在證類本草中，但考察證類本草中與本草經集注有關的藥物總數及分類構成，卻與上述記載出入甚大。政和本草卷三至卷三十爲藥物各論，經統計，該書共有本草經藥物三百六十七種，名醫別錄藥物三百七十二種，合計七百三十九種，較本草經集注原書多出九種，其中本草經多出兩種，名醫別錄多出七種。不僅如此，各細項統計與本草經集注記載更不吻合。所載本草經藥物，上品一百四十二種、中品一百一十三種、下品一百零五種；另有新修本草所退六種，開寶本草所退一種，品秩不明，合計三百六十七種。若按照自然屬性歸類，玉石、草木三品合三百三十六種，蟲獸、菓、菜、米食三品合一百九十九種，有名未用[二]一百七十三種，外加唐宋本草新退入者二十一種。

證類本草以前與本草經集注有關的本草，唯有新修本草尚存殘卷，目錄也基本完整，是恢復本草經集注

[二] 陶弘景在編輯本草經集注時，有百餘種名醫別錄當時已經失去使用價值，但爲了滿足「進名醫副品亦三百六十五」的要求，仍收載入書，稱爲「有名無實」。新修本草將之改稱爲「有名無用」，證類本草稱作「有名未用」。

目録結構的重要參考。

（一）關於新修本草實載藥數

據唐會要卷八二云：

顯慶二年（六五六），右監門府長史蘇敬上言，陶弘景所撰本草，事多舛謬，請加删補。詔令檢校中書令許敬宗、太常寺丞吕才、太史令李淳風、禮部郎中孔志約、尚藥奉御許孝崇，並諸名醫等二十人，增損舊本，徵天下郡縣所出藥物，並書圖之。仍令司空李勣總監定之。並圖合成五十五卷。至四年正月十七日撰成。

撰成的新修本草凡五十四卷，其中本草正文二十卷，目録一卷；藥圖二十五卷，目録一卷；圖經七卷。該書本草正文部分乃以本草經集注爲藍本，鑒於「陶弘景偏居江南，不周曉藥石，往往紕繆」，乃逐一考證增損之，由此成書。

新修本草載藥數有不同的説法。在本草經集注序録「藥合七百三十種，各别有目録，並朱墨雜書并子注，今大書分爲七卷」句後，新修本草有按語説：

漢書藝文志有黄帝内外經。班固論云：「經方者，本草石之寒温，原疾病之深淺。」乃班固論經方之語，而無本草之名，惟梁七録有神農本草三卷，陶據此以别録加之爲七卷。序云「三品混糅，冷熱舛錯，草石不分，蟲獸無辨」，豈使草木同品，蟲獸共條？披覽既難，圖繪非易。今以序爲一卷，例爲一卷，玉石三品爲三卷，草三品爲六卷，木三品爲三卷，禽獸爲一卷，蟲魚爲一卷，果爲一卷，菜爲一卷，米穀爲一卷，有名未用爲一卷，合二十卷。其十八卷中，藥合八百五十種：三百六十一種「本經」，一百八十一種「別錄」，一百一十五種「新附」，一百九十三種「有名未用」。

按此計算，新修本草藥物爲總數八百五十種，其中新增藥物一百一十五種，來源於本草經集注者七百三十五種。此外，據敦煌出土新修本草卷一序例殘卷，在孔志約序後陶弘景序録前，有一段文字也涉及藥物總數和新增藥物數。這段文字不見於證類本草，不知是被開寶本草還是嘉祐本草刪除了。其略云：

> 合本草内新舊藥八百五十種。四百四陶景錯注，乃不識；或陶景是俗用非，或陶景非俗依非用，及漏功不盡，今別注解。一百一十五本草外藥，行用有效，今新附。一百九十三有名無用。一百卌八依舊定。右朱書神農本經，墨書名醫別錄，新附者條下注言「新附」，新條注稱「謹按」。[一]

細類統計方法雖與前説不同，藥物總數依然是八百五十種，並再次肯定新增爲藥物一百一十五種[二]。

[一] 此件原爲李盛鐸收藏，後一分爲二，主體部分藏日本杏雨書屋，編號羽 040R，小殘片藏中國國家圖書館，編號 BD12242。釋文參考敦煌吐魯番醫藥文獻新輯校，高等教育出版社，二〇一六年，第五九七頁。

[二] 這段記録的意思是説，在七百三十五種本草經集注藥物中，有四百零四條用「謹按」的方式對陶弘景的注釋意見有所駁議，一百三十八種認可陶弘景的説法，一百九十三種退置有名無用。

而唐六典卷十四太常寺太醫署條注的説法略有不同：

凡藥八百五十種：三百六十種神農本經；一百八十二名醫别録；一百一十四新修本草新附；一百九十四有名無用。

唐六典所記藥物總數八百五十與上説一致，新增藥物減爲一百一十四種，本草經集注藥物增加爲七百三十六種，具體本草經、名醫别録藥以及有名無用藥數亦有變動。宋人的説法基本與唐六典注相同。如嘉祐本草序説：

舊經才三卷，藥止三百六十五種，至梁陶隱居又進名醫别録，亦三百六十五種，因而注釋，分爲七卷。唐顯慶中，監門衛長史蘇恭又摭其差謬，表請刊定。乃命司空英國公李世績等，與恭參考得失，又增一百一十四種，分門部類，廣爲二十卷，世謂之「唐本草」。〔一〕

序言末嘉祐本草藥物數字統計也説：

新舊藥合一千八十二種：三百六十種神農本經，一百八十二種名醫别録，一百一十四種唐本先附，

〔一〕此文也載入蘇魏公文集卷六五，涉及新修本草部分與證類本草説法一致。

一百三十三種今附，一百九十四種有名未用，八十二種新補，一十七種新定。

不僅嘉祐本草如此説，宋史方技列傳記宋初劉翰與馬志等參與撰修開寶本草，亦提到新修本草載藥數，其略云：

嘗被詔詳定唐本草，翰與道士馬志、醫官翟煦、張素、吳復珪、王光祐、陳昭遇同議，凡神農本經三百六十種，名醫錄一百八十二種，唐本先附一百一十四種，有名無用一百九十四種。

各種文獻都説新修本草載藥物總數爲八百五十，新增藥物則有兩説。如果新增藥物按一百一十五種計，新修本草中的本草經集注藥物爲七百三十五種；按一百一十四計，則爲七百三十六種。

新修本草雖無完帙，但目錄尚見於醫心方卷一之諸藥和名第十，此外千金翼方也有目錄，且其卷二本草上、卷三本草中、卷四本草下的内容摘錄自新修本草，按序整理，也可以視爲新修本草目錄。醫心方諸藥和名項本草名單之前謂「本草内藥八百五十種」，但依藥名點數，則爲八百五十一種[二]，千金翼方本草項藥物按

[二] 醫心方諸藥和名單按新修本草卷帙排列，每卷前有該卷藥物總數，如「第三卷玉石上廿二種」，然後是具體藥名；只有第二十卷記爲「第廿卷有名無用藥百九十三種無和名」，無具體藥名。依藥名點數，加上有名無用一百九十三，總數爲八百五十一。可注意的是，「第六卷草上之上四十一種」，其下藥名只有四十種，故若用每項小標題累加藥數，乃是八百五十二種。

每部類前注明藥數統計爲八百五十三種〔二〕，都不符八百五十之數。

新修本草收錄本草經集注藥物的具體數目暫放一邊，重點討論新增藥物由一百一十五種減爲一百一十四種的原因。不僅證類本草中標注爲「唐本先附」的藥物統計爲一百一十四種，岡西爲人與尚志鈞各自所輯新修本草中的新附藥物也是一百一十四種。對此問題，岡西爲人解釋爲傳寫之訛，輯本論新修本草之構成有云：

> 即使唐本注並無誤載，但於傳抄之間亦可能將唐附品誤爲別錄品，實際此種錯誤確易於發生。于新修本草中對別錄品與唐附品之區別，于唐附品之條末則注以「新附」二字，而於別錄品加新注時必冠以「謹按」二字。因此一旦「有別錄品而無唐注」，則其與「唐附品」之區別即僅存「新附」二字之有無，萬一不留神將此二字遺漏，則唐附品立即成爲別錄品之形式。如此無唐注之別錄品計有五十六種，但其中究係何者有唐附品，時至今日仍難以識別。〔三〕

岡西爲人的意思是，新修本草在傳寫過程中有一味新增藥物脱漏「新附」標記，混在名醫別錄藥中不能甄別。按，脱漏標識的可能性其實不大。新修本草各論部分共十八卷，現存日本寫本十卷，敦煌寫本半卷，

〔二〕與醫心方目錄相較，蟲魚部少彼子，菜部醫心方三八種，千金翼方注爲三七種，可能是將冬葵子與葵根合併計數所致，以上合計較醫心方減少二種；木部中品篁竹葉、淡竹葉爲兩條，醫心方合併爲竹葉，有名未用一九六種較醫心方多三種，以上合計較醫心方增加四種。

〔三〕見岡西爲人重輯：重輯新修本草，「國立中國醫藥研究所」出版，一九八二年再版，第二九頁。

數量已經超過全書之半，取與證類本草對勘，所有新修本草新增藥物的標識無參差；日本寫本的抄寫年代爲天平三年（七三一），距新修本草成書僅七十餘年，與宋人修撰本草所用新修本草未必出於同一抄本系列，共同脱漏某一藥物「新附」標記的概率甚低。不僅如此，新修本草的撰著者對藥物出處有特别之重視，每卷前不僅有藥物細目，還有關於本卷藥物出處的分類統計。如卷四玉石部中品，目錄末云：「右玉石類合卌種：十六種神農本經，六種名醫别録，八種新附。」若有脱漏，很容易發現。還必須注意一個事實，新修本草是奉敕之作，李林甫等注釋唐六典也代表官方意見，所言「一百一十四新修本草新附」，乃是内府藏本的準確資料，不應該有抄寫脱漏的情況發生。

尚志鈞則另有解釋，在輯本初版輯校凡例中提到新修本草卷三到卷二十載藥八百五十種，而「本書實録八百五十三種」下有一注脚云：

> 本書實録序號是八五三種而不是八五〇種，其原因是「四九六石蜜」與「五八三石蜜」是同名異物，前者是蜂蜜，後者是牛乳加蔗糖熬成，故增加一序碼；在有名無用類中「七三六北荇華」和「七九五領灰」原非卷子本唐本草所有，是從千金翼方補入，又增加頁碼。[一]

按此説法，輯本多出的三味藥物是北荇草[二]、領灰，以及同名異物的石蜜。尚志鈞認爲兩個石蜜「多」佔

[一] 見尚志鈞輯：唐新修本草（輯復本），第一版，安徽科學技術出版社，一九八一年，第一五頁。
[二] 據千金翼方作「北荇草」，尚志鈞皆作「北荇華」。關於此兩種的問題詳後文討論。

用了一個序號，乃是爲了解釋輯本實載藥數，即使扣除有名無用之北荇草與領灰後仍爲八百五十一種的原因，似乎同時也爲新修本草新增藥物一百一十五種或一百一十四種之異説彌縫。但兩石蜜一在蟲魚部卷十六屬本草經藥，一在果部卷十七屬新修本草新附，同名而異物，且新修本草卷十七寫本石蜜條新附標記清楚無訛，不存在多占序號的情況，故其説不能成立。齊雲有新修本草載藥數考專門討論此問題〔一〕。尚志鈞接受這一批評意見，故輯復本第二版删掉此注釋，在所附新修本草研究資料中有注釋表示：「究竟是新增一百一十四種還是一百一十五種，待考。」〔二〕

其實還存在一種可能，對比新修本草自己的説法與唐六典的記載，總數八百五十不變，新增藥物由一百一十五減爲一百一十四，有名未用由一百九十三增爲一百九十四，如此更像是新修本草在定稿時將一種新增藥物移動到有名無用中了〔三〕。我們注意到，醫心方諸藥和名項開列本草名單中有「卷六草之上四十一種」，而具體藥物卻只有四十種，對照千金翼方該卷藥物也只有四十種，兩種新修本草輯本此卷也是四十種藥物，細目説：「右草部上品之上，合四十種：卅九種神農本草，一種名醫別錄。」〔四〕或許被新修本草定稿時删除的新增藥物即出自此卷，醫心方已無其名，但藥數統計尚維持四十一種。

〔一〕見齊雲：新修本草載藥數考，中華醫史雜志，一九九〇年，第三期，第一八七頁。

〔二〕見尚志鈞輯：新修本草，第二版，安徽科學技術出版社，二〇〇五年，第七八七頁。

〔三〕至於新修本草説「三百六十一種本經，一百八十一種別錄」，而唐六典注説「三百六十種神農本經；一百八十二名醫別錄」，則是計數方法不同所致，不影響藥物總數，詳下一注釋。

〔四〕尚志鈞輯本如此，岡西爲人輯本則作「右草部上品之上，合四十種：三十八種神農本草，二種名醫別錄」。兩輯本藥物完全一致，差別在尚志鈞輯本將升麻算爲本草經藥，岡西爲人輯本將升麻算爲名醫別錄藥。這可能正是唐六典所記本草經藥較新修本草自己所記少一種，而名醫別錄藥多出一種的原因所在。

如果這一推斷成立，還需要解釋一个問題，即醫心方提到有名無用藥爲一百九十三種，今存新修本草卷二十寫本中實載有名無用藥也是一百九十三種，且宋代本草雖然説有名未用一百九十四種，其實是新修本草之有名無用一百九十三種加上開寶本草新退一種的合計，實數仍然是一百九十三種，與唐六典説一百九十四種不合。

再看新修本草對有名無用的解釋，這些藥物屬於「陶弘景不識，今醫博識人亦不識者」，顯然都應出自本草經集注，將新修本草自己新增的藥物安排在其中實不合理，或許出於這樣的理由，稍晚的傳寫本就將這味藥物删掉了，實際收載藥物減爲八百四十九種，其中新增者一百一十四種。與醫心方「卷六草之上四十一種」而實數四十種的情況類似，千金翼方本草謂「有名未用一百九十六味」，而實數則是一百九十五種[一]，也虚出一種。可能正是這味退到有名無用中的新修本草新增藥物最終被删去而留下的痕迹。

如果此假説成立，則一段時間内流傳的新修本草實際載藥只有八百四十九種，與該書自己標注的八百五十種不符。在後續的傳抄過程中，書寫者或者文獻的保存者便開始自作聰明地去恢復載藥八百五十種的「原貌」。

達到這一目的有兩種方法，一是將本草經集注藥物加以拆分，比如新修本草卷十三木部中品寫本，目録末云：「右木部中品廿八種：十七種神農本經，二種名醫别録，九種新附。」具體藥物名單則是二十九種，將竹葉與竹筍分爲兩條計數。千金翼方木部中品直接標注爲二十九種，將篁竹葉、淡竹葉算爲兩條。除此之外，新修本草卷十八菜部葵根與冬葵子，日本寫本與醫心方均作兩條計數，而千金翼方與證類本草都將葵根

[一] 千金翼方所記一百九十五種有名未用，乃是新修本草一百九十三種有名未用，加上前面提到的北荇草與領灰。

作爲冬葵子的附藥。不同傳本系列拆分方式不一，於是出現總數超出八百五十種的情況。

還有一種辦法是在有名無用中增加藥物。如前所述，被陶弘景安排在有名無實類的藥物一百七十九種，新修本草只保留了其中一百七十三種，加上新退的二十種，合計有名無用一百九十三種。也就是説，新修本草其實丢掉了六味有名無實藥物，稍晚的寫本又將其中部分補入其中，這就是千金翼方有名無用實數一百九十五種中北荇草與領灰的來歷。

最後，可以對新修本草藥物構成情况做一總結：顯慶四年（六五九）頒行的新修本草載藥八百五十種，其中新增藥物一百一十五種，其餘七百三十五種皆來源於本草經集注，此諸家無異辭；爭論的焦點在於，從唐六典開始新增藥物降爲一百一十四種，丢掉的一種究竟如岡西爲人説混入本草經集注藥中，還是如本論所言直接佚失？以岡西爲人所輯載藥八百五十種的重輯新修本草爲例，按照岡西爲人的觀點，去掉新增一百一十四種藥物後，七百三十六種中有七百三十五種屬於本草經集注，還有一種是新修本草新增，只是無法甄別。本論則認爲，去掉新增一百一十四種藥物後，七百三十六種都出自本草經集注，多出的一種是傳寫過程中拆分所致；若用尚志鈞所輯載藥八百五十一種的新修本草（第二版），其中七百三十七種都出自本草經集注〔一〕。

（二）新修本草中的本草經與名醫别録藥

用尚志鈞所輯載藥八百五十一種的新修本草（第二版）爲工作本，該輯本新增藥物一百一十四種，剩餘

〔一〕尚志鈞輯本冬葵子與葵根算爲兩條，故總數爲八百五十一種。

七百三十七種與本草經集注相關，實際對應的本草經集注藥物爲七百二十四種[一]。尚輯本這七百三十七種與本草經集注相關藥物中，屬於本草經者三百六十八種，屬於名醫别録者三百六十九種，由此看出，新修本草在編撰過程中對本草經集注中的本草經和名醫别録藥作了若干分條、合併處理，具體有如下情況。

一 分條

所謂分條，即將本草經集注中原作一條的本草經或名醫别録藥物，拆分爲兩條或多條計數。

（1）卷四玉石部中品鐵落、鐵、生鐵、鋼鐵、鐵精共五條

新修本草卷四寫本此爲五條，其中鐵落、鐵、鐵精爲本草經藥，生鐵、鋼鐵爲名醫别録藥。這五條相連續，而陶弘景注釋僅出現在鐵精條下，産地「生牧羊平澤及枋城或析城」僅出現在鐵落條下，鐵條無性味毒性，僅「主堅肌耐痛」一句，皆提示本草經集注原屬一條，新修本草將之分割爲五。

（2）卷五玉石部下品粉錫與錫銅鏡鼻

新修本草作爲兩條本草經藥，考錫銅鏡鼻下陶弘景注：「此物與胡粉[二]異類，而今共條，當以其非正成具一藥，故以附見錫品中也。」因知本草經集注中粉錫與錫銅鏡鼻實作一條計數，新修本草分爲兩條。

（3）卷十四木部下品郁核與鼠李

新修本草作爲兩條本草經藥，考鼠李下陶弘景注：「此條又附見，今亦在副品限也。」因知本草經集注中郁核與鼠李實作一條計數，新修本草分爲兩條。

[一] 本草經集注載藥七百三十種，其中一百七十九種名醫别録藥被陶弘景安排在有名無實中，新修本草只保留一百七十三種，缺六種，故云「實際對應的本草經集注藥物七百二十四種」。

[二] 胡粉即粉錫，亦稱鉛粉。

（4）卷十五獸部六畜毛蹄甲與鼺鼠

新修本草作爲兩條本草經藥，考鼺鼠下陶弘景注：「此鼺鼠別類而同一條中，當以其是皮毛之物也，今亦在副品限也。」因知本草經集注中六畜毛蹄甲與鼺鼠實作一條計數，新修本草分爲兩條。

（5）卷十六蟲魚部海蛤與文蛤

新修本草作爲兩條本草經藥，考文蛤下陶弘景注：「此既異類而同條，若別之，則數多，今以爲附見，而在副品限也。」蘇敬注則云：「夫天地間物，無非天地間用，豈限其數爲正副耶？」顯然，本草經集注中以文蛤附於海蛤，作一條計數，至新修本草始將文蛤分出，單獨記數。

（6）卷十八菜部葱實與薤

新修本草作爲兩條本草經藥，考薤下陶弘景注：「葱薤異物，而今共條。」因知本草經集注中葱實與薤實作一條計數，新修本草分爲兩條。

（7）卷十九米部大豆黄卷與赤小豆

新修本草作爲兩條本草經藥，考赤小豆下陶弘景注：「大、小豆共條，猶如葱、薤義也。」因知本草經集注中大豆黄卷與赤小豆作一條計數，新修本草分爲兩條。

（8）卷六草部上品之上蓍實與卷十二木部上品楮實

新修本草以蓍實爲本草經藥，楮實爲名醫别錄藥。蓍實條蘇敬按語説：「此草所在有之，以其莖爲筮。陶誤用楮實爲之。本經云味苦，楮實味甘，其楮實移在木部也。」因知新修本草的楮實其實是把本草經集注蓍實條的黑字名醫别錄文抽出，在木部單獨立條者。

（9）卷七草部上品之下決明子與卷十六蟲魚部石決明

新修本草以決明子爲本草經藥，石決明爲名醫別録藥。本草經集注石決明後有注釋説：「此一種本亦附見在決明條，甲既是異類，今爲副品也。」新修本草決明子條蘇敬説：「石決明是蚌蛤類，形似紫貝，附見別出在魚獸條中。」因知石決明在本草經集注中是決明子的附藥，新修本草將之獨立成條。

（10）卷十八菜部白瓜子與白冬瓜

新修本草作爲兩條，白瓜子作本草經藥計數，白冬瓜作名醫別録藥單獨計數。考白瓜子下蘇敬注：「且朱書論甘瓜之效，墨書説冬瓜之功，功異條同，陶爲誤深矣。」因知白冬瓜在本草經集注中是作爲白瓜子的附藥，新修本草分爲兩條。

（11）卷十八菜部冬葵子與葵根

新修本草作爲兩條，冬葵子作本草經藥計數，葵根作名醫別録藥單獨計數。考千金翼方卷一「藥名第二」，將葵根附於冬葵子條，證類本草亦以葵根附於冬葵子，且本草經集注葵根下陶弘景注釋，依冬葵子立言而兼論葵根、葵葉。因知葵根在本草經集注中是作爲冬葵子的附藥，新修本草分爲兩條。

除此十一條外，尚志鈞根據新修本草孔志約序批評本草經集注「合由跋於鳶尾」，遂認爲新修本草草部下品之上的本草經藥鳶尾，與同卷名醫別録藥由跋，在本草經集注中本是一條，蘇敬將由跋從鳶尾條獨立出來[一]。按，孔志約此句乃是對陶弘景由跋條注釋的批評，非謂本草經集注將鳶尾、由跋合併成一條。具體情況是這樣的，大約從唐代開始，幾種來源於天南星科的藥物，半夏、虎掌、由跋、天南星之間的關係變得含混

[一] 見尚志鈞輯：新修本草，第二版，二〇〇五年，第八〇八頁。

不清，這爲後世半夏的品種混亂埋下了伏筆。新修本草對陶弘景此四者的注釋非常不滿意，蘇敬在半夏條批評陶弘景説：「半夏所在皆有，生平澤中者名羊眼半夏，圓白爲勝，然江南者大乃徑寸，南人特重之。頃來互用，功狀殊異。問南人，説苗乃是由跋，陶注云虎掌極似半夏，注由跋乃説鳶尾，於此注中似説由跋。三事混淆，陶終不識。」虎掌條説：「陶云虎掌似半夏，即由來以由跋爲半夏，釋由跋苗，全説鳶尾，南人至今猶用由跋爲半夏也。」由跋條下的意見更認爲陶所言由跋實際上是鳶尾根，於是批評説：「由跋根，尋陶所注，乃是鳶尾根，即鳶頭也。由跋，今南人以爲半夏，頓爾乖越，非惟不識半夏，亦不知由跋與鳶尾也。」孔志約新修本草序説陶弘景「合由跋於鳶尾」，即根據蘇敬説陶弘景「非惟不識半夏，亦不知由跋與鳶尾也」發揮。因爲此序爲駢文，上一句「異繁蔞於雞腸」，用「異」字表示「相異」「區別」，此句則用「合」表示「相同」「認可」，並不一定是指合併爲一條。

二　合併

所謂合併，即將本草經集注中原作兩條者，合併爲一條記數。新修本草對本草經集注藥物合併只有一處，即麻子與麻蕡。

卷十九米部本草經藥物麻蕡，考蘇敬注：「陶以一名麻勃，謂勃勃然如花者，即以爲花，重出子條，誤矣。」這説明在本草經集注中麻子、麻蕡原作兩條本草經藥記數，至新修本草始合二爲一。

除此條外，尚志鈞認爲新修本草卷三玉石上品五色石脂條是將本草經集注五種石脂合併爲一條者，有云：

> 五石脂在集注中分立爲五條。證類本草卷三玉石上黑石脂末有陶隱居注云：「此五石脂如本經療

體亦相似，別錄各條，所以具載。」文中「別錄各條，所以具載」，這句話提示陶作集注將五種石脂分立爲五條。[一]

按，從證類本草保存下來的本草經集注文字來看，此條本草經文並不是以「五色石脂」作爲條目標題，而是以「青石赤石黃石白石黑石脂等」爲題，内容涵蓋青石脂、赤石脂、黃石脂、白石脂、黑石脂，然後才是名醫別錄青石脂、赤石脂、黃石脂、白石脂、黑石脂條文。如果依尚志鈞的説法，本草經集注石脂則有六條，即本草經「青石赤石黃石白石黑石脂等」一條，加上名醫別錄青石脂、赤石脂、黃石脂、白石脂、黑石脂的五條。二者由包含關係變成並列關係，邏輯上説不通。陶弘景言「具載」，乃是詳細開載的意思，未必是各自單獨計算條目[二]。

三　調整

所謂調整，即改動本草經集注關於本草經或名醫別錄的標注。新修本草對本草經集注藥物合併只有一處，即牛黃與牛角鰓。

卷十五獸部牛黃與牛角鰓，兩物均作本草經藥記數。考牛角鰓下陶弘景注：「此朱書牛角鰓、髓，其膽，本經附出牛黃條中，此以類相從耳，非上品之藥，今拔出隨例在此，不關件數，猶墨書別品之限耳。」按照陶弘景的意思，牛角鰓在本草經中是牛黃條的副品，不計數，但作爲名醫別錄藥則是單獨記數的。新修本草將其

[一] 見尚志鈞輯：新修本草，第二版，二〇〇五年，第八〇四頁。

[二] 尚志鈞所輯本草經集注即以五色石脂與青石脂、赤石脂、黃石脂、白石脂、黑石脂爲六條，岡西爲人訂補之本草經集注則將整個「五色石脂」算作一條。後説較妥。

作爲本草經藥記數，與牛黄條相重。

綜上，新修本草七百三十七種本草經集注藥物，因爲分條的原因，實際應該減除十四種，其中削減本草經藥八種，名醫别録藥六種；因爲合併的原因，應該增加一種本草經藥；調整不影響載藥總數，但分類項本草經藥應該減去一種，名醫别録藥增加一種。由此合計，新修本草實際載本草經集注藥物七百二十四種，其中本草經藥三百六十種，名醫别録藥三百六十四種。

（三）本草經集注缺佚藥物輯補

如上一標題所論，新修本草中的本草經集注藥物不符七百三十種之數，其中本草經與名醫别録藥物也不符各自三百六十五種的安排。現存材料尚不足以完全恢復舊觀，但仍存在輯補的可能。

一　有名無實類的缺佚藥

本草經集注有名無實類共有一百七十九種藥物，新修本草僅將其中一百七十三種收入有名無用類，另加新退的二十種，合計一百九十三種，丢失六種，尚存在輯補的可能。

證類本草卷九草部中品之下有梟葵，爲新修本草新附藥物，蘇敬注釋説：「南人名豬蓴，堪食。有名未用條中載也。」掌禹錫編定嘉祐本草時注意到，有名未用類中並無梟葵或豬蓴，因加按語説：「今據唐本注云『有名未用條中載也』，而尋有名未用條中，即無梟葵、豬蓴，蓋經開寶詳定已删去也。」因爲新修本草卷二十尚存寫本，有名無用中並無此藥，則應該是新修本草所删。按，本草經集注之有名無實與新修本草之有名無用，都是「陶弘景不識，今醫博識人亦不識」之藥，性質相當於本草附録，既然新修本草識此，乃將其由附録移到正文，也在情理之中。所以本條新修本草文：「梟葵，味甘，冷，無毒。主消渴，去熱淋，利小便。生水中，即荅菜也。一名接餘。」可能就是本草經集注有名無實中的原文，可以還原回去。

證類本草同卷有女菀爲本草經藥，有别名「白菀」，陶弘景注釋説：「别復有白菀似紫菀，非此之别名也。」新修本草不同意此意見，蘇敬説：「白菀即女菀，更無别者，有名未用中浪出一條。無紫菀時亦用之，功效相似也。」掌禹錫編定嘉祐本草時注意到，有名未用類中並無女菀，因加按語説：「今據有名未用中無白菀者，蓋唐修本草時刪去爾。」此判斷爲正確。

又根據紫菀條陶弘景注釋：「有白者名白菀，不復用。」新修本草批評説：「白菀即女菀也。療體與紫菀同。無紫菀時亦用白菀。陶云不復用，或是未悉。」本草衍義紫菀條亦説：「唐本注言無紫菀時亦用白菀。白菀即女菀也，今本草無白菀之名，蓋唐修本草時已刪去。」觀察女菀條功效，本草經謂「主治風寒洗洗，霍亂，泄痢，腸鳴上下無常處，驚癇，寒熱百疾」，名醫别録謂「治肺傷咳逆，出汗，久寒在膀胱，支滿，飲酒夜食發病」，前者治療霍亂腹瀉，後者治療肺疾咳嗽，與新修本草説白菀「療體與紫菀同」相符，可能就是有名無實白菀條文，被新修本草補入女菀條者。故新輯本擬取「白菀，味辛，溫，治療肺傷咳逆出汗」，作白菀條[一]。

新修本草卷十草部下品之上敦煌寫本鉤吻條，正文以後多出秦鉤吻條文云：「秦鉤吻，味辛。療喉痹，咽中塞，聲變，咳逆氣，溫中。一名除辛，一名毒根。生寒石山。二月、八月采。」蘇敬鉤吻條按語有一句針對秦鉤吻云：「秦中遍訪元無物，乃文外浪説耳。」[二]按，鉤吻條陶弘景注釋無一語涉及秦鉤吻，或許考慮秦鉤

[一] 尚志鈞輯本草經集注剪取女菀條的名醫别録文：「一名織女菀，一名茆。生漢中川谷或山陽，正月、二月采，陰乾。」組成女菀條文。

[二] 證類本草無秦鉤吻條文，亦無蘇敬按語「秦中遍訪元無物，乃文外浪説耳」。但嘉祐本草引蜀本草秦鉤吻云云，則與本條一致，故判斷此段是開寶本草刪去。

吻也是本草經集注有名無實中的藥物，新修本草覺得與鉤吻有關，移在鉤吻條之後，但蘇敬又不能確定，乃言「文外浪説」。新輯本將秦鉤吻恢復在有名無實中。

千金翼方所載有名未用藥物較新修本草多出北荇草與領灰兩條，可據該書卷四補：「北荇草，味苦，無毒。主氣脈溢。一云芹華。」「領灰，甘，有毒。主心腹痛，煉中不足。葉如芒草，冬生，燒作灰。」

以上五條爲比較確切者，還缺一種，或許可以考慮根據鉤吻條陶弘景注：「又有一物名陰命，赤色，著木懸其子，生山海中，最有大毒，入口即殺人。」博物志卷四引神農經「藥物有大毒不可入口鼻耳目者」之第三爲陰命，亦云：「赤色，著木懸其子，生海中。」將陰命補入。

二　調整本草經、名醫別録藥物數

仍以尚志鈞所輯載藥八百五十一種的新修本草（第二版）爲工作本，在恢復有名無實六種以後，共得本草經藥物三百六十種，名醫別録藥物三百七十種。考慮到本草經集注在流傳過程中「朱字墨字，無本得同」的實際情況，可以認爲，由於傳寫錯誤，有五種本草經藥被誤作墨書，混淆在名醫別録藥中了。若能加以甄別，則基本恢復本草經集注之「以神農本經三品合三百六十五爲主，又進名醫副品亦三百六十五，合七百卅種」的原貌。

這種混淆應該主要發生在新修本草之前，故恢復難度極大，孫星衍以來的本草經輯復者嘗試採用各種方法找尋屬於本草經的全部三百六十五種藥物。諸家所用手段不同，得到的結果也不一致，在神農本草經研究中，我們特别提出以利用太平御覽中的引文來甄别本草經藥物的辦法最爲可取[一]。

[一] 見王家葵、張瑞賢著：神農本草經研究，北京科學技術出版社，二〇〇一年，第二五五頁。

太平御覽引本草經藥物凡百餘條，其中多數與今本本草經吻合，不見於今本本草經的藥物可以分兩種情況：一種如萱草、陵若、龍腦、木蜜、玳瑁等數條，在證類本草中既非本草經藥，亦非名醫別錄藥，這些藥要麽是太平御覽誤引，要麽出自本草經的別傳本，與輯復工作關係不大。還有一種情況是太平御覽引作本草經，但在證類本草中卻著録爲名醫別錄藥，共涉及十四種藥物，即石流青、石流赤、石肺、石脾、升麻、忍冬、綸布、鸛骨、柰、神護草、占斯、芋、鴆、鳶。其中升麻在新修本草卷六草部上品之上，此卷無原件存世，而所有版本證類本草中的升麻都是黑字名醫別錄文。孫星衍輯本首先根據吳普本草升麻條載有「神農味甘」云云，故疑爲本草經藥，於是利用太平御覽引文剪裁出本草經原文。後來森立之輯本也認可此説，在本草經考異中進一步補充證據説：「此條原黑字，按御覽引本草經有升麻條，其文載證類之半，及一名，是全白字原文，故今據御覽自證類中分析拔出，以復舊觀。」

升麻在尚志鈞輯新修本草中已經恢復爲本草經藥，除此之外還需要在太平御覽所引十四種藥物中甄別出五種，恢復爲本草經藥。其中石流青、石流赤、石肺、石脾、神護草、鴆皆在有名無實中，占斯爲新修本草所退，可以不予考慮，鳶在本草經集注中正名爲鴟頭，所記功效「主頭風眩顛倒，癎疾」，與太平御覽言「鳶，辟不祥，生淮南」，無一字相同，也應該排除，剩下忍冬、綸布〔一〕、鸛骨、㮈、芋五條在本草經集注新輯本中恢復爲本草經藥物身份〔二〕。

〔一〕綸布，證類本草寫作「昆布」，新輯本藥名亦用昆布。

〔二〕神農本草經研究有專篇討論從名醫別錄中甄別本草經缺佚藥，因當時將鐵、鐵精、鐵落算作三條，故僅補升麻、忍冬、昆布、鸛骨四條。當以本篇增補情況爲定論。

（四）本草經集注藥物順序與分卷

包含在本草經集注中的本草經三百六十五種藥物又分爲上中下三品，在排定目録之前還需要推考三品數目，使之符合上品一百二十種，中品一百二十種，下品一百二十五種之規定，然後才能排定具體藥物順序。

一　恢復本草經三品藥數

仍以尚志鈞所輯載藥八百五十一種的新修本草（第二版）爲工作本，該書載本草經藥三百六十八種，扣除分條、調整因素，實載本草經藥物三百六十種，其中上品藥物一百四十三種，中品一百零八種，下品一百零三種，另有六種退入有名無用中，品秩不詳。可見編撰新修本草時，蘇敬等對本草經集注中本草經藥物的三品位置作了較大調整，故不能完全依據新修本草目録來排定本草經集注藥物順序。

恢復本草經三品藥數的工作分三個步驟。現有資料中，能準確反映本草經集注藥物三品位置者唯有本草經集注序録寫本中畏惡七情表上面標定的品秩，即以此爲據。畏惡七情表涉及藥物二百零一種，以本草經藥爲主，如此能解決大約半數的本草經藥物品秩。

剩下的藥物再根據本草經三品定義進行甄别。上藥「一百廿種爲君，主養命以應天。無毒，多服、久服不傷人。欲輕身益氣，不老延年者，本上經」。按此原則，上品藥應具備的條件有：肯定無毒；本草經文中有久服字樣，部分藥物本草經未注久服而在名醫别録言久服，則不在此例；本草經所記久服功效應爲「輕身益氣，不老延年」一類。中藥「一百廿種爲臣，主養性以應人。無毒、有毒，斟酌其宜。欲遏病補虚羸者，本中經」。按此原則，中品藥具備的條件：無毒或有毒，但以無毒爲主；功效中具「補虚羸」作用。下藥「一百廿五種爲佐使，主治病以應地。多毒，不可久服。欲除寒熱邪氣、破積聚、愈疾者，本下經」。按此原則，下品藥具備的條件有：多數有毒；雖然無毒，但無補虛作用，功效以「除寒熱邪氣、破積聚」爲主。

這樣處理以後，三品藥數還略有參差，則參考新修本草目錄作細微調整。

二　部類與藥物排列順序

從本草經集注開始，本草書由三品分類改爲按藥物自然屬性分類，從畏惡七情表提示的分類信息來看，當時僅分玉石部、草部、蟲部、果部、菜部、米部，以及有名無實七類，新修本草則將草部析分爲草部與木部，蟲部析分爲獸部、禽部、蟲魚部。

因爲部類拆分，藥物順序變動極大。如吐魯番出土本草經集注正文殘片，雖然只有豚卵、燕屎、天鼠屎、鼴鼠四條，七情表記有天鼠矢的品秩，故知爲蟲部下品的一段；而檢新修本草目錄，豚卵在卷十五獸部下品，燕屎在同卷禽部下品，天鼠屎在卷十六蟲魚部中品，鼴鼠在卷十五獸部下品。依目前材料，欲準確還原本草經集注藥物順序，幾乎不可能，仍只有以七情表爲基本框架，參考新修本草目錄，將草部、木部合併，獸部、禽部、蟲魚部合併，相應藥物插入框架中。

三　分卷

本草經集注有三卷、七卷兩説，敦煌出土本草經集注序錄寫本題作「第一」，而非「卷上」，應該是七卷本之第一，第二至第七當爲藥物各論，按照每卷篇幅大致相當的原則來推測，第二爲玉石部三品，第三爲草木部上品，第四爲草木部中品，第五爲草木部下品，第六爲蟲獸部三品，第七爲果部、菜部、米食部及有名無實。小嶋尚真、尚志鈞輯本都按此分卷，應該是合理的。

（五）新輯本草經集注擬目

通過分析，基本弄清新修本草對本草經集注藥物的分條、合併、調整，補足原書七百三十種藥物，並恢復本草經之三百六十五種，且使上中下三品藥物數符合要求。客觀言之，新輯本在有名無實類中補陰命，將名醫別錄藥忍冬、昆布、鸛骨、椋、芋調整爲本草經藥，證據尚不够充足，聊勝於無者。但有名無實類中補北荇草、領灰、梟葵、白菀、秦鉤吻五條，將名醫別錄藥升麻恢復爲本草經藥，應該没有大問題。

以上問題處理完畢，則進行目錄排定。仍以尚志鈞輯新修本草（第二版）爲工作本，保持部類不變，只是將新修本草草部與木部合併爲草木部，獸部、禽部、蟲魚部合併爲蟲獸部，完成七百三十種藥物的編目。

如此得到的目錄自然符合前述各種要求，但玉石部與草木部合計藥數爲三百六十二種，蟲獸果菜米食爲一百八十九種，有名無實一百七十九種，較陶弘景所言「玉石、草木三品合三百五十六種」，「蟲獸、菓、菜、米食三品合一百九十五種」，差錯六種[一]。這可能是新修本草修撰時調整部類所致，新輯本目錄乃將龍眼、檳榔、榧子從木部調到果部，甘蕉根從草部調到果部；菰根從草部調到菜部；舂杵頭細糠從草部調到米食部。另外，新修本草菜部的假蘇，據蘇敬説：「此藥即菜中荆芥是也，薑、荆聲訛耳。先居草部中，今人食之，錄在菜部也。」應該恢復爲草木部。而新修本草木部的橘柚，雖然是開寶本草調整到果部，然據該條陶弘景注釋：「今此雖用皮，既是果類，所以猶宜相從。」則在本草經集注中橘柚應該在果部。如此則關於本草經集

[一] 此數據亦在一定程度上證明，如果五色石脂條按尚志鈞意見作本草經一條名醫別錄五條合計六條，鐵落條作本草經三條名醫別錄兩條合計五條計數，則玉石部與草木部藥物總數還要多出九種，與陶弘景説「玉石、草木三品合三百五十六種」相差更大，故其意見爲不合理。

注的各種已知條件基本滿足，雖未敢言徹底恢復舊觀，但去原書面貌應該不遠。具體目錄如下：

卷二玉石部三品

【上品】

玉屑 **玉泉** **丹沙** **水銀** **空青** 綠青 **曾青** **白青** **扁青** **石膽** **雲母** **朴消** **消石** **樊石** 芒消 **滑石** **紫石英** **五色石脂** 五色符 **白石英** **太一禹餘糧** **禹餘糧**

（本草經十八種，名醫别錄四種）

【中品】

金屑 銀屑 **雄黃** **雌黃** **鍾乳** **殷孽** **孔公孽** 石腦 **石流黃** **慈石** **凝水石** **石膏** **陽起石** 玄石 **理石** **長石** **鐵落** **鉛丹**

（本草經十四種，名醫别錄四種）

【下品】

青琅玕 **礜石** 方解石 蒼石 土陰孽 **代赭** **鹵鹹** **大鹽** **戎鹽** **白惡** **粉錫** 特生礜石 銅弩牙 金牙 **石灰** **冬灰** 鍛竈灰 伏龍肝 東壁土

（本草經十一種，名醫别錄九種）

卷三草木部上品

青芝 **赤芝** **黃芝** **白芝** **黑芝** **紫芝** **赤箭** **伏苓** **豬苓** 虎魄 **松脂** **柏子** **箘桂** **牡桂** 桂

天門冬　麥門冬　朮　女萎　黃精　青蘘　乾地黃　昌蒲　遠志　澤寫　署預　菊花　甘草　人參　石斛　石龍芮　石龍蒭　絡石　千歲蘽汁　龍膽　牛膝　杜仲　乾漆　卷柏　細辛　獨活　茈胡　防葵　蓍实　酸棗　槐子　枸杞　菴蕳子　薏苡人　車前子　蛇牀子　菟絲子　析冥子　充蔚子　木香　地膚子　蒺梨子　白莫　白蒿　茵陈蒿　漏蘆　茜根　肉從容　忍冬　王不留行　藍實　天名精　蒲黃　香蒲　蘭草　雲實　徐長卿　升麻　旋花　蠡實　水萍　姑活　翹根　屈草　牡荊實　秦椒　蔓荊實　女貞實　蕤核　辛夷　蘇合　榆皮

（本草經八十一種，名醫別錄六種）

卷四草木部中品

當歸　防風　秦朻　黃耆　吴茱萸　黃芩　黃連　五味　決明子　營實　白兔藿　勺藥　桔梗　穹窮　蘼蕪　槀本　麻黃　葛根　前胡　知母　大青　貝母　栝樓　丹參　景天　厚朴　玄參　沙參　苦參　續斷　竹葉　枳實　山茱萸　桑根　白皮　松蘿　白棘　棘刺花　狗脊　萆解　菝葜　石韋　通草　瞿麥　敗醬　木蘭　秦皮　假蘇　白芷　杜若　杜衡　桑上寄生　黃蘗　白微　支子　合歡　衛矛　沉香　紫葳　蕪荑　紫草　紫菀　白鮮　薇銜　枲耳　實茅根　百合　酸漿　王孫　爵牀　白前　百部根　薺苨　高良薑　惡實　莎草根　大小薊根　薰草　蘘草　船虹　王瓜　馬先蒿　牡蒿　莨菪子　艾葉　井中苔及萍　垣衣　海藻　昆布　葒草　陟釐　乾薑　嬰桃

（本草經六十九種，名醫別錄二十三種）

卷五草木部下品

大黃 **蜀椒** **蔓椒** **巴豆** **莽草** **郁核** **甘遂** **亭歷** **大戟** **澤漆** **芫華** **蕘華** **旋復華** **鉤吻** **狼毒** **鬼臼** **萹蓄** **商陸** **女青** 白附子 **天雄** **烏頭** **附子** 側子 **藥實根** **皂莢** **蜀漆** **半夏** **款冬** **牡丹** **防己** **黃環** **巴戟天** **石南草** **女苑** **地榆** **五茄** **澤蘭** **紫參** **蜀羊泉** **積雪草** **藋菌** **羊躑躅** **茵芋** **射干** **鳶尾** 由跋根 **雷丸** **貫衆** **青葙子** **狼牙** **梨蘆** 赭魁 及己 **連翹** **白頭翁** **藺茹** 苦芙 **羊桃** **羊蹄** **白斂** **白及** **蛇全** **草蒿** **石下長卿** 赤赭 占斯 **飛廉** **淫羊藿** **虎掌** **欒花** 杉材 楠材 蘆根 蕈草 鼠姑 **鹿藿** **牛扁** **陸英** **藎草** **恒山** **夏枯草** **烏韭** **蚤休** 虎杖根 **石長生** 鼠尾草 馬鞭草 馬勃 雞腸草 蛇莓汁 苧根 狼跋子 蒴藋 弓弩弦 敗蒲席 敗船茹 敗鼓皮 敗天公 半天河 地漿 屋遊 牽牛子 麕舌 練石草 弋共 鈎樟根皮 **溲疏** **別羇** **淮木** 舉樹皮 **楝實** **柳華** **桐葉** **梓白皮** 釣藤 紫真檀木

（本草經七十九種，名醫別錄三十八種）

卷六蟲獸部三品

【上品】

龍骨 **牛黃** 人乳汁 馬乳 牛乳 羊乳 酪酥 **石蜜蠟** **蜜蜂子** **熊脂** **白膠** **阿膠** **鴈肪** 鶩肪 **牡厲** 秦龜 魁蛤 鮑魚 鮧魚 鱓魚

（本草經十種，名醫別錄十一種）

【中品】

麝香　**髮髲**　亂髮　頭垢　人屎　牛角䚡　**羚羊角**　**羖羊角**　**犀角**　**鹿茸**　麞骨　虎骨　豹肉　狸骨　兔頭骨　**丹雄雞**　白鵝膏　鷹屎白　雉肉　雀卵　**鸛骨**　雄鵲　**伏翼**　**蝟皮**　**石龍子**　**露蜂房**　**蚱蟬**　**白殭蠶**　**桑螵蛸**　**䗪蟲**　**蠐螬**　**蛞蝓**　**海蛤**　**龜甲**　**鱉甲**　**鱓甲**　**烏賊魚骨**　**蟹**　原蠶蛾　**鯉魚膽**　**蠡魚**　鰻鱺魚　**白馬莖**　**牡狗陰莖**

（本草經二十八種，名醫別錄十六種）

【下品】

六畜毛蹄甲　**麋脂**　**虵蜕**　**蜈蚣**　**馬陸**　**蠮螉**　**雀甕**　**彼子**　**鼠婦**　**螢火**　**衣魚**　**白頸蚯蚓**　**螻蛄**　**蜣蜋**　**地膽**　**馬刀**　**貝子**　田中螺汁　蝸牛　**豚卵**　**鷰屎**　**天鼠屎**　鼹鼠　獺肝　狐陰莖　孔雀屎　鸕鷀屎　鴟頭　鴆鳥毛　**樗雞**　**木虻**　**蜚虻**　**蜚蠊**　**水蛭**　**蝦蟆**　鼃牡　鼠蚺　蛇膽　蝮蛇膽　鯪鯉甲　蜘蛛　蜻蛉　**石蠶**　**斑苗**　芫青　葛上亭長

（本草經二十八種，名醫別錄十八種）

卷七果菜米食三品有名無實三類

果部

【上品】

豆蔻　**蒲陶**　**蓬虆**　覆盆　**大棗**　**藕實莖**　**雞頭實**　芰實　栗　櫻桃

（本草經五種，名醫別錄五種）

【中品】**梅實**　**龍眼**　檳榔　**橘柚**　枇杷葉　柿　木瓜實　甘蔗　**芋**　烏芋　（本草經四種，名醫別錄六種）

【下品】**杏核**　**桃核**　李核　梨　**梌**　安石榴　榧實　甘蕉根　（本草經三種，名醫別錄五種）

菜部

【上品】**白瓜子**　**冬葵子**　**莧實**　**苦菜**　薺　蕪菁　菘　芥　苜蓿　（本草經四種，名醫別錄五種）

【中品】**蓼實**　**葱實**　韮　白蘘荷　菾菜　蘇　荏子　**水蘇**　香薷　（本草經三種，名醫別錄六種）

【下品】**瓜蒂**　**苦瓠**　**水蔪**　蓴　落葵　蘩蔞　蕺　葫　蒜　菰根　（本草經三種，名醫別錄七種）

米食部

【上品】

胡麻　**麻蕡**　飴糖　（本草經二種，名醫別錄一種）

【中品】

麻子　**大豆黄卷**　大麥　豉　穬麥　小麥　青粱米　黄粱米　白粱米　粟米　丹黍米　糵米　秫米　陳廩米　酒　（本草經二種，名醫別錄十三種）

【下品】

腐婢　藊豆　黍米　粳米　稻米　稷米　舂杵頭細糠　酢　醬　鹽　（本草經一種，名醫別錄九種）

有名無實三類

【玉石類】

青玉　白玉髓　玉英　璧玉　合玉石　紫石華　白石華　黑石華　黄石華　厲石華　石肺　石肝　石脾　石腎　封石　陵石　碧石青　遂石　白肌石　龍石膏　五羽石　石流青　石流赤　石耆　紫加石　終石　（名醫別錄二十六種）

【草木類】

玉伯　文石　曼諸石　山慈石　石濡　石芸　石劇　路石　曠石　敗石　越砥　金莖　夏臺　柒紫

鬼目　鬼蓋　馬顛　馬唐　馬逢　牛舌實　羊乳　羊實　犀洛　鹿良　兔棗　雀梅　雀翹　雞涅　相烏
鼠耳　蛇舌　龍常草　離樓草　神護草　黄護草　吴唐草　天雄草　雀醫草　木甘草　益決草　九熟草
兑草　酸草　異草　癰草　葩草　莘草　勒草　英草華　吴葵華　封華　北荇草　隩華　棑華　節華
徐李　新雉木　合新木　俳蒲木　遂陽木　學木核　木核　栒核　荻皮　桑莖實　滿陰實　可聚實　讓
實　蕙實　青雌　白背　白女腸　白扇根　白給　白並　白辛　白昌　赤舉　赤涅　黄秫　徐黄　黄白
支　紫藍　紫給　天蓼　地朕　地芩　地筋　地耳　土齒　燕齒　酸惡　酸赭　巴棘　巴朱　蜀格　纍
根　苗根　參果根　黄辨　良達　對廬　糞藍　委蛇　麻伯　王明　類鼻　師系　逐折　並苦　領灰
父陛根　索干　荊莖　鬼麗　竹付　秘惡　唐夷　知杖　葵松　河煎　區余　三葉　五母麻　疥柏　常
更之生　救煞人者　丁公寄　城裏赤柱　城東腐木　芥　載　慶　腂　梟葵　白菀　陰命　秦鉤吻

（名醫別録一百三十八種）

【蟲類】

雄黄蟲　天社蟲　桑蠹蟲　石蠹蟲　行夜　蝸籬　麋魚　丹戩　扁前　蚖類　蜚厲　梗雞　益符
地防　黄蟲

（名醫別録十五種）

三、兩件本草經集注殘卷的文獻學價值

得益於陶弘景朱墨分書的創意，本草經集注的主體部分經新修本草、開寶本草、嘉祐本草的傳遞，通過

證類本草近乎完整地保存下來。輯復本草經集注可用文獻材料有三大類，一是原書殘件，即吐魯番出土的殘片和敦煌出土的序録殘卷；二是新修本草殘寫本，有敦煌出土朱墨分書卷十殘卷和日本藏影寫本十卷；三是證類本草。底本選擇原則顯然是先以原書爲底本，所缺者以新修本草爲底本，新修本草缺者以證類本草爲底本；本草經集注序録、新修本草影寫本皆爲墨書，用證類本草甄別本草經文。

儘管「滚雪球」樣的修訂模式使前代本草通過證類本草保存下來，但在歷次修訂中，仍有一些細節或丢失，或改竄。通過對現存材料的比勘，能大致了解變動情況。比如吐魯番出土本草經集注殘片豚卵條陶弘景注釋「田舍牡者尖頭不用食」以後的文句，不見於新修本草卷十五寫本，也不見於證類本草，應該是蘇敬作新修本草時删去。又如敦煌出土新修本草卷十寫本鉤吻條後附有秦鉤吻，不見於證類本草，大約是開寶本草删去。

證類本草無疑是輯復本草經集注的主要底本，幸存的本草經集注、新修本草殘件則有助於我們了解唐宋本草對陶弘景原著的修訂情況，尤其是二十世紀出土的兩件本草經集注殘卷意義重大。

（一）從吐魯番出土本草經集注卷六殘片論本書體例

此件一九三五年在吐魯番吐峪溝出土，紙本 28.5cm×27.6cm，今藏德國普魯士學士院，編號 Ch1036R，兩面書寫，首尾皆不完，上下亦殘缺。一面即本件，另面抄寫藥方文。本件爲本草經集注之片段，僅存豚卵條小字，燕屎、天鼠屎全條及鼹鼠殘條，朱墨分書。書法符合初唐風格，全篇不避唐太宗「世」、唐高宗「治」字諱，書寫時間約在唐太宗時代或稍前。據實物圖片録文如下[一]：

[一] 底本朱書改用黑體，墨書用楷體，雙行小字改爲單行宋體小字。重要缺字可補者加□。

裂肪膏煎藥無不用之勿令
之負革脂入道家用其屎汁極治
又白豬白蹄雜青者不可食豬
用田舍牡者尖頭不用食宅店豬以田野
有效作藥法取臘月雪置空缸中豬屎和之埋
即氣病者絞汁服之二升即差天下良驗百始

鸛屎味辛平有毒主治蠱毒鬼注逐不祥邪氣破五癃利小便生高谷山平谷鸛有兩種有胡有越紫匈輕小者是越鸛不入藥用匈斑黑聲大者是胡鸛世呼胡鸛爲夏候其作窠喜長人言有容一疋絹者人家富窠亦入藥與屎同多以作湯洗浴小兒驚邪户有北向及尾羽色白者皆數百歲鸛食之延年凡鸛肉不可食令人入水爲蛟所吞亦不宜殺也

天鼠屎味辛寒有毒主治面癰腫皮膚説説時痛腹中血氣破寒熱積聚除驚悸去面黑皯一名鼠沽一名石肝生令浦山谷十月十二月取惡白斂白微方家不用世不復識此耳

鼹鼸鼠味鹹無毒主治癰疽諸瘻蝕惡瘡陰𧏾爛瘡在土中行五月取令乾燔之世中一名隱鼠一名鼢鼠形如鼠大而無尾黑色長鼻甚強恒身耕地中行討掘即

一　合本子注的實物標本

如前所論，本草經集注乃是陶弘景面對不同的本草經傳本，以其中一種爲底本，用「合本」的方式整合在一起者。陶弘景認爲別本材料是魏晉名醫所説，故稱爲「名醫別錄」，其文獻形式表現爲「附經爲説」。這件殘片中的燕屎、天鼠屎兩條是「合本」的實物標本，先看此兩條在證類本草中的情況[一]：

鷰屎　味辛，平，有毒。**主蠱毒鬼疰，逐不祥邪氣，破五癃，利小便。**生高山平谷。

天鼠屎　味辛，寒，無毒。**主面癰腫，皮膚洗洗時痛，腹中血氣，破寒熱積聚，除驚悸，**去面黑皯。**一名鼠法，一名石肝。**生合浦山谷。十月、十二月取。惡白斂、白薇。

與本草經集注殘片對比，除了後文將專門討論的産地「生高山平谷」、「生合浦山谷」被改爲黑字外，其餘白字、黑字變動不大[二]，故認爲雖經新修本草、開寶本草、嘉祐本草的編輯，證類本草仍基本保持本草經集注原貌，也是研究「合本」的重要材料。

天鼠屎條在本草經朱書中增加「去面黑皯」、「十月十二月取」兩句墨書，前一句屬於主治功效，應該是底本無而別本有，陶弘景覺得有必要補充，故添在底本「除驚悸」之後。合本還可以將功效插在底本本草經文之間，比如證類本草伏翼條云：

[一] 此處討論「合本」，故只錄白字、黑字，陶弘景的子注不錄。

[二] 天鼠屎條殘片作「有毒」，證類本草作「無毒」，可能出於傳寫訛誤。

伏翼　**味鹹，平，**無毒。**主目瞑**癢痛，療淋，利水道，**明目，夜視有精光。久服令人喜樂，媚好無憂。一名蝙蝠。**生太山川谷及人家屋間。立夏後採，陰乾。

本草經所言「目瞑」，指目昏眩無所見，如黃帝內經靈樞經筋云：「耳中鳴痛，引頷，目瞑，良久乃得視。」陶弘景據别本所補「癢痛，療淋，利水道」，插入在「明目」之前，不僅可能别本如此，更重要的是，「癢痛」一詞如果缺乏動作的發生者，意思會變得含混，所以特别與「目瞑」相連，未必指目瞑而癢痛，但一定是指目癢痛。合本除了補充功效，也可以在本草經所記功效後補充用法，如證類本草槐實條云：

槐實　**味苦、**酸、鹹，**寒，**無毒。**主五内邪氣熱，止涎唾，補絶傷，五痔，火瘡，婦人乳瘕。子藏急痛，**以七月七日取之，擣取汁，銅器盛之，日煎令可作丸，大如鼠屎，内竅中，三易乃愈。又墮胎。久服明目，益氣，頭不白，延年。

子藏即子宫，本草經説槐實治療子藏急痛，陶弘景據别本補用法云云。因爲有「内竅中」字樣，確保這是治療子藏急痛的用藥方案。

天鼠屎條增加的後一句記録採收加工，陶弘景據某一别本補入。不僅天鼠屎條如此，用作底本的本草經所有條目都無採收加工信息，陶弘景皆據别本補入，如玉泉條「採無時」等，至於如空青條「三月中旬採，亦無時」的情況[一]，可能是兩件别本説法不同，陶弘景都予補入。這與前面提到藥性寒温本來具有唯一性，如本草經蔓荆實藥性「微寒」，陶弘景將别本之「平、温」合入，屬於同樣操作。

二　殘片提示本草經集注條文的基本結構

陶弘景在本草經集注序録説本書各論部分「藥合七百卅種，各别有目録，並朱墨雜書并子注」，殘片中天鼠屎條朱書、墨書、子注齊備，最可以作爲標本。

(1) 句式

見於證類本草中的藥物條目有固定格式：藥名、性味、功效、别名、産地、採收爲白字或黑字；其後是畏惡作小字；其後由「陶隱居云」引出小字子注。森立之本草經輯本没有採納證類本草的句式，而是依藥名、别名、性味、生山谷、功效的順序。森立之本草經輯本序説：「每條體例，一依太平御覽，藥名下直列一名，次舉氣味，次記出處，次録主治。」並認爲「今本以一名置條末者，係蘇敬所改」。以雲母條爲例：

雲母　一名雲珠，一名雲華，一名雲英，一名雲液，一名雲沙，一名磷石。味甘，平。生山谷。治身皮死肌，中風寒熱，如在車船上。除邪氣，安五藏，益子精，明目。久服輕身、延年。

殘片證明森立之的判斷有誤，至少本草經集注已經是這樣的格式，故比照證類本草輯録本草經集注佚文不需要作結構調整。

[一] 白石英條亦云：「二月採，亦無時。」

（2）畏惡

天鼠屎條殘片正文後有「惡白斂白微」爲墨書小字，這是該藥的畏惡，已見於序録之畏惡七情表，此爲重出。按，新修本草寫本及證類本草皆如此，證明這種格式見於本草經集注。不僅如此，從新修本草開始，對每藥畏惡情況有所補充，加上傳抄錯訛，與本草經集注序録畏惡七情表中的内容略有出入，本草經集注輯本各論每藥後的畏惡，應該以畏惡七情表作底本，不必拘泥該條新修本草或證類本草所記的畏惡。

又，前胡是名醫别録添附藥物，亦標畏惡，據陶弘景注釋：「本經上品有柴胡而無此，晚來醫乃用之，亦有畏惡，明畏惡非盡出本經也。」言下之意，藥物畏惡出自本草經，故針對名醫别録藥前胡也有畏惡記載，專門拈出説明。但本草經集注序録説：「神農本經相使，止各一種，兼以藥對參之，乃有兩三，於事亦無嫌。」結合殘片天鼠屎「惡白斂白微」爲墨書小字，證明陶弘景在本草經集注中將全部畏惡信息皆如此處理。

（3）子注

新修本草寫本中陶弘景的子注以雙行小字續接在朱墨書大字之後，如有畏惡則接在畏惡之後，證類本草則以「陶隱居云」引出雙行小字。今據殘片，格式與新修本草相同，輯本應予採納。

（4）主治

殘片所存燕屎等三條，功效項皆由「主治」引起，新修本草及證類本草多數作「主」，這是避唐高宗諱的緣故。森立之本草經輯本將「主」回改爲「治」，認爲：「治，原作主，是唐人避諱所改，今據御覽、千金、藝文類聚正。」今證以殘片，當以「主治」爲正。需説明者，「主」「治」「主治」三詞用法小有不同。如鐵精條新修本草寫本卷四作「主明目」，因「明目」爲動賓詞組，若作「主治明目」，文義不通，仍應取「主明目」爲正。

此外，豚卵條殘片僅存陶弘景子注，其中「其屎汁極治」，新修本草寫本作「其屎汁極療」，也是避諱所改，循此例，本草經集注輯本凡新修本草、證類本草作「療」字者，皆可回改爲「治」。

三　殘片提示本草經條文的通例

（1）有毒無毒

本草經在序錄中提到有毒無毒，具體藥物條文有無毒性的記載則令人迷惑。證類本草除乾漆、白頭翁兩條「無毒」爲白字外，其他各條的有毒或無毒皆作黑字；而此兩條之作白字，乃是因爲其後有黑字「有毒」字樣，即本草經記載無毒，名醫認爲有毒，故如此標記。

這樣說來，本草經各藥條目下理應有具體之有毒或無毒記載。但奇怪的是，殘片之燕屎和天鼠屎的「有毒」字樣都爲墨書。特別需要指出的是，燕屎和天鼠屎兩條都是以本草經文爲主，「有毒」兩字前後皆爲朱書，需要換筆來墨書，故幾乎不可能出於筆誤，而只能是本草經集注原貌如此。所以接受森立之在本草經輯本序言中提出的觀點：

> 乾漆及白頭翁條氣味下有無毒二白字，御覽白頭翁下亦有此二字，因考每條無毒有毒等語元是白字，今此二條白字無毒，黑字有毒，僅存古色。且御覽及嘉祐往往引吴氏載「神農無毒」等語，則無毒有毒字，蓋本經既有之，別錄亦有，陶朱墨雜書時，其相同者皆從墨字例。但此二條，本經無毒，別錄有毒，故不得不朱墨兩書。開寶重定時，依此亦白黑兩書也，可知御覽撰修時，此二字已朱書也。然御覽無毒有毒等字，或有或無，殆不一定，今不得悉依此以補訂，姑錄俟考。

不妨循陶弘景「合本」的思路來看待此問題。本草經既然在乾漆和白頭翁兩條下標記出「無毒」，其他藥物一定也標有毒性，只有當别本觀點與底本不一致時，陶弘景才會添加意見。换言之，證類本草中其他藥物條之黑字「無毒」或「有毒」，其實是朱書，只是陶弘景在朱墨分書時，不知出於何種考慮[一]，將這些文字改爲墨書了。故輯復本草經應該將除乾漆、白頭翁兩條以外的黑字「有毒」「無毒」恢復爲本草經文；而輯復本草經集注，則保持爲黑字。

（2）藥物産地

證類本草中全部藥物産地都是黑字名醫别録文，孫星衍首先提出，證類本草有關藥物産地的黑字，可能是白字本草經文混入。他發現太平御覽引本草經，上云「生山谷」「生川澤」，下云生某郡縣，以及薛綜注張衡賦引本草經：「太一禹餘糧名石腦，生山谷。」遂考定「生山谷」「生川澤」原是本草經文字，其下郡縣名稱出自後代名醫添補，爲名醫别録文。森立之對此深以爲然，森輯本序云：

> 御覽氣味下每有「生山谷」等語，必是朱書原文；主治末亦有「生太山」等字，必是墨書原文。蘇敬新修時，一變此體，直於主治下記「生太山山谷」等語。開寶以後全仿此體，古色不可見。今依御覽補「生山谷」等字，陶氏以前之舊面，蓋如此矣。

按，孫星衍與森立之的意見皆不確切，不僅「生山谷」是本草經佚文，其前之具體産地，如太山、符陵等字樣也是本草經佚文，舉證如下：

[一] 從常理分析，有毒無毒作墨書，應該屬於陶弘景處置失當。

證類本草滑石條黑字「生赭陽山谷」，陶弘景注：「赭陽縣先屬南陽，漢哀帝置，明本經郡縣必是後漢時也。」明確地提出了「生赭陽山谷」五字爲本草經文。稍晚于陶弘景的北齊顔之推，他所見到的本草經也載有關於產地的郡縣名稱，對此，顔之推在顔氏家訓中還提出懷疑：「本草神農，而有豫章、朱崖、趙國、常山、奉高、真定、臨淄、馮翊等郡縣名，出諸藥物，皆由後人所羼，非本文也。」李善注文選南都賦引本草經云：「石流黄生東海牧陽山谷中」，「紫石英生太山之谷。」特別重要的證據見於經典釋文爾雅音義，分別引本草經和名醫別錄云：「荼，本草云：苦菜一名荼草，一名選，生益州山谷。名醫別錄云：一名游冬，生山陵道旁，冬不死。」

儘管陶弘景不相信本草經中出現的秦漢郡縣地名是神農原書所有，但他編本草經集注，仍將郡縣地名保留爲朱書本草經文，這由殘片天鼠屎條「生合浦山谷」、燕屎條「生高谷山平谷」均作朱書可爲證明。

郡縣地名的具體處理，尚有需要説明者。本草經集注中的藥物有些存在多個產地，如防風「生沙苑川澤，及邯鄲、琅邪、上蔡」，這裏只有「生沙苑川澤」五字爲朱書本草經文，其後的邯鄲等爲陶弘景據別本合入的黑字，理由有三。「生沙苑川澤」與「及邯鄲、琅邪、上蔡」，從句法結構分析，應出兩人之手，前者不僅有產地沙苑，還有植物的生長環境川澤，而後者僅有產地如邯鄲等，無生長環境。此外，「及」字表示並列，而事實上「沙苑川澤」與邯鄲等地名並不能對稱，故判斷「生沙苑川澤」五字是作爲底本的本草經文，「及」字以後爲陶弘景據別本所添。又如空青條，證類本草黑字爲「生益州山谷及越巂山有銅處」。考越巂山在益州邛都，即今四川西昌，既然越巂屬益州，若將「益州山谷及越巂」都視爲本草經文，顯然不妥。故判斷「生益州山谷」爲本草經文，「及」字以後爲黑字。此外，如李善注文選南都賦云：「本草經曰：石流黄生東海牧羊山谷中」，而據證類本草黑字：石流黄「生東海牧羊山谷中，及太山、河西山」。可見唐代李善所見的本草經，「生某某山谷」確爲本草經文，「及」字以後則爲合本的墨書。

四　殘片揭示的其他問題

通過殘片與新修本草、證類本草比勘，還能看出唐宋本草對本草經集注藥物順序的調整，已見「本草經集注新輯本擬目」，不勞喋喋。避諱字除已涉及的「治」外，還有「世」「恒」兩字，此外如刪節、異文等問題，皆屬校勘之常例，合併入下一標題繼續討論。

（二）唐宋本草對本草經集注序録之修訂

本卷是第三次大谷探險隊一九一一至一九一二年滯留敦煌時，從王道士手中購得的數百件敦煌藏寶之一，由橘瑞超攜至日本京都，輾轉歸龍谷大學圖書館收藏。卷子兩面書寫，一面是本草集注第一序録及大智度論，另面是四分律比丘含注戒本。其本草集注部分凡四十五紙，約 17m，每紙高 28cm，寬 40cm，皆有界欄，高 23cm，每紙十八行，卷首被裁去數行，實際七百二十二行，尾題「本草集注第一序録華陽陶隱居撰」，其後是抄寫者題記：「開元六年九月十一日尉遲盧麟於都寫本草一卷，辰時寫了記。」

一　唐宋本草對本卷的拆分

本草經集注序録是本書七卷本之第一卷，連續書寫，其間幾乎没有明顯的標題分割，根據内容應該可以劃分爲三部分。從開篇「隱居先生在乎茅山巖嶺之上」至「吾去世之後可貽諸知方」爲第一部分，是作者自序，此後的内容才是真正意義的「序録」。

序録乃是本書的總論，陶弘景解釋説：「序藥性之本源，論病名之形診，題記品録，詳覽施用之。」從結構上又可以拆分爲「序」與「録」兩部分。

按照陶弘景的意思，「序」乃是「序（敘）藥性之源本，論病名之形診」，故緊接其後的本草經條文，從「本草經卷上」至「夫大病之主」等，以及每條之下陶弘景用「右本説如此」引出的詮解部分，直至「可以輔身濟物者也孰復是先」，都屬於「序」。「錄」則是「題記品錄，詳覽施用之」，包括以下幾部分：（1）從「今諸藥採治之法，既並用見成，非能自掘，不復具論其事，唯合藥須解節度，列之左」開始，涉及藥物地道性、真僞優劣、採收時間，以及調劑過程中的度量衡折算，丸散劑製備中藥味的粉碎、過篩及合藥的方法，湯劑、酒劑和膏藥的製備方法，特殊藥材的處理方法，製劑輔料的製作等，是調劑學、製劑學基本原則，總稱爲「合藥分劑料治法」[一]。（2）由「又按諸藥一種雖主數病，而性理亦有偏著，立方之日，或致疑混；復恐單行徑用，赴急抄撮，不必皆得研究。今宜指抄病源所主藥名，仍可於此處治，欲的尋，亦兼易」引起，以疾病爲標目，羅列治療藥物，即所謂「諸病通用藥」[二]。（3）「服藥忌食」標題下羅列服用某些藥物時的飲食禁忌。（4）「藥不宜入湯酒者」標題下羅列不宜入湯劑或酒劑的藥物名單。（5）以「尋萬物之性，皆有離合」引起，按玉石上、中、下品，草木上、中、下品，蟲獸上、中、下品等爲標目，羅列藥物畏惡相反的配伍關係，即所謂「畏惡七情表」[三]。（6）從藥對中抄出的「立冬之日，鞠、卷柏先生時，爲陽起石、桑螵蛸凡十物使，主二百草爲之長」等五段，陶弘景説：「此五條出藥對中，義旨淵深，非俗所究，雖莫可遵用，而是主統之本，故亦載之。」

本草經集注之後，主流本草都按照此總論—各論式的篇章結構撰寫，如新修本草即以此序錄爲基礎，增加孔志約所撰序言，修訂增補「諸病通用藥」和「畏惡七情表」，裁分爲兩卷。因爲新修本草卷一、卷二亡佚不

[一] 該段之末有尾題「右合藥分劑料治法」。

[二] 這一部分藥物名單底本無標題，「諸病通用藥」爲尚志鈞輯新修本草時根據渡邊幸三意見所擬。

[三] 這一部分藥物名單底本亦無標題，「畏惡七情表」爲尚志鈞輯新修本草時所擬。

存，卷帙分配情況不詳，大致有兩種意見。岡西爲人重輯新修本草卷一序例上，以孔志約序冠首，然後是梁陶隱居序，止於「蓋欲承嗣善業，令諸子侄不敢失墜，可以輔身濟物者，孰復是先」，即本論認定爲「序」的部分；卷二序例下，爲「録」之全部。尚志鈞新修本草（輯復本）序卷第一，孔志約序冠首，然後是梁陶隱居序，合藥分劑料理法則作爲附録，安排在此卷；例卷第二，從諸病通用藥開始，至藥對五條結束。岡西爲人按照「序」與「録」來分割卷帙，至少在邏輯上更加合理；但從兩卷篇幅考慮，並結合證類本草分卷情況，尚志鈞的意見也不無可取。

開寶本草的分卷情況不詳，嘉祐本草在梁陶隱居序與合藥分劑料理法則之後添加藥對、千金方、本草拾遺的序例，共同屬於卷一序例上，從諸病通用藥開始至藥對五條作爲卷二序例下。證類本草仍以序例兩卷冠首，分卷情況繼承嘉祐本草，只是新增本草圖經等書的序言。

需要説明的是，掌禹錫作嘉祐本草時本草經集注原本已經亡佚，僅有新修本草可供參考。據證類本草卷一合藥分劑料理法則中，有掌禹錫小字按語云：

> 唐本又云：但古秤皆復，今南秤是也。晉秤始後漢末已來，分一斤爲二斤，一兩爲二兩耳。金銀絲綿，並與藥同，無輕重矣。古方唯有仲景，而已涉今秤，若用古秤，作湯則水爲殊少。故知非複秤，悉用今者耳。

據敦煌本草經集注序録，這一段是陶弘景原文，恐爲開寶本草刪去，掌禹錫據新修本草補入，因爲無本草經集注參照，故不確定是陶弘景原文或蘇敬新添，乃以唐本云云引起[一]。

二　諸病通用藥的修改與調整

如前所言，陶弘景在本草經集注序錄中設立諸病通用藥是爲了方便醫生臨症之時按需檢索。陶弘景認爲，在有關藥性理論中，「甘苦之味可略，有毒無毒易知，唯冷熱須明」，可經過合本處理以後的本草經集注條文，某一藥物有可能兼具寒熱平的藥性，比如藁本條藥性的「溫、微溫、微寒」，就失去指導臨牀意義，難於體現「治寒以熱藥，治熱以寒藥」的基本原則。陶弘景顯然意識到這一問題，所以在諸病通用藥前説：「今以朱點爲熱，墨點爲冷，無點者是平。」這樣做的目的並不僅僅是爲了「省於煩注」，而是在藥性寒熱平之間，由陶弘景決斷。比如諸病通用藥之「頭面風」條藁本標朱點，意味着陶弘景認爲此處藁本屬溫性；而「面皯皰」條藁本則無朱墨點，意味着藁本在此爲平性，這當然是陶弘景的一家之言。或許也可以理解爲藁本用於治療面皯皰時，可以不考慮藥物的寒熱屬性。陶弘景對藥性寒熱的量裁本身没有問題，但這種寒熱標注方式在寫本時代太容易發生錯訛。以本卷爲例，一些寒熱傾向明顯的疾病之主療藥物無朱墨點，可能就是抄本脱漏，比如傷寒條麻黄漏點朱點，石膏漏墨點，療大熱諸藥中大黄、芒消未加墨點等。

開寶本草改爲刻本，將朱墨點改爲寒熱標注，但編者似未理解陶弘景的原意，根據本草經集注信息重新標注。開寶本草有按語説：「唐本以朱點爲熱，墨點爲冷，無點爲平，多有差互；今於逐藥之下，依本經、别録而注焉。」結果又出現如療頭面風條藁本藥性「溫、微溫、微寒」的荒謬情況。

[一] 同樣的情況亦見於畏惡七情表，如「芎藭，白芷爲使」，掌禹錫按語説：「唐本云：惡黄連。」而據敦煌寫本有「惡黄連」字樣。

三　被後世本草刪除的信息

取本草經集注序錄與證類本草對勘，被後世本草刪除的文句有數條。刪除原因多端，一類是因爲體例改變，乃將冗餘的文句刪除，如「本草經卷中」後卷子本有小字：「玉石、草木三品合三百五十六種。」證類本草作「玉石、草木三品」，刪去具體藥數。「本草經卷下」後卷子本有小字：「蟲獸、菓、菜、米食三品合一百九十五種，有名無實三條合一百七十九種，合三百七十四種。」證類本草作「蟲獸、果、菜、米食三品，有名未用三品」，不僅刪去具體藥數，還改「有名無實三條」爲「有名未用三品」。

如上文所論，新修本草並未將本草經集注七百三十種藥物全部采入，且經過分條合併處理，故實際藥數不符合以上描述。但檢新修本草序錄殘卷中尚有這些數字，可見係開寶本草刪去。另外卷子謂「有名無實三條」，乃是指陶弘景安排在有名無實之玉石類、草木類、蟲類，這些藥物並沒有三品類屬，新修本草序錄殘卷已改作「有名無用三品」，宋代本草皆襲誤作「三品」。各論條文也存在類似原因的刪削，如五茄條據新修本草卷十二寫本陶弘景注釋有「『茄』字或作『家』字者也」一句，宋代本草因爲改藥名爲「五加皮」，此句便成多餘，遂被刪去。

還有一類，可能是後世本草編輯者不明其意，或者認爲與本題無關，遂予以刪除。如本草經論服藥方案「病在胸鬲以上者先食後服藥」云云，陶弘景闡釋說：

> 今方家所云「先食」「後食」，蓋此義也。先後二字，當作「蘇殿」「胡豆」之音，不得云「蘇田」「胡苟」音也。此正大反，多致疑惑。

證類本草無「先後二字……多致疑或」一句，不知是被新修本草還是宋代本草删去。此論餐前餐後服藥。所謂「先食」，即餐後服藥；「後食」即餐前服藥，方書多寫作「後飯」。陶弘景特别強調「先後」兩字的讀音。謂「先」當讀如「蘇殿」，即廣韻「蘇佃切」，用指事情或行爲發生在前；「後」當讀如「胡豆」，即廣韻「胡遘切」，用指事情或行爲發生在後。至於「先」讀如「蘇田」，即廣韻「蘇前切」；「後」讀如「胡苟」，即廣韻「胡口切」，皆爲非。因爲後世「先後」兩字異讀所代表的意思已經没有明顯區别，故被認爲是冗餘，予以删除。

又「范汪方百餘卷，及葛洪肘後，其中有細碎單行徑用者，所謂出於阿卷是」，其末「所謂出於阿卷是」，不見於證類本草，可能是語義不明被删除。

還有一種情況，則是不同意原著的意見而删削。序録提到湯酒膏丸散中使用半夏，需「以熱湯洗去上滑汁」，其後又説：「丸散止削上皮用之，未必皆洗也。」證類本草删去此句，可能覺得與前説矛盾的緣故。

四　後世本草修改文句

後世本草修改文句，主要是使文句更加明晰，減少歧義。典型的例子是各論藥物條文中凡新修本草作「令人好色」，這應該是本草經集注原貌，都被宋代本草修訂爲「令人好顔色」。序録文句之修改，主要也是出於此原因。

比如本草經論毒藥使用「毒藥治病先起如黍粟」云云，陶弘景闡釋説：「蓋謂單行一兩種毒物如巴豆、甘遂輩，不可便令至劑耳。」證類本草改作「按今藥中單行一兩種有毒物，只如巴豆、甘遂之輩，不可便令至劑爾」，意思更加明白。又如解毒項之治葛毒，序録作：「若已死口噤者，以大竹筒注兩脅若齊上，冷水内筒中，暖輒易。口須臾開，開即内藥，便活。」證類本草改作：「若已死口噤者，以大竹筒盛冷水，注兩脅及臍上，暖輒易之；口須臾開，開則内藥，藥入口便活矣。」於意爲長。

也有因不同意陶弘景意見而加以改動者。如序録提到天雄、附子、烏頭炮製處理以後，需「直理破作七八片，隨其大小，並割削除冰處者」，證類本草修改爲：「直理破作七八片，隨其大小，但削除外黑尖處令盡。」這類改動甚至會歪曲陶弘景原意。比如談到疾病原因，序録説：「大都鬼神之害人多端，疾病蓋其一種之輕者耳。」這句話的意思清楚明白，謂鬼神害人手段多端，令人生病只算其中之輕者。證類本草修改爲：「大都鬼神之害則多端，疾病之源惟一種，蓋有輕重者爾。」語言邏輯混亂，不知所云。

王家葵

二〇二二年十月十四日成都

凡例

【書名】

本書見於史志有本草集注、本草經集注、本草集經、集注神農本草、本草經集注等，以本草經集注最爲通行，新輯本亦以此爲書名括注「輯復本」。

【版本】

一、本草經集注

（一）殘寫本兩種

1　敦煌出土之開元六年寫本，新輯本省稱爲「敦煌寫本」。影印出版物多種，新輯本據沈澍農主編：敦煌吐魯番醫藥文獻新輯校，高等教育出版社，二〇一六年，第五二六—五八八頁。參考郭秀梅主編，真柳誠監修：敦煌卷子本本草集注序錄，學苑出版社，二〇一三年。

2　吐魯番出土卷六寫本殘片，新輯本省稱爲「吐魯番殘片」。影印出版物多種，新輯本據沈澍農主編：敦煌吐魯番醫藥文獻新輯校，高等教育出版社，二〇一六年，第六二六—六二八頁。

（二）輯本兩種

1　小嶋尚真、森立之重輯本。齊陶弘景校注，小嶋尚真、森立之重輯，岡西爲人訂補解題：本草經集注，南大阪印刷株式會社，一九七二年，縮刷影印版。

2　尚志鈞輯本。梁陶弘景編，尚志鈞、尚元勝輯校：本草經集注（輯校本），人民衛生出版社，一九九四年。

二、新修本草

（一）寫本三種

1　敦煌出土新修本草序殘卷，其中包含本草經集注序録開頭部分内容。新輯本據沈澍農主編：敦煌吐魯番醫藥文獻新輯校，高等教育出版社，二〇一六年，第五九一—五九八頁。

2　敦煌出土新修本草卷十殘卷，新輯本據原卷彩色噴墨複製件。

3　新修本草卷四、五、十二、十三、十四、十五、十七、十八、十九、二十影寫本。新輯本據唐蘇敬等撰：新修本草，上海古籍出版社，一九八五年，據上虞羅氏後書抄閣舊藏日本森氏舊藏影寫卷子本縮印。

（二）輯本兩種

1　岡西爲人重輯本。岡西爲人重輯：重輯新修本草，「國立中國醫藥研究所」，一九八二年再版。

2　尚志鈞輯本。唐蘇敬等撰，尚志鈞輯校：唐新修本草（輯復本），安徽科學技術出版社，一九八一年，第一版；二〇〇五年，第二版。

三、證類本草刻本兩種

（一）宋唐慎微著：重修政和經史證類備用本草，據金泰和甲子下己酉張存惠晦明軒刻本影印，中醫古籍出版社，二〇一〇年。新輯本省稱爲「政和本草」。

（二）宋唐慎微著：經史證類備急本草（經史證類大觀本草），據南宋嘉定四年劉甲刻本影印，國家圖書館出版社，二〇〇四年。新輯本省稱爲「大觀本草」。

【輯校凡例】

本書爲本草經集注輯復本，輯錄材料散見諸書，故每卷乃至每條，儘量選擇現存年代最早之文獻爲底本，稍晚材料爲參校。其中卷一原書尚有敦煌卷子存世，唐宋本草之增飾刪削班班可考，故凡異文皆出校，以備研究者了解文本更替。但從「諸病通用藥」開始的藥物名單，尤其是「畏惡七情表」的三品分類，後世本草調整改易甚多，只注出藥名寫法差異、脱漏情況，排列順序及三品改動，不復詳注。卷二以後爲藥物各論，七百三十種藥物名單及排列順序，代前言部分有詳細考證。條文之具體内容，主要利用唐宋本草勾稽佚文，稍晚版本之異文，若非特別重要，不復出校。職此之故，本書校勘詳前而略後，非輯校者虎頭蛇尾也，讀者諸君其諒之。

一、底本與參校本

卷一爲序錄，敦煌寫本是本書原件，即用爲底本，政和本草作參校。前段兼取敦煌出土新修本草序錄殘卷參校；「畏惡七情表」部分，後世本草調整改易甚多，唯醫心方卷一之藥畏惡相反法第九尚存本草經集注舊貌，亦作參校。根據文意分段提行，規範標點。凡異文皆以頁下注方式列出，重要異文同時注出大觀本草情況。

卷二爲玉石部三品，上品主要以政和本草爲底本，參校大觀本草；中品、下品主要以新修本草寫本爲底本，利用政和本草甄別本草經文，並以政和本草爲參校。偶因品秩調整，所用底本有變化，則特別注明。如水銀，新修本草在中品，新輯本居上品，則此條仍以新修本草卷四爲底本。各藥畏惡資料，皆據卷一敦煌寫本迻錄，不復出校勘記。以下各卷皆同此。

卷三爲草木部上品，草部主要以政和本草卷六、卷七爲底本，參校大觀本草；木部主要以新修本草卷十二寫本爲底本，利用政和本草甄别本草經文，並以政和本草爲參校。

卷四爲草木部中品，草部主要以政和本草卷八、卷九爲底本，參校大觀本草；木部以新修本草卷十三寫本爲底本，利用政和本草甄别本草經文，並以政和本草爲參校。

卷五爲草木部下品，草部主要以新修本草卷十敦煌寫本爲底本，缺者以政和本草卷十、卷十一爲底本，參校大觀本草；木部以新修本草卷十四寫本爲底本，利用政和本草甄别本草經文，並以政和本草爲參校。

卷六爲蟲獸部三品，獸禽部以新修本草卷十五寫本爲底本，利用政和本草甄别本草經文，並以政和本草爲參校；蟲魚部以政和本草卷二十、卷二十一、卷二十二爲底本，參校大觀本草；其中豚卵、燕屎、天鼠屎、鼹鼠四條以吐魯番出土本草經集注爲底本，以新修本草和政和本草爲參校。

卷七爲果菜米部三品及有名無實三類，以新修本草卷十六、卷十七、卷十八、卷十九、卷二十寫本爲底本，利用政和本草甄别本草經文，並以政和本草爲參校。

二、朱墨區别

本草經集注朱墨分書，子注小字墨書。敦煌卷一寫本無本草經文之朱書標記，據政和本草恢復之。至於本卷内「諸病通用藥」之朱點墨點，維持底本現狀，不妄據參校本改動。此後各卷，底本朱墨分書者，如吐魯番殘片，敦煌出新修本草卷十殘卷，皆依據底本；底本未朱墨分書者，仍據政和本草恢復之。依原書體例，本草經文當爲朱書，新輯校改用黑體。

具體藥物條文之朱墨甄别，除主要以證類本草爲據外，尚有通例數條：（1）本草經藥皆一性一味，取每藥第一藥味、第一藥性爲本草經文，如當歸「味甘、辛，溫、大溫」，取「甘」「溫」爲本草經文，底本多數如此，偶有例外，徑按此原則摭取，不另出注。（2）有毒無毒應該是本草經文，但吐魯番殘片爲墨書，新輯本循例作墨書，唯乾漆、白頭翁兩條遵底本作本草經文。（3）藥物産地遵吐魯番殘片爲朱書本草經文，甄別方法詳代前言第三題中「殘片提示本草經集注條文的基本結構」有關段落。

三、文字

新輯本乃多種底本彙集，文字一般各據底本，俗字徑改爲正寫，如「柒」直接改爲「漆」之類，至於「煞」與「殺」、「華」與「花」、「痰」與「淡」等，不作統一。

但根據吐魯番殘片和敦煌寫本，可知原書「主治」皆被唐人避諱改爲「主」，單獨的「治」則主要改爲「療」，凡此皆統一回改爲「主治」或「治」。又，「洩」字爲唐人避李世民偏諱所改，統一恢復爲「泄」。此外，「臟腑」字統一爲「藏府」，皆不另注釋。

藥名情況稍有特殊，一般據敦煌寫本並斟酌新修本草寫本情況確定寫法，但一般僅在該條内改動，其他各處仍用後世通行寫法。

四、校改

凡以本草經集注爲底本者，校注項記録主要參校本之異文；以後世本草爲底本者，校注項僅記録參校本異文之重要者。凡底本能通，一般不用後出參校本更改底本；底本存在明顯衍奪、訛誤、倒乙，則據參校本訂正，並出校記。

本草經集注・第一序錄〔一〕

華陽陶隱居撰

隱居先生在乎茅山巖嶺之上，以吐納餘暇，頗遊意方技。覽本草藥性，以爲盡聖人〔二〕之心，故撰而論之。

舊説皆稱神農本草〔三〕經，余以爲信然。昔神農氏之王天下也，畫易〔四〕卦以通鬼神之情，造耕種以省殺害〔五〕之弊，宣藥療〔六〕以拯夭傷之命。此三道者，歷群〔七〕聖而滋彰。文王、孔子，彖象繇辭，幽贊人天；后稷、伊尹，播厥百穀，惠被生民〔八〕；岐、黄〔九〕、彭、扁，振揚輔導，恩流含氣。並歲踰三千，到〔一〇〕于今賴之。但軒轅以

〔一〕本草經集注第一序錄：底本尾題作「本草集注第一序錄」，新輯本用本草經集注爲書名，因添「經」字。詳代前言中關於書名的説明。此後各卷首題、尾題皆仿此作「本草經集注・第某」，不復出注。

〔二〕聖人：敦煌寫本從「之心」開始，此前缺，據政和本草補。新修本草序殘卷作「隱居先生以吐納餘暇，頗遊藝方伎，披覽本草藥性，以爲盡聖人」。

〔三〕草：新修本草序殘卷、政和本草皆無此字。

〔四〕易：政和本草作「八」。

〔五〕殺害：政和本草作「殺生」。

〔六〕療：政和本草作「療疾」。

〔七〕群：政和本草作「衆」。

〔八〕生民：新修本草序殘卷、政和本草皆作「群生」。

〔九〕黄：底本作「皇」，據政和本草改，指黄帝。

〔一〇〕到：此前政和本草有「民」字。

前，文字未傳，如六爻指垂，畫象稼穡，即事成迹；至於藥性所主，當以識識相因，不爾，何由得聞？至乎〔一〕桐、雷，乃著在篇〔二〕簡。此書應與素問同類，但後人多更修飾之爾。秦皇所焚，醫方、卜術不預，故猶得全録。而遭漢獻遷徙，晉懷奔迸，文籍焚糜〔三〕，千不遺一。今之所存，有此四卷，是其本經。生出〔四〕郡縣，乃後漢時制，疑仲景、元化等所記。又有〔五〕桐君採藥録，説其華〔六〕葉形色；藥對四卷，論其佐使相須。魏晉以來，吴普、李當之等，更復損益。或五百九十五，或四百卌〔七〕一，或三百一十九；或三品混糅，冷熱舛錯，草石不分，蟲獸無辨；且所主治，互有多少〔八〕。醫家不能備見，則識致〔九〕淺深。今輒苞綜諸經，研括煩省，以神農本經三品，合三百六十五爲主，又進名醫副品，亦三百六十五，合七百卅〔一〇〕種。精麤皆取，無復遺落，分別科條，區畛物類，兼注詺世〔一一〕用土地〔一二〕，及仙經道術所須，并此序録，合爲三〔一三〕卷。雖未足追踵前良，蓋亦一家撰製。

〔一〕乎：政和本草作「于」。
〔二〕篇：政和本草作「於編」。
〔三〕糜：政和本草作「靡」，並注謂蜀本草作「麇」。
〔四〕生出：新修本草序殘卷作「出生」，政和本草作「所出」。
〔五〕又有：政和本草作「又云有」。
〔六〕華：政和本草作「花」。後此字皆如此，不復出注。
〔七〕卌：新修本草序殘卷作「卌」，政和本草作「四十」，恐當以作「卌」爲正。
〔八〕多少：政和本草作「得失」。
〔九〕致：政和本草作「智有」。
〔一〇〕卅：政和本草作「三十」。
〔一一〕世：新修本草序殘卷、政和本草皆作「時」。
〔一二〕土地：此字後，新修本草序殘卷、政和本草皆有「所出」兩字。
〔一三〕三：新修本草序殘卷、政和本草皆作「七」。

吾去世之後，可貽諸知方〔一〕。

【箋疏】

以上文字雖冠序錄之首，但從性質來看，其實是作者自序。由本草源流入説，提到本書的編纂緣起及撰著動機，以及本書的主要特點，内容相對完整，故王京州編陶弘景集校注將之單獨截取出來，作爲「本草經集注序」。

此序提到神農本草經，謂「今之所存，有此四卷，是其本經」，談到自己所著本草經集注則言「并此序錄，合爲三卷」，而本草經集注實際流傳本則爲七卷，有關卷帙變化之説明，可參新輯本代前言部分。

本草經卷上序藥性之本源〔二〕，論病名之形診，題記品錄，詳覽施用之〔三〕。

本草經卷中玉石、草木三品合三百五十六種〔四〕。

〔一〕方：政和本草作「音爾」。
〔二〕本源：新修本草序殘卷、政和本草皆作「源本」。
〔三〕之：政和本草無此字。
〔四〕合三百五十六種：政和本草無此文。

本草經卷下蟲獸、果、菜、米食三品合一百九十五種〔一〕，有名無實〔二〕三條〔三〕合一百七十九種〔四〕，合三百七十四種〔五〕。

右三卷，其中下二卷，藥合七百卅〔六〕種，各别有目録，並朱墨雜書并子注。大書〔七〕分〔八〕爲七卷。

【箋疏】

從此開始爲序録之正文，又可以分爲「序」和「録」兩部分，可以從「今諸藥採治之法」處劃斷。序乃是「序（敘）藥性之本源，論病名之形診」，主要是本草經原文和陶弘景用「本説如此」引出的詮解；録則「題記品録，詳覽施用之」，涉及調劑學具體細則，以疾病爲標目的藥物名單，藥物配伍關係清單，以及不宜入湯酒的藥物等。

本草經集注其實可以理解爲本草經的「集注」，所以此處所言「本草經卷上、本草經卷中、本草經卷下」，其實即承接上文所言「并此序録，合爲三卷」之「三卷」。換言之，即是本草經集注之卷上、卷中、卷下，小字注釋提示全書在三卷中的内容安排，所以本段其實是本草經集注全書總目録，至於末後小字注

〔一〕合一百九十五種：政和本草無此文。
〔二〕無實：政和本草作「未用」。
〔三〕條：新修本草序殘卷、政和本草並作「品」。
〔四〕合一百七十九種：政和本草無此文。
〔五〕合三百七十四種：政和本草無此文。底本作大字，此爲卷下蟲獸果菜米食三品與有名無實藥物合計總數，循體例改爲小字；新修本草序殘卷亦作小字。
〔六〕卅：政和本草作「三十」。
〔七〕大書：政和本草此前有「今」字。
〔八〕分：新修本草序殘卷止此。

釋説「大書分爲七卷」，則請詳新輯本代前言部分的解説。

上藥一百廿[一]種爲君，主養命以應天。無毒，多服、久服不傷人。欲輕身益氣、不老延年者，本上經。

中藥一百廿種爲臣，主養性以應人。無毒、有毒斟酌其宜。欲遏病補虚羸者，本中經。

下藥一百廿五種爲佐使，主治病以應地。多毒，不可久服。欲除寒熱邪[二]氣、破積聚、愈疾者，本下經。

三品合三百六十五種，法三百六十五度，度[三]應一日，以成一歲；倍其數，合七百卅名[四]。

本説[五]如此。今案上品藥性，亦皆能遣疾，但其勢用[六]和厚，不爲倉卒之效，然而歲月將[七]服，必獲大益。病既愈矣，命亦兼申。天道仁育，故云「應天」，獨用百廿[八]種者，當謂寅、卯、辰、巳之月，法萬物生榮時也。中品藥性，治[九]病之辭漸深，輕身之説稍薄，於服之者，祛患當速而延齡爲緩。人懷性情，故云「應人」，百廿

[一] 廿：政和本草作「二十」。後此字皆如此，不復出注。
[二] 邪：底本作「耶」，據政和本草改。後皆如此，不復出注。
[三] 度：底本作重文符號，政和本草作「一度」。
[四] 卅名：政和本草作「三十名也」。
[五] 本説：政和本草此前有「右」字，後「本説」前皆如此，不復出注。
[六] 用：政和本草作「力」。
[七] 將：政和本草作「常」。
[八] 獨用百廿：政和本草作「一百二十」。
[九] 治：政和本草作「療」。後此字皆如此，不復出注。

種者，當〔一〕謂午、未、申、酉之月，法萬物熟成〔二〕時也。下品藥性，專主攻擊，毒烈之氣，傾損中和，不可恒〔三〕服，疾愈則〔四〕止。地體收煞〔五〕，故云「應地」，獨用一百廿五種者，當謂戌、亥、子、丑之月，兼以閏之，盈數加之〔六〕，法萬物枯藏時也。今〔七〕合和之體，不必偏用〔八〕，自隨人患苦〔九〕，參而共行。但君臣配隸，依後所說，若單服之者，所不論耳〔一〇〕。

【箋疏】

陶弘景對本草經經文皆有闡釋。此段討論本草經藥物分上中下三品的意義。可注意的是，本草經三品的劃分依據，乃是根據毒性的有無與強弱。謂上品藥「無毒，多服、久服不傷人」，其中「多服不傷人」類似現代毒理學所謂的「急性毒性」，而「久服不傷人」，類似長期毒性。陶弘景在注釋中說到，下品藥因爲毒性強烈，所以「不可常服，疾愈即止」，其所顧慮者，也是藥物的急性毒性與長期毒性。

〔一〕當：底本缺，據政和本草補。
〔二〕熟成：政和本草作「成熟」。
〔三〕恒：政和本草作「常」。
〔四〕則：政和本草作「即」。
〔五〕煞：政和本草作「殺」。後此字皆如此，不復出注。
〔六〕兼以閏之盈數加之：政和本草在「法萬物枯藏時也」之後。
〔七〕今：政和本草作「凡」。
〔八〕偏用：政和本草作「偏用之」。
〔九〕苦：政和本草無此字。
〔一〇〕耳：政和本草作「爾」。後此字皆如此，不復出注。

本段「三品合三百六十五種，法三百六十五度，度應一日，以成一歲，倍其數，合七百卅名」，所有證類本草版本皆作白字本草經文，但本草經載藥三百六十五種，則不當言「倍其數，合七百卅名」。嘉祐本草針對此有按語說：「本草例：神農本經以朱書，名醫別錄以墨書。神農本經藥三百六十五種，今此言倍其數合七百三十名，是併名醫別錄副品而言也。則此一節，別錄之文也，當作墨書矣。蓋傳寫浸久，朱、墨錯乱之所致耳。遂令後世覽之者，捃摭此類，以謂非神農之書，乃後人附托之文者，率以此故也。」但通觀本書序錄體例，陶弘景詮釋部分都在「本説如此」之下，此前皆爲本草經原文；且宋人所見已然如此，又無其他參證，故仍依證類本草取捨經文，不加改動。

藥有君臣佐使，以相宣攝。合和者〔一〕，宜用一君、二臣、五佐〔二〕；又可一君、三臣、九佐〔三〕也。

本説如此。案今用藥〔四〕，猶如立人之制，若多君少臣，多臣少佐，則勢〔五〕力不周故〔六〕也。而檢世道〔七〕諸方，不必〔八〕皆爾。養命〔九〕之藥則多君，養性之藥則多臣，治病之藥則多佐。猶依本性所主，而兼復斟酌，詳用

〔一〕者：政和本草無此字。
〔二〕五佐：政和本草作「三佐五使」。
〔三〕佐：政和本草作「佐使」。
〔四〕用藥：底本缺，據政和本草補。
〔五〕勢：政和本草作「氣」。
〔六〕故：政和本草無此字。
〔七〕世道：政和本草作「仙經世俗」，意思更加明確。
〔八〕不必：政和本草作「亦不必」。
〔九〕養命：此前政和本草有「大抵」兩字。

此者，益當爲善。又恐上品君中，復各有貴賤，譬如列國諸侯，雖並得稱君[一]制，而猶歸宗周；臣佐之中，亦當如此。所以門冬、遠志，別有君臣[二]；甘草國老，大黄將軍，明其優劣，不皆[三]同秩。自非農、岐之徒，孰敢詮正？正應領略輕重，爲其分劑也。

【箋疏】

此言方劑組成，君指方劑中針對主證起主要治療作用的藥物；臣指輔助君藥治療主證，或主要治療兼證的藥物；佐指配合君臣藥治療兼證，或抑制君臣藥的毒性，或起反佐作用的藥物。本草經講究君臣有秩，尤其強調君藥的唯一性。這同樣是一種與現實政治相呼應的理想化格局，臨牀處方未必能夠嚴格遵循。黄帝内經素問至真要大論黄帝問：「方制君臣，何謂也？」岐伯曰：「主病之謂君，佐君之謂臣，應臣之謂使，非上下三品之謂也。」似專門針對本草經上藥爲君主張提出的反對意見。

藥有陰陽配合，子母兄弟，根葉[四]華實，草石骨肉。有單行者，有相須者，有相使者，有相畏者，有相惡者，有相反者，有相殺者，凡七情[五]。合和視之，相須[六]、相使者良，勿用相惡、相反者。若有毒宜制，可用相

[一] 君：政和本草無此字。
[二] 臣：底本作「目」，據政和本草改。
[三] 不皆：政和本草作「皆不」。
[四] 葉：政和本草作「莖」。
[五] 凡七情：政和本草作「凡此七情」。
[六] 相須：此前政和本草有「當用」兩字。

畏、相殺[一]，不爾勿合[二]。

本說如此。案其主治[三]雖同，而性理不和，更以成患。今檢舊方用藥，亦有相惡、相反者，服之不乃爲忤[四]，或能復[五]有制持之者。猶如寇、賈輔漢，程、周佐吳，大體既正，不得以私情爲害。雖爾，恐不及[六]不用。今仙方甘草丸，有防己、細辛，世[七]方五[八]石散，用栝樓、乾薑。略舉大者[九]如此，其餘復有數十餘[一〇]條，別注在後。半夏有毒，用之必須生薑，此是取其所畏，以相制爾。其相須、相使[一一]，不必同[一二]類，猶如和羹調食，魚肉、葱豉各有所宜，共相宣發也。

【箋疏】

此言藥物配伍，以陰陽理論爲根基，處方中的藥物，子母兄弟之間，根莖華實之間，草石骨肉之間，

[一] 相殺：政和本草作「相殺者」。
[二] 勿合：政和本草此後有「用也」兩字。
[三] 案其主治：政和本草作「今按其主療」。
[四] 不乃爲忤：政和本草作「乃不爲害」。
[五] 復：政和本草無此字。
[六] 及：政和本草作「如」。
[七] 世：政和本草作「俗」。後此字皆如此，不復出注。
[八] 五：政和本草作「玉」。
[九] 者：政和本草作「體」。
[一〇] 餘：政和本草無此字。
[一一] 相使：政和本草作「相使者」。
[一二] 同：底本作「用」，據政和本草改。

皆存在陰陽配合。具體言之，則有七情。單行以外，相須、相使屬有益配伍，相惡、相反爲有害配伍，出於削弱降低毒性需要，可以使用相畏、相殺配伍。但古方未必完全遵循七情，故陶弘景説：「今檢舊方用藥，亦有相惡、相反者，服之不乃爲忤，或能復有制持之者。」

至於單行，通常認爲即是單用一藥，聖濟經吴禔注：「古方謂之單行，獨用一物，專達一病也。」本草蒙筌云：「七情有單行者，不與諸藥共劑，而獨能攻補也，如方書所載獨參湯、獨桔湯之類是爾。」森立之進一步認爲，單行即是古之「單方」，本草經考注云：「單行者，即單方，謂一物獨行也。」舉抱朴子内篇仙藥引神農四經説上藥如丹砂、雲母之類，「各可單服之，皆令人飛行長生」；舊唐書許胤宗傳説「夫病之於藥，有正相當者，唯須單用一味，直攻彼病，藥力既純，病即立愈」；千金方宋臣凡例「凡諸篇類例之體，大方在前，單方次之」爲證。認爲隋唐書志著録之王世榮單方、四海類聚單要方等，「并是古單方之書也」。

藥有酸、鹹、甘、苦、辛五味，又〔一〕寒、熱、溫〔二〕、涼四氣，及有毒、無毒，陰乾、曝〔三〕乾，採治〔四〕時月，至〔五〕生熟，土地所出，真僞陳新，並各有法。

〔一〕又：政和本草作「又有」。
〔二〕溫：底本缺，據政和本草補。
〔三〕曝：政和本草作「暴」。後此字皆如此，不復出注。
〔四〕治：政和本草作「造」。
〔五〕至：政和本草無此字。

本說如此。又有分劑秤兩，輕重多少，皆須甄別。若用得其宜，與病相會，入口必愈，身安壽延；若冷熱乖衷，真假非類，分兩違舛，湯丸失度，當差反劇，以至殆[一]命。醫者意也，古之時[二]所謂良醫[三]，蓋善以意量得其節也。諺云：「世無良醫，枉死者半；拙醫治病，不如不治。」喻如宰夫以鮔[四]鼈爲蓴羹，食之更足成病，豈充飢之可望乎？故仲景每[五]云：「如此死者，醫[六]殺之也。」

【箋疏】

四氣五味、有毒無毒，屬於臨牀藥學理論，沿用至今。五味配合五行，對應五臟，如本草經説赤芝味苦益心氣，黑芝味鹹益腎氣，青芝味酸補肝氣，白芝味辛益肺氣，黄芝味甘益脾氣，正與名醫别録所言「五石脂各隨五色補五藏」同義。具體言之，則如太平御覽卷九八四引養生略要引神農經曰：「五味養精神，强魂魄；五石養髓，肌肉肥澤。諸藥其味酸者，補肝養心除腎病；其味苦者，補心養脾除肝病；其味甘者，補脾養肺除心病；其味辛者，補肺養腎除脾病；其味鹹者，補腎養肺除肝病。故五味應五行，四體應四時。夫人性生於四時，然後命於五行。以一補身，不死命神；以母養子，長生延年；以子守母，除病究年。」四氣指藥物之寒熱屬性，匹配陰陽理論，寒凉屬陰，温熱屬陽，介於二者之間者爲

〔一〕殆：政和本草作「殞」。
〔二〕時：政和本草無此字。
〔三〕良醫：政和本草作「良醫者」。
〔四〕鮔：政和本草作「鱓」。
〔五〕每：政和本草無此字。
〔六〕醫：政和本草作「愚醫」。

「平」；寒涼之間，溫熱之間是程度差別。其具體應用則如本草經所言「療寒以熱藥，療熱以寒藥」。至於本草經所言「有毒無毒」，乃指客觀毒性。此三項臨牀藥學理論，以四氣最爲切用，故陶弘景在後文中說：「其甘苦之味可略，有毒無毒易知，唯冷熱須明。」

陰乾暴乾、採造時月、生熟藥物、土地所出等，屬於藥材學範疇，本草經提出基本概念，後世有所闡釋發揮。故陶弘景總結說：「若用得其宜，與病相會，入口必愈，身安壽延；若冷熱乖衷，真假非類，分兩違舛，湯丸失度，當差反劇，以至殆命。」

藥〔一〕有宜丸者，宜散者，宜水煮者，宜酒漬者，宜膏煎者，亦有一物兼宜者，亦有不可入湯酒者，並隨藥性，不得違越。

本說如此。又，疾〔二〕有宜服丸者，宜〔三〕服散者，宜服湯者，宜服酒者，宜服膏煎者，亦兼參用所〔四〕病之源，以爲其制也。

【箋疏】

處方宜丸、宜散，水煮、酒漬，乃至不宜入湯劑、酒劑等，皆屬於調劑學範疇。此言當根據各藥自身

〔一〕藥：政和本草作「藥性」。
〔二〕疾：政和本草作「按病」。
〔三〕宜：政和本草無此字。此後「宜服湯、宜服酒、宜服煎膏」，政和本草皆無「宜」字。
〔四〕所：政和本草作「察」。

的特性來選擇劑型和調劑手段，陶弘景又補充説：「疾有宜服丸者，宜服散者，宜服湯者，宜服酒者，宜服膏煎者，亦兼參用所病之源，以爲其制也。」意即還應該根據病情需要來選擇劑型。

凡欲〔一〕治病，先察其源，先候病機。五藏未虚，六府未竭，血脈未亂，精神未散，食〔二〕藥必活；若病已成，可得半愈；病勢已過，命將難全。

本説如此。案，今自非明醫聽聲察色，至乎診脈，孰能知未病之病乎？且未病之人，無〔三〕肯自治。故桓侯怠於皮膚之微，以致骨髓之痼。今非但識悟之爲難，亦〔四〕信受之弗易。倉公有言〔五〕：「病不肯服藥，一死也；信巫不信醫，二死也；輕身薄命，不能將慎，三死也〔六〕。」夫病之所由來雖多〔七〕，而皆關於邪。邪者，不正之因，謂非人身之常理。風寒暑濕，飢飽勞佚〔八〕，皆各是邪，非獨鬼氣疾〔九〕癘者矣。人生氣中，如魚在水，水

〔一〕凡欲：政和本草作「欲」。
〔二〕食：政和本草作「服」。
〔三〕無：政和本草作「亦無」。
〔四〕亦：政和本草作「亦乃」。
〔五〕言：政和本草作「言曰」。
〔六〕輕身薄命不能將慎三死也：底本缺，據政和本草補。
〔七〕多：政和本草作「多端」。
〔八〕佚：政和本草作「逸」。
〔九〕疾：政和本草作「疫」。

濁則魚瘦，氣昏則人疾[一]。邪氣之傷人，最爲深重，經絡既受此氣，傳入藏府，藏府[二]隨其虛實冷熱，結以成病，病又相生，故流變遂廣。精神者，本宅身以爲用；身既受邪，精神[三]亦亂；神既亂矣，則鬼靈斯入；鬼力漸強，神守稍弱，豈得不至[四]於死乎？古人譬之植楊，斯理當矣。但病亦別有先從鬼神來者，則宜以祈禱祛之；雖曰可祛，猶因藥療致益[五]，李子豫[六]赤丸之例是也。其藥療無益者，是則不可祛，晉景公膏肓之例是也。大都鬼神之害人[七]多端，疾病蓋其一種之輕者耳[八]。真誥言[九]：「常不能慎事上者，自致百痾[一〇]，而怨咎於神靈[一一]。當風臥濕，反責他[一二]於失福[一三]，皆是[一四]癡人也。」云[一五]慎事上者，謂舉動之事，必皆慎思。飲

[一] 疾：政和本草作「病」。
[二] 藏府：底本爲重文符號，表示重疊「藏府」。政和本草無此兩字。
[三] 精神：底本作「神精」，據政和本草倒乙。
[四] 至：政和本草作「致」。
[五] 益：政和本草作「愈昔」。
[六] 李子豫：此後政和本草有「有」字。
[七] 人：政和本草作「則」。
[八] 疾病蓋其一種之輕者耳：政和本草作「疾病之源惟一種，蓋有輕重者爾」。
[九] 言：政和本草作「中有言曰」。
[一〇] 百痾：此後政和本草有「之本」兩字。
[一一] 靈：此後政和本草有「乎」字。
[一二] 他：政和本草作「佗人」。
[一三] 福：政和本草作「覆」。
[一四] 是：政和本草無此字。
[一五] 云：政和本草作「夫」。

食男女〔一〕最爲百痾之本，致使虚積〔二〕内起，風濕外侵，以〔三〕共成其害。如此〔四〕豈得關於神明乎，唯當勤藥治爲理耳〔五〕。

【箋疏】

此段討論診療，不僅希望醫生對病因、病機有所了解，更强調在治療之前對疾病預後有基本判斷，暗含「聖人不治已病治未病，不治已亂治未亂」之意。史記扁鵲倉公列傳云：「使聖人預知微，能使良醫得蚤從事，則疾可已，身可活也。」話雖如此，做到則難，陶弘景因此感歎説：「今自非明醫聽聲察色，至乎診脈，孰能知未病之病乎？且未病之人，無肯自治。故桓侯怠於皮膚之微，以致骨髓之痼。今非但識悟之爲難，亦信受之弗易。」

本段引真誥云云出自卷七，據道藏本作：「學道者常不能慎事，尚自致百痾，歸咎於神靈。當風卧濕，反責他於失覆，皆癡人也。安可以告玄妙哉。」與本草經集注引文頗有出入，此陶弘景引用自己的著作，内容上的長短出入，皆有討論的必要。其中「學道者」與句末「安可以告玄妙哉」，應是陶弘景引用時删去，不影響文意，這也與他不願意在醫學著作中過多討論宗教問題的習慣一致。引文「上者」，道藏本

〔一〕飲食男女：政和本草作「若飲食恣情陰陽不節」。
〔二〕積：政和本草作「損」。
〔三〕以：政和本草作「所以」。
〔四〕如此：政和本草作「如此者」。
〔五〕懃藥治爲理耳：政和本草作「勤於藥術療理爾」。

作「尚」與下句連讀，參考後文用「云慎事上者」發起，乃知引文一定如此，由此懷疑道藏本真誥作「尚」乃是傳寫之訛。從意思來看，引文與道藏本小别。引文的意思是：若不慎事尊上者，乃招致諸疾，反歸咎於神靈不祐。道藏本的意思説：學道之人自不謹慎，尚且招致諸疾，反歸咎於神靈不保佑。參考陶弘景在本草經集注中的解釋，「云慎事上者，謂舉動之事，必皆慎思」，此言對待尊長，一舉一動都應該考慮周到，如果不如此，則招致百痾。引文所陳述的情況，其内在宗教邏輯是：不尊重尊長，由此招受報應，發生各種疾病，自己不知檢討，反而抱怨神靈未能保佑。另外，「失覆」字，敦煌本草經集注序錄寫本作「失福」，政和本草與道藏本一樣作「失覆」。道藏本的意思是説：自己迎風臥處濕地，招致種種疾病，卻怨旁人没有替自己蓋被子，這些都屬於癡人的行爲。若寫成「失福」，意思則變成：迎風臥處濕地，招致種種疾病，卻怨旁人没有福分，這些都屬於癡人的行爲。故疑寫本「失福」爲筆誤。

若〔一〕毒藥治病，先起如〔二〕黍粟，病去即止，不去倍之，不去什〔三〕之，取去爲度。

本説如此。案，蓋謂單行一兩種毒物如巴豆、甘遂輩〔四〕，不可便令至劑耳。依如經言〔五〕：一物一毒，服

〔一〕若：政和本草作「若用」。

〔二〕如：底本缺，據政和本草補。

〔三〕什：政和本草作「十」。

〔四〕案，蓋謂單行一兩種毒物如巴豆、甘遂輩：政和本草作「按今藥中單行一兩種有毒物只如巴豆甘遂之輩」。

〔五〕依如經言：政和本草作「如經所言」。

一丸如細麻；二物一毒，服二丸如大麻；三物一毒，服三丸如小[一]豆；四物一毒，服四丸如大[二]豆；五物一毒，服五丸如兔矢[三]；六物一毒，服六丸如梧子；從此至十，皆如梧子，以數爲丸。而毒中又有輕重，且如狼毒、鉤吻，豈同附子、芫華輩邪？凡此之類，皆須量宜。

【箋疏】

這段涉及毒劇藥物使用原則。本草經説，毒劇藥宜從極小劑量開始，逐漸增量，以痊癒爲度。陶弘景解釋説，不僅要考慮處方中毒藥味數多少，還要注意不同種類的毒藥之毒性大小，綜合各種因素來確定劑量。

按，陶弘景將毒藥使用原則確定爲「一物一毒，服一丸如細麻」，並以此類推，自己亦覺僵化，故結句説：「凡此之類，皆須量宜。」本草衍義進一步引申云：「凡服藥多少，雖有所説『一物一毒，服一丸如細麻』之例，今更合别論。緣人氣有虚實，年有老少，病有新久，藥有多毒少毒，更在逐事斟量，不可舉此爲例。但古人凡設例者，皆是假令，豈可執以爲定法？」

[一] 小：政和本草作「胡」。
[二] 大：政和本草作「小」。
[三] 兔矢：底本作「菟矢」，據文意改。政和本草作「大豆」。

治寒以熱藥，治熱以寒藥，飲食不消以吐下藥，鬼注〔一〕蠱毒以毒藥，癰腫瘡瘤以瘡藥，風濕以風〔二〕藥，各隨其所宜。

本説如此。案今〔三〕藥性，一物兼主十餘病者，取其偏〔四〕長爲本；復應觀人之虛實、補寫〔五〕，男女老少，苦樂榮悴，鄉壤風俗，並各不同。褚澄治寡婦、尼僧，異乎妻妾，此是達其性懷之所致也。

【箋疏】

「寒者熱之，熱者寒之」是黃帝内經提出的藥物治療基本原則，與本草經一脈相承。從此意義而言，本草經寒熱四氣的臨牀價值遠遠超過酸甘五味，所以後文陶弘景説臨診處療時，謂「甘苦之味可略」，而「冷熱須明」。至於飲食不消、鬼注蠱毒、癰腫瘡瘤和風濕，似乎是隨手拈來的例證，「治寒以熱藥，治熱以寒藥」才是關鍵所在。

又按，褚澄傳記見南齊書卷二十三，謂其「善醫術，建元中爲吴郡太守，豫章王感疾，太祖召澄爲治，立愈」。太平聖惠方卷六十一云：「晉尚書褚澄療寡婦尼僧，雖無房室之勞，而有憂思之苦，此乃深達其性者也。」此與陶弘景説「褚澄療寡婦、尼僧，異乎妻妾」相合。

〔一〕注：政和本草作「疰」。後「鬼注」字皆同，不復出注。
〔二〕風：政和本草作「風濕」。
〔三〕案今：政和本草作「又按」。
〔四〕偏：底本作「徧」，據政和本草改。
〔五〕寫：政和本草作「瀉」。

病在胸鬲〔一〕以上者，先食後服藥；病在心腹以下者，先服藥〔二〕後食；病在四支〔三〕血脈者，宜空腹而在旦；病在骨髓者，宜飽滿而在夜。

本說如此。案，其非但藥性之多方，節適〔四〕早晚，復須條〔五〕理。今方家所云「先食」「後食」，蓋此義也。先後二字，當作「蘇殿」「胡豆」之音，不得云「蘇田」「胡苟」音也。此正大反，多致疑或〔六〕。又有須酒服〔七〕、飲服、溫服〔八〕、冷服、煖服。服湯有〔九〕疏、有數，煮湯有〔一〇〕生、有熟，皆〔一一〕各有法，用者並應詳宜之〔一二〕。

【箋疏】

此討論服藥方案，亦屬於調劑學範疇。按，神仙家服食亦有類似講究，抱朴子內篇仙藥云：「或問：『服食藥物，有前後之宜乎？』抱朴子答曰：『按中黃子服食節度云：服治病之藥，以食前服之；養

〔一〕鬲：政和本草作「膈」。
〔二〕服藥：此後政和本草有「而」字。
〔三〕支：政和本草作「肢」。
〔四〕節適：此前政和本草有「其」字。
〔五〕條：底本作「脩」，據政和本草改。
〔六〕先後二字……多致疑或：政和本草無此句。
〔七〕酒服：政和本草作「酒服者」。此後飲服、冷服、煖服後，政和本草皆有「者」字。
〔八〕溫服：政和本草無此二字。
〔九〕有：政和本草作「則有」。
〔一〇〕有：政和本草作「則有」。
〔一一〕皆：政和本草無此字。
〔一二〕用者並應詳宜之：政和本草作「用並宜審詳爾」。

性之藥，以食後服之。吾以諮鄭君，何以如此。鄭君言：此易知耳。欲以藥攻病，既宜及未食，內虛，令藥力勢易行，若以食後服之，則藥但攻穀而力盡矣；若欲養性，而以食前服藥，則力未行，而被穀驅之下去不得止，無益也。』」

所謂「先食」，即餐後服藥。如傷寒雜病論桃核承氣湯要求「先食」，再「溫服五合」；赤丸方亦「先食」，再「酒飲下三丸」。「後食」即餐前服藥，方書多寫作「後飯」，如黃帝內經素問之四烏鰂骨一藘茹丸、澤瀉飲皆要求「後飯」，王冰注：「飯後藥先，謂之後飯。」陶弘景特別強調「先後」兩字的讀音。謂「先」當讀如「蘇殿」，即廣韻「蘇佃切」，用指事情或行爲發生在前；「後」當讀如「胡豆」，即廣韻「胡遘切」，用指事情或行爲發生在後。

夫大病之主，有中風，傷寒，寒熱，溫瘧，中惡，霍亂，大腹水腫，腸澼下利[一]，大小便不通，賁豚[二]上氣，欬逆歐[三]吐，黃疸，消渴，留飲，癖食，堅積，癥瘕，驚邪，癲癇，鬼注，喉痹，齒痛，耳聾，目盲；金創[四]，踒折，癰腫，惡瘡，痔瘻，癭瘤；男子五勞七傷，虛乏羸瘦；女子帶下崩中，血閉陰蝕；蟲蛇蠱毒所傷。此皆[五]大略宗兆，其間變動枝葉，各[六]依端緒以取之。

[一] 利：政和本草作「痢」。後「下利」「泄利」皆同，不復出注。
[二] 豚：政和本草作「豘」。
[三] 歐：政和本草作「嘔」。
[四] 創：政和本草作「瘡」。
[五] 皆：政和本草無此字。
[六] 各：此後政和本草有「宜」字。

本說如此。案，今藥之所主，各[一]止說病之一名，假令中風，中風[二]乃[三]數十種，傷寒診[四]候亦廿餘條，更復就中求其例類[五]，大歸終[六]以本性爲根宗，然後配合諸證，以合藥耳。病生之變[七]，不可一概言之。所以醫方千卷，猶未理盡[八]。

【箋疏】

此段羅列常見疾病，大致按照内科疾病、五官科疾病、外科疾病、男子、婦人、蟲蛇咬傷歸類。首句言「大病」，諸病源候論卷三諸大病後虛不足候云：「大病者，中風、傷寒、熱勞、溫瘧之類是也。」本草經也大致按此順序羅列病名。

[一] 各：政和本草無此字。
[二] 中風：底本爲重文符號，表示重疊「中風」。政和本草無此兩字。
[三] 乃：政和本草作「乃有」。
[四] 診：政和本草作「證」。
[五] 例類：政和本草作「類例」。
[六] 歸終：政和本草作「體歸其始」。
[七] 生之變：政和本草作「之變狀」。
[八] 理盡：政和本草作「盡其理」。

春秋以前〔一〕及和、緩之書蔑聞，道經〔二〕略載扁鵲數法，其用藥猶是本草家意。至漢淳于意及華佗〔三〕等方，今之所〔四〕存者，亦皆條理〔五〕藥性。張仲景〔六〕一部，最爲衆方之祖宗〔七〕，又悉依本草，但其善診脉，明氣候，以意〔八〕消息之耳。至於刳腸剖臆，刮骨續筋之法，乃别術所得，非神農家事。自晉世〔九〕以來，有張苗、宫泰、劉德、史脱、靳邵、趙泉、李子豫等，一代良醫。其貴勝阮德如、張茂先、裴〔一〇〕逸民、皇甫士安，及江左葛稚川〔一一〕、蔡謨、殷淵源〔一二〕諸名人等，並亦〔一三〕研精藥術。宋有羊欣、王微〔一四〕、胡洽、秦承祖〔一五〕，齊有尚書褚澄、徐

〔一〕春秋以前：政和本草與前句「猶未理盡」連續，通爲一段。審文義已經另説一事，且底本也在此處空兩格，表示分割，故輯復本另起一段。

〔二〕道經：此前政和本草有「而」字。

〔三〕佗：底本作「他」，據政和本草改。

〔四〕之所：政和本草作「時有」。

〔五〕條理：底本作「脩」，據政和本草改。

〔六〕張仲景：此前政和本草有「惟」字。

〔七〕宗：政和本草無此字。

〔八〕意：底本缺，據政和本草補。

〔九〕世：政和本草作「代」。

〔一〇〕裴：政和本草作「輩」。

〔一一〕稚川：政和本草作「洪」。

〔一二〕殷淵源：政和本草作「商仲堪」。

〔一三〕亦：政和本草無此字。

〔一四〕王微：政和本草作「元徽」。

〔一五〕秦承祖：底本作「秦有承祖」，據政和本草改。

文伯、嗣伯群從兄弟，治病亦十愈其九〔一〕。凡此諸人，各有所撰用方，觀其指趣，莫非本草者〔二〕。或時用別藥，亦循其性度，非相踰越。范汪方〔三〕百餘卷，及葛洪肘後，其中有細碎單行徑用者，所謂出於阿卷是〔四〕。或田舍試驗之法，或殊域異識之術。如藕皮散血，起自庖人；牽牛逐水，近出野老。餅店〔五〕蒜齏，乃是下蛇之藥；路邊地菘，而爲金瘡所秘。此蓋天地間物，莫不爲天地間用，觸遇則會，非其主對矣。顏光祿亦云：「詮三品藥性〔六〕，以本草爲主。」

【箋疏】

本段詳述漢魏至宋齊名醫，用藥皆遵本草。其中和、緩、扁鵲、倉公、張仲景、華佗人所共知，不復詳注。其餘數人皆晉以來名醫，簡列其事迹。太平御覽卷七百二十二引晉書謂「張苗雅好醫術，善消息診處」，林億序備急千金要方提到「張苗之藥對，叔和之脉法」，因知張苗還著有藥對。太平御覽同卷引晉書云：「宮泰幼好墳典，雅尚方術，有一藝長於己者，必千里尋之。以此精心，善極諸疾，於氣尤精，製三物散方治喘嗽上氣，甚有異效，世所貴焉。」同卷引晉書云：「劉德，彭城人也。少以醫方自達衆疾，於虛勞尤爲精妙，療之，隨手而愈。猶是向風千里而至者多矣。官至太醫校尉。」同卷又引晉書云：「史脱，

〔一〕九：政和本草作「八九」。
〔二〕者：其後政和本草有「乎」字。
〔三〕方：底本缺，據政和本草補。
〔四〕所謂出於阿卷是：政和本草無此數字。
〔五〕店：底本作「痁」，據政和本草改。
〔六〕三品藥性：底本作「品三藥」，據政和本草改。

性器沉毅，志行敦簡。善診候，明消息，多辯論，以醫術精博，拜太醫校尉。治黄疸病最爲高手。」同卷又引晋書云：「靳邵，性明敏，有才術，本草、經方誦覽通究，裁方治療，意出衆表，創製五石散方，晋朝士大夫無不服餌，皆獲異效。」同卷又引晋書云：「趙泉性好醫方，拯救無倦，善療衆疾，於瘧尤工，甚爲當時所歎伏焉。」搜神後記云：「李子豫，少善醫方，當代稱其通靈。」阮德如即阮侃，醫説卷一云：「阮侃字德如，陳留尉氏人也。幼而聰惠，長而好學，性沉静有大度。以秀才爲郎，游心方伎，無不通會，於本草經方療治之法尤所耽尚。官至河内太守。」張茂先即張華，晋書謂其「學業優博，辭藻温麗，朗贍多通，圖緯方伎之書莫不詳覽」，醫説言其「精於經方本草，診論工奇，理療多效」。裴逸民即裴頠，晋書本傳稱其「弘雅有遠識，博學稽古」，「通博多聞，兼明醫術」。皇甫士安即皇甫謐，太平御覽卷七百二十二引晋書曰：「皇甫謐，字士安，幼沉静寡欲，有高尚之志，以著述爲務。自號玄晏先生。後得風痺疾，因而學醫，習覽經方，手不輟卷，遂盡其妙。」太平御覽同卷引晋中興書曰：「葛洪字稚川，丹陽句容人。幼覽衆書，近得萬卷，自號抱朴子。善養性之術，撰經用救驗方三卷，號曰肘後方。又撰玉函方一百卷，於今行用。」蔡謨傳見房玄齡晋書，本傳未言其醫藥事，古今圖書集成醫部全録云：「蔡謨，字道明，陳留考城人也。以儒道自達，吏治知名，有道風。性尚醫學，博覽本草方書，手不釋卷，授揚州刺史。爲人治病有奇效。」殷淵源即殷浩，世説新語術解記其醫事：「殷中軍妙解經脉，中年都廢。有常所給使，忽叩頭流血。浩問其故，云：有死事，終不可説。詰問良久，乃云：小人母年垂百歲，抱疾來久，若蒙官一脉，便有活理，訖就屠戮無恨。浩感其至性，遂令舁來，爲診脉處方。始服一劑湯便愈。於是悉焚經方。」宋書本傳謂羊欣「素好黄老，常手自書章。有病不服藥，飲符水而已。兼善醫術，撰藥方十卷。」太平御覽卷七百二十二引宋書云：「羊欣字敬元，性好文儒，兼善醫藥，撰方三十卷，爲代所重焉。」宋書本傳稱王微「少好學，無不通覽，善屬文，能書畫，兼解音律、醫方、陰陽、術數」。胡治即胡道洽，以避齊高帝蕭道成諱故稱胡洽，事迹見劉敬叔異苑卷八：「胡道洽者，自云廣陵人，好音樂醫術之事。」秦承祖爲宋太醫令，唐六典卷十四云：「宋元嘉二十年，太醫令秦承祖奏置醫學，以廣教授。」太平御覽卷七百二十二引宋書云：「秦承祖性耿介，專好藝術。於方藥不問貴賤，皆治療之，多所全護，當時稱之爲工手。撰方二十卷，大行於世。」褚澄已見前。徐文伯、嗣伯群從兄弟爲濮陽太守徐熙曾孫，累世爲醫，徐文伯爲徐道度子，宋文帝云：「天下有五絶，而皆出錢唐。謂杜道鞠彈棋、范悦詩、褚胤圍棋、徐道度療疾也。」徐嗣伯爲徐叔響子，亦究心醫術。南史贊曰：「徐氏妙理通靈，蓋非常所至，雖古之和、鵲，何以加兹。」

道經仙方、服食斷穀、延年卻老，乃至飛丹轉〔一〕石之奇，雲騰羽化之妙，莫不以藥道爲先。用藥之理又壹〔二〕同本草，但制御〔三〕之途，小異世法。猶如粱肉，主於濟命，華夷禽鳥〔四〕，皆共仰資。其爲生〔五〕理則〔六〕同，其爲性靈則異耳。大略所用不多，遠至廿餘物，或單行數種，便致大益，是其深練歲積〔七〕，即本草所云「久服」之效，不如世人微覺便止，故能臻其所極，以致遐齡，豈但充體愈疾而已哉？

〔一〕轉：政和本草作「鍊」。
〔二〕又壹：政和本草作「一」。
〔三〕御：政和本草作「禦」。
〔四〕鳥：政和本草作「獸」。
〔五〕生：政和本草作「主」。
〔六〕則：政和本草作「即」。
〔七〕深練歲積：政和本草作「服食歲月深積」。

【箋疏】

此段提到本草對神仙服食家的重要性。道教服食、餌丹，皆不離藥物，且「用藥之理又壹同本草」，這也是陶弘景撰著本草經集注的目的之一。按，主張服食的道士對藥物品質要求尤高，隋書經籍志謂陶弘景爲梁武帝試合神丹不成，乃言「中原隔絶，藥物不精故也」。

今庸醫處治，皆恥看本草，或倚約舊方，或聞人傳説，或遇其所憶，便攬筆疏之，俄然戴面，以此表奇。其畏惡相反，故自寡昧，而藥類違僻，分兩參差，亦不以爲疑脱。偶爾〔一〕值差，則自信方驗；若〔二〕旬月未瘳，則言病源深結。了不反求諸已，詳思得失，虚構聲稱，多納金帛，非唯在顯宜責，固將居幽貽譴矣。

其五經四部，軍國禮服，若詳用乖越者，正〔三〕於事迹非宜爾；至於湯藥，一物有謬，便性命及之。千乘之君，百金之長，何可〔四〕不深思戒慎邪？昔許世〔五〕子侍藥不嘗，招弑君之惡〔六〕；季孫饋藥，仲尼未達〔七〕，知藥〔八〕

〔一〕偶爾：政和本草作「或偶爾」。
〔二〕若：此前底本衍「若自信方驗」五字，據政和本草删。
〔三〕正：政和本草作「止」，其前有「猶可矣」三字。
〔四〕可：政和本草無此字。
〔五〕世：政和本草作「太」。
〔六〕弑君之惡：底本作「弑賊之辱」，據政和本草改。
〔七〕未達：政和本草作「有未達之辭」。
〔八〕藥：政和本草作「其藥性」。

之不可輕信也。晉時有一才情〔一〕人，欲刊正周易及諸藥方，先與祖納〔二〕共論。祖云：「辨釋經典，縱有異同，不足以傷風教；方〔三〕藥小小不達，便〔四〕壽夭所由，則後人受弊不少，何可輕以義〔五〕裁斷。」祖公〔六〕此言可爲仁識，足爲水鏡〔七〕。論語〔八〕云：「人而無恒，不可以作巫醫。」明此二法，不得〔九〕以權飾妄造。所以「醫不三世，不服其藥」，又云〔一〇〕「九折臂〔一一〕乃成良醫」，蓋謂學功須深故也。復患今〔一二〕承藉者，多恃衒名價，亦不能精心研解〔一三〕，虚傳聲美，聞風競往；自有新學該明，而名稱未播，貴勝以爲始習，多不信用，委命虚名，諒可惜也。京邑諸人，皆尚聲譽，不取實録〔一四〕。余祖世已來，務敦方藥，本有范汪〔一五〕方一部，斟酌詳用，多獲其效，内護家

〔一〕情：政和本草無此字。
〔二〕納：政和本草作「訥」。
〔三〕方：政和本草作「湯」，此前有「至於」二字。
〔四〕便：政和本草作「便致」。
〔五〕義：政和本草無此字。
〔六〕公：政和本草作「之」。
〔七〕水鏡：政和本草作「龜鏡矣」。
〔八〕論語：此前政和本草有「按」。
〔九〕得：政和本草作「可」。
〔一〇〕又云：政和本草無此二字。
〔一一〕臂：政和本草作「臂者」。
〔一二〕今：政和本草作「今之」。
〔一三〕解：政和本草作「習」，此後有「實爲可惜」四字。
〔一四〕録：政和本草作「事」。
〔一五〕汪：底本缺，據政和本草補。

門，旁[一]及親族。其有虛心告請者，不限貴賤，皆摩踵救之。凡所救活，數百千人。自余投纓宅嶺，猶不忘此，日夜翫味，恒[二]覺欣欣。今撰此[三]三卷，并效驗方五卷，又補闕[四]葛氏肘後方三卷。蓋欲承嗣善業，令諸子侄弗[五]敢失墜，可以輔身濟物者也，孰復是先[六]？

【箋疏】

此段感歎當時醫生不研究本草，唯依賴經驗療病。又感慨醫藥學術深奥，稍有失察，則關乎人命，於是強調醫方本草對士大夫之重要意義，不僅「内護家門，旁及親族」，並且可以「輔身濟物」。儒家崇尚孝道，侍疾嘗藥、養老奉親是爲人子的本職，此即顔之推所言：「微解藥性，小小和合，居家得以救急，亦爲勝事。」最後數句爲陶弘景自己從事醫藥著述成果總結，爲「序」部分之結束。

今[七]諸藥採治[八]之法，既並用見成，非能自掘[九]，不復具論其事，唯合藥須解節度，列之左。

[一] 旁：政和本草作「傍」。
[二] 恒：政和本草作「常」。
[三] 撰此：政和本草作「亦撰方」。
[四] 闕：政和本草無此字。
[五] 弗：政和本草作「不」。
[六] 孰復是先：政和本草無此四字。
[七] 今：政和本草作「今按」。
[八] 治：政和本草作「造」。
[九] 掘：政和本草作「採」。

【箋疏】

如陶弘景所説，「錄」即「題記品錄」，以備「詳覽施用之」。主要是本草經未提到的一些藥物學總則，故後文將其稱爲「合藥分劑料治法」，按今藥物學分類，屬於調劑學範疇。

案，諸藥所生，皆的有境界，秦漢以前，當言列國，今郡縣之名，後人所改耳。自〔一〕江東以來，小小雜藥多出近道，氣勢〔二〕理不及本邦。假令荆、益不通，則令〔三〕用歷陽當歸、錢塘三建，豈得相似？所以治病不及往人，亦當緣此故也。蜀藥及北藥，雖有去來，亦復非〔四〕精者。又〔五〕市人不解藥性，惟尚形飾。上黨人參，殆〔六〕不復售；華陰細辛，棄之如芥。且各隨世相競，順方切須〔七〕，不能多備諸族，故往往遺漏，今之所存，二百〔八〕許種耳。衆醫都〔九〕不識藥，唯聽市人；市人又不辨究，皆委採送之家；採送之家，傳習治〔一〇〕作，真僞好惡，莫

〔一〕自：政和本草無此字。
〔二〕勢：政和本草作「力性」。
〔三〕令：政和本草作「全」。
〔四〕復非：政和本草作「非復」。
〔五〕又：政和本草作「且」。
〔六〕殆：政和本草作「世」。
〔七〕順方切須：政和本草無此四字。
〔八〕百：底本作「伯」，據政和本草改。
〔九〕都：底本作「覩」，據政和本草改。
〔一〇〕治：政和本草作「造」。

測〔一〕所以。有〔二〕鍾乳酢〔三〕煮令白，細辛水漬使直，黄耆蜜蒸爲甜，當歸酒灑取潤，螵蛸膠著桑枝，吴公〔四〕朱足令赤。諸有此等，皆非事實，世用既久，轉以成法，非復可改，末如之何。又依方分藥，不量剝治〔五〕。如〔六〕遠志、牡丹，裁〔七〕不收半；地黄、門冬，三分耗一。凡去皮除心之屬，分兩皆不復相應，病家唯依此用，不知更秤取足〔八〕。又王公貴勝，合藥之日，悉付群下。其中好藥貴石，無不竊逭〔九〕。乃言〔一〇〕紫石、丹沙〔一一〕吞出洗取，一片經數十〔一二〕過賣。諸有此等〔一三〕例，巧僞百端，皆非事實〔一四〕，雖復鑒〔一五〕檢，初〔一六〕不能覺。以此治病，理〔一七〕難

〔一〕莫測：此前政和本草有「并皆」二字。
〔二〕有：政和本草無此字。
〔三〕酢：政和本草作「醋」。
〔四〕吴公：政和本草作「蜈蚣」。
〔五〕治：政和本草作「除」。
〔六〕如：政和本草作「只如」。
〔七〕裁：政和本草作「纔」。
〔八〕取足：底本缺，據政和本草補。
〔九〕逭：政和本草作「换」。
〔一〇〕言：政和本草作「有」。
〔一一〕紫石丹沙：政和本草作「紫石英、丹砂」。
〔一二〕經數十：政和本草作「動經十數」。
〔一三〕等：政和本草無此字。
〔一四〕皆非事實：政和本草無此四字。
〔一五〕鑒：政和本草作「監」。
〔一六〕初：政和本草作「終」。
〔一七〕理：政和本草作「固」。

即效，如斯並是藥家之盈虛，不得咎醫人之淺拙也。

【箋疏】

本段討論與藥材有關諸項。先説産地，因當時南北分裂，北方藥材不能順利到達南方，於是代用品、僞冒品充斥；更兼不法藥商種種詐僞行爲，一些假冒僞劣之操作甚至襲誤成正，貴重藥品調劑過程中又遇偷奸耍滑。如此種種，陶弘景認爲：「並是藥家之盈虛，不得咎醫人之淺拙也。」

本草〔一〕時月，皆在〔二〕建寅歲首，則從漢太初後所記也。其根物多以二月、八月採〔三〕者，謂春初津潤始萌，未衝枝葉，勢力淳濃故也；至秋則〔四〕枝葉就〔五〕枯，又〔六〕歸流於下。今即事驗之，春寧宜早，秋寧宜晚，其〔七〕華實莖葉，乃各隨其成熟爾。歲月亦有早晏，不必都依本文矣〔八〕。經説陰乾者，謂就六甲陰中乾之。依〔九〕遁甲

〔一〕本草：政和本草作「凡採藥」。
〔二〕在：政和本草作「是」。
〔三〕採：底本缺，據政和本草補。
〔四〕則：政和本草無此字。
〔五〕就：政和本草作「乾」。
〔六〕又：政和本草作「津潤」。
〔七〕其：政和本草無此字。
〔八〕矣：政和本草作「也」。
〔九〕依：政和本草作「又依」。

法，甲子陰中，中[一]在癸酉，以藥著酉地也。余[二]謂不必然，正是不露日曝，於陰影處乾之耳。所以亦有云曝乾故也。若幸可兩用，益當爲善。

【箋疏】

本段討論採收加工的具體細節，即本草經言「陰乾曝乾，採治時月」並各有法的具體細節。夢溪筆談藥議有一篇專門針對採藥立言，其略云：「古法採草藥多用二月、八月，此殊未當。但二月草已芽，八月苗未枯，採掇者易辨識耳，在藥則未爲良時。大率用根者，若有宿根須取無莖葉時採，則津澤皆歸其根。欲驗之，但取蘆菔、地黃輩觀，無苗時採則實而沉，有苗時採則虛而浮。其無宿根者，即候苗成而未有花時採，則根生已足而又未衰。如今之紫草，未花時採則根色鮮澤，過而採則根色黯惡，此其效也。用葉者，取葉初長足時；用芽者，自從本說；用花者，取花初敷時；用實者，成實時採。皆不可限以時月。緣土氣有早晚，天時有愆伏。如平地三月花者，深山中則四月花。白樂天遊大林寺詩云：『人間四月芳菲盡，山寺桃花始盛開。』蓋常理也。此地勢高下之不同也。如筀竹筍有二月生者，有三四月生者，有五月方生者謂之晚筀。稻有七月熟者，有八九月熟者，有十月熟者謂之晚稻。一物同一畦之間，自有早晚，此物性之不同也。嶺嶠微草凌冬不凋，并、汾喬木望秋先隕，諸越則桃李冬實，朔漠則桃李夏榮，此地氣之不同。一畝之稼則糞溉者先芽，一丘之禾則後種者晚實，此人力之不同也。豈可一切拘以定

[一] 陰中中：政和本草作「旬陰中」。
[二] 余：政和本草作「實」。

月哉？」至於藥物的乾燥環節，開寶本草有按語説：「本草採藥陰乾者，皆多惡。至如鹿茸，經稱陰乾，皆悉爛令壞。今火乾易得且良。草木根苗，陰之皆惡。九月已前採者，悉宜日乾；十月已後採者，陰乾乃好。」

古秤[一]唯有銖兩而無分名；今則以十黍爲一銖，六銖爲一分，四分成一兩，十六兩爲一斤。雖有子穀秬黍之制，從來均之已久，正爾依此用之。但古秤皆複，今南秤是也。晉秤始後漢末已來，分一斤爲二斤，一兩爲二兩耳。金銀絲綿並與藥同[二]，無輕重矣。古方[三]唯有仲景，而已涉今秤，若用古秤，作湯則水爲殊少。故知非複秤，悉用今者耳[四]。方有[五]云分等[六]者，非分兩之分也[七]，謂諸藥斤兩多少皆同耳。先視病之大小輕重所須，乃以意裁之。凡所此[八]，皆是丸散，丸散竟便[九]依節[一〇]度用之，湯酒中[一一]無等分也。

〔一〕秤：底本此段「稱」與「秤」混用，據政和本草悉改爲「秤」。後文照改，不復出注。

〔二〕同：底本作「用」，據政和本草改。

〔三〕方：底本作「秤」，意思難通，據政和本草改。

〔四〕但古秤皆複……悉用今者耳：此段政和本草標記爲掌禹錫引新修本草，作小字。

〔五〕方有：政和本草作「今方家所」。

〔六〕分等：政和本草作「等分」。

〔七〕也：政和本草無此字。

〔八〕所此：政和本草作「此之類」。

〔九〕便：政和本草無此字。

〔一〇〕節：政和本草無此字。

〔一一〕中：政和本草作「之中」。

【箋疏】

度量衡古今變遷複雜，藥量又有特殊性，陶弘景以來異説紛呈，據熊長云博士研究認爲：陶弘景對於衡制的敘述，是研究中古衡制變化的最重要的文獻之一，歷來爭訟不休。事實上，蜀、吴衡制較漢制有較大調整。根據實物測定的蜀漢衡制標準，當約 460 克一斤，爲漢制兩倍。吴制見於孫思邈千金要方，即「吴人以二兩爲一兩」，也是兩倍於漢制，這即是所謂「複秤」。到西晉後期，官方秤制又曾改革，將兩倍於古制的複秤調爲原來的二分之一，與漢制約等，此後宋、齊、梁、陳沿而不改，亦即陶弘景所謂晉秤、今秤。要之，東漢秤與晉秤，都當約 230 克一斤；吴秤、蜀秤當約 460 克一斤。吴秤、蜀秤即陶弘景所稱之南秤、複秤。陶弘景所言古秤，是相對於晉秤的今秤而言，指吴秤。根據陶弘景的看法，張仲景用的是今秤，即漢秤。據現有研究，張仲景所用漢秤當約 230 克一斤，即 14.375 克一兩。

凡散藥有云刀圭者，十分方寸匕之一，准如梧〔一〕子大也。方寸匕者，作匕正方一寸，抄散取不落爲度。錢五匕者，今五銖錢邊五字者以抄之，亦令不落爲度。一撮者，四刀圭也。十撮爲一勺，十〔二〕勺爲一合。以藥升分之者，謂藥有虛實輕重，不得用斤兩，則以升平之。藥升合方寸〔三〕作，上徑一寸，下徑六分，深八分；

〔一〕梧：政和本草作「梧桐」。
〔二〕十：底本作「二」，據政和本草改。
〔三〕合方寸：政和本草作「方」。

內散[一]勿案抑之，正爾微動，令平調耳。而今人分藥，多不復用此[二]。

凡丸藥有云如細麻者，即今[三]胡麻也，不必扁扁，但令較略大小相稱耳。如黍粟亦然，以十六黍爲一大豆也。如大麻[四]者，即大麻子[五]，准三細麻也。如胡豆者，今[六]青斑豆也[七]，以二大麻子准之。如小豆者，今赤小豆也，粒有大小，以三大麻子[八]准之。如大豆者，以二小豆准之。如梧子者，以二大豆准之。一方寸匕散，蜜和得如[九]梧子，准[一〇]十丸爲度。如彈丸及雞子黃者，以十梧子准之。

【箋疏】

陶弘景對調劑學涉及的非標準計量單位，如刀圭、方寸匕、錢五匕，或類比性描述，如細麻、黍粟、大麻、胡豆、梧子等，儘可能予以規範和定量。新修本草有補充意見説：「方寸匕散爲丸如梧子，得十六丸如彈丸一枚，若雞子黄者，准四十丸。今彈丸同雞子黄，此甚不等。」

[一] 散：政和本草作「散藥」。
[二] 而今人分藥多不復用此：底本作雙行小字，據政和本草改。政和本草無「而」「多」兩字。
[三] 今：政和本草無此字。
[四] 大麻：政和本草作「大麻子」。
[五] 即大麻子：政和本草無此四字。
[六] 今：政和本草作「即今」。
[七] 也：政和本草作「是也」。
[八] 子：底本缺，據政和本草補。
[九] 如：底本缺，據政和本草補。
[一〇] 准：底本缺，據政和本草補。

凡湯酒膏藥，舊方皆云㕮敷汝反咀子汝反〔一〕者，謂秤畢擣之如大豆者〔二〕，又使吹去細末。此於事殊不允〔三〕，藥有易碎、難碎，多末、少末，秤兩則不復均〔四〕，今皆細切之，較略令如㕮咀子汝〔五〕者，差〔六〕得無末，而又粒片調和〔七〕，於藥力同出無生熟〔八〕也。

【箋疏】

此討論處方中藥物粉碎，其中「㕮咀」一詞諸家意見不統一。新修本草乃云：「㕮咀，正謂商量斟酌之，餘解皆理外生情爾。」嘉祐本草不同意此説，有云：「㕮咀，即上文細切之義，非商量斟酌也。」本草衍義則説：「又説㕮咀兩字，唐本注謂爲商量斟酌，非也；嘉祐復符陶隱居説爲細切，亦非也。儒家以謂有含味之意，如人以口齒咀嚙，雖破而不塵，但使含味耳。張仲景方多言㕮咀，其義如此。」今通以本草衍義解釋爲正，如本草綱目卷一引李杲云：「㕮咀，古制也，古無鐵刃，以口咬細，令如麻豆，煎之。今人以刀剉細爾。」

〔一〕子汝反：政和本草作「子與切」。
〔二〕者：政和本草無此字。
〔三〕允：政和本草作「允當」。
〔四〕均：政和本草作「均平」。
〔五〕子汝：即「子汝反」，政和本草無此二字。
〔六〕差：政和本草作「乃」。
〔七〕和：底本缺，據政和本草補。
〔八〕於藥力同出無生熟：政和本草無此八字。

凡丸散藥，亦先細切〔一〕曝燥乃擣之。又〔二〕有各擣者，有合擣者，隨〔三〕方所言。其潤濕藥，如門〔四〕冬、乾地黄輩，皆先切曝，獨擣令扁〔五〕碎，更出細擘，曝乾。值〔六〕陰雨，亦以微火烘之，既燥，小停冷，仍〔七〕擣之。

凡潤〔八〕濕藥，燥皆大耗，當先增分兩，須得屑乃秤〔九〕爲正。其湯酒中不須如此〔一〇〕。

凡簁〔一一〕丸藥，用重密絹令細，於蜜丸易成〔一二〕熟。若簁散草藥，用輕疏絹，於酒〔一三〕服則〔一四〕不泥。其石藥亦用細絹簁如〔一五〕丸者。

〔一〕細切：政和本草作「切細」。
〔二〕又：政和本草無此字。
〔三〕隨：政和本草作「并隨」。
〔四〕門：政和本草作「天門」。
〔五〕扁：政和本草作「偏」。
〔六〕值：政和本草作「若逢」。
〔七〕仍：政和本草作「乃」。
〔八〕潤：政和本草無此字。
〔九〕秤：政和本草作「秤之」。
〔一〇〕如此：此後政和本草有「也」字。
〔一一〕簁：底本誤作「蓰」，據政和本草作「篩」，「簁」即其異體，因據改。後「簁」皆同，不復出注。
〔一二〕成：政和本草無此字。
〔一三〕酒：政和本草作「酒中」。
〔一四〕則：政和本草作「即」。
〔一五〕如：政和本草作「令如」。

凡簁丸散藥竟〔一〕，皆更合於臼中，以杵研治〔二〕之數百過，視〔三〕色理和同爲佳〔四〕。

凡湯酒膏中用諸石，皆細擣之如粟米，亦可以葛布簁令調，並〔五〕新綿別裹内中。其雄黃、朱沙〔六〕，細末如粉。

凡煮湯，欲微火令小沸。其水數依方多少，大略廿兩藥，用水一斗〔七〕，煮取四升，以此爲率〔八〕。然則利湯欲生，少水而多取；補湯欲熟，多水而少取。好詳視，所得寧令少多〔九〕。用新布，兩人以尺木絞之，澄去泥〔一〇〕濁，紙覆令密。溫湯勿令鐺〔一一〕器中有水氣，於熱〔一二〕湯上煮令暖亦好。服湯家小〔一三〕熱易下，冷則嘔涌。云〔一四〕

〔一〕竟：政和本草作「畢」。後此字皆如此，不復出注。
〔二〕研治：政和本草作「擣」。
〔三〕視：政和本草作「視其」。
〔四〕爲佳：其後政和本草有「也」字。
〔五〕並：政和本草作「並以」。
〔六〕沙：政和本草作「砂葷」。朱沙、丹沙之「沙」字，政和本草皆作「砂」，後皆同此，不復出注。
〔七〕斗：底本作「升」，據政和本草改。
〔八〕率：政和本草作「准」。
〔九〕所得寧令少多：政和本草作「之不得令水」。
〔一〇〕泥：政和本草作「逕」。
〔一一〕鐺：政和本草作「鎗」。
〔一二〕熱：政和本草作「熟」。
〔一三〕家小：政和本草作「寧令小沸」。
〔一四〕云：政和本草作「凡云」。

分再服，三服者，要令力熱勢足〔一〕相及，并視人之強羸，病之輕重，以爲進退增減之，不必悉依方說〔二〕。

凡漬藥酒，皆須細切，生絹袋盛之，乃入酒密封〔三〕，隨寒暑日數，視其濃烈，便可瀝〔四〕出，不必待至酒盡也。滓可曝燥微擣，更漬飲之，亦可作〔五〕散服。

凡建中、腎瀝諸補湯，滓合兩劑，加水煮竭飲之，亦敵一劑新藥，貧人當依此〔六〕，皆應先曝令燥。

凡合膏，初以苦酒漬取〔七〕，令淹浹，溲後〔八〕，不用多汁，密覆勿泄〔九〕。云晬時者，周時也，從今旦至明旦。亦有止一宿者。煮膏當〔一〇〕三上三下，以泄其焦〔一一〕勢，令藥味得出。上之使帀帀沸，仍下下〔一二〕之，取沸靜乃上〔一三〕，

〔一〕力熱勢足：政和本草作「勢力」。
〔二〕說：此後政和本草有「也」字。
〔三〕皆須細切生絹袋盛之乃入酒密封：底本缺，據政和本草補。
〔四〕瀝：政和本草作「漉」。
〔五〕作：政和本草無此字。
〔六〕當依此：政和本草作「可當依此用」。
〔七〕取：政和本草無此字。
〔八〕溲後：政和本草無此二字。
〔九〕泄：政和本草作「洩」。後此字皆如此，不復出注。
〔一〇〕煮膏當：底本缺，據政和本草補。
〔一一〕焦：政和本草作「熱」。
〔一二〕仍下下：政和本草作「乃下」。
〔一三〕取沸靜乃上：政和本草作「使沸靜良久乃止」。

寧欲小[一]生。其中有薤白者，以兩頭微燋[二]黃爲候；有白芷、附子者，亦令小黃色也[三]。豬肪皆勿令經水，臘月[四]彌佳。絞膏亦以新布[五]。若是可服之膏，膏滓亦堪[六]酒煮稍[七]飲之。可摩之膏，滓即[八]宜以薄[九]病上，此蓋貧野人[一〇]欲兼盡其力[一一]。

凡膏中有雄黃、朱沙輩，皆別擣細，研如麵，須絞膏竟乃投中，以物疾攪，至於凝強，勿使沉聚在下不調也。有水銀者，於凝膏中研令消散；有[一二]胡粉亦爾。

凡湯酒中用大黃，不須細剉。作湯者，先[一三]水浸令淹浹，密覆一宿，明旦煮湯，臨熟乃以內中[一四]，又煮兩

[一] 小：政和本草作「小小」。
[二] 燋：政和本草作「焦」。
[三] 也：政和本草作「爲度」。
[四] 臘月：此後政和本草有「者」字。
[五] 新布：政和本草此後有「絞之」二字。
[六] 堪：政和本草作「可」。
[七] 稍：政和本草無此字。
[八] 即：政和本草作「則」。
[九] 薄：政和本草作「傅」。
[一〇] 貧野人：政和本草無此三字。
[一一] 力：政和本草作「藥力故也」。
[一二] 有：政和本草無此字。
[一三] 先：政和本草作「先以」。
[一四] 乃以內中：政和本草作「乃內湯中」。

三沸便絞出，則力勢〔一〕猛，易得快利。丸散中用大黄，舊皆蒸〔二〕，今不須爾。

凡湯中用麻黄，皆先別煮兩三沸，料〔三〕去其沫，更益水如本數，乃内餘藥，不爾，令人煩。麻黄皆折去節，令理通，寸斲〔四〕之。有〔五〕小草、瞿麥，五分斲之；細辛、白前，三分斲之；丸散膏中，則細剉也。

凡湯中用完物皆擘破，乾棗、枝子〔六〕、栝樓之類是也。用細核物亦打碎〔七〕，山茱萸、五味〔八〕、蕤核、決明〔九〕之類是也。細華子物正爾完用之，旋伏〔一〇〕華、菊華、地膚子、葵子之類是也。米麥豆輩，亦完用之。諸蟲先微炙，亦完煮〔一一〕之，唯螵蛸當中破之〔一二〕。生薑、夜干〔一三〕皆薄切〔一四〕。芒消、飴糖、阿膠皆須絞湯竟，内汁中，更上

〔一〕力勢：政和本草作「勢力」。
〔二〕蒸：政和本草作「蒸之」。
〔三〕料：政和本草作「掠」。後此字皆如此，不復出注。
〔四〕斲：政和本草作「剉」。後兩「斲」字同，不復出注。
〔五〕有：政和本草無此字。
〔六〕枝子：政和本草作「梔子」。後皆如此，不復出注。
〔七〕碎：政和本草作「破」。
〔八〕五味：政和本草作「五味子」。後皆如此，不復出注。
〔九〕決明：政和本草作「決明子」。
〔一〇〕伏：政和本草作「覆」。
〔一一〕亦完煮：政和本草無此三字。
〔一二〕之：政和本草作「炙之」。
〔一三〕夜干：政和本草作「射干」。後皆如此，不復出注。
〔一四〕切：政和本草作「切之」。

火兩三沸，烊[一]盡乃服之[二]。

凡用麥門冬，皆微潤抽去心；杏人、桃人，湯柔撻去皮；巴豆打破，剝皮[三]刮去心，不耳令人悶；石韋、辛夷刮去毛[四]；鬼箭削取羽及[五]皮；梨[六]蘆剔取根，微炙；枳實去其核，止用皮[七]，亦炙之；椒去[八]實，於鐺器[九]中微熬令汗出，則有勢力；樊[一〇]石於瓦上若鐵物中熬令沸，汁盡即止[一一]；二[一二]礜石皆[一三]黄土泥苞使燥，燒之半日，令勢熱[一四]而解散；犀角、靈[一五]羊角皆刮截[一六]作屑；諸齒骨並炙，擣碎之；皂莢去皮子，炙之。

[一] 烊：底本作「洋」，據政和本草改。後此字皆如此，不復出注。
[二] 乃服之：底本缺，據政和本草補。
[三] 剝皮：政和本草作「剝其皮」。
[四] 石韋辛夷刮去毛：政和本草作「石韋刮去毛辛夷去毛及心」。
[五] 及：政和本草無此字。
[六] 梨：政和本草作「藜」。
[七] 核止用皮：政和本草作「瓤」。
[八] 去：底本作「云」，據政和本草改。
[九] 鐺器：政和本草作「鎗」。
[一〇] 樊：政和本草作「礬」。後此字皆如此，不復出注。
[一一] 即止：底本缺，據政和本草補。
[一二] 二：政和本草無此字。
[一三] 皆：政和本草作「皆以」。
[一四] 勢熱：政和本草作「熟」。
[一五] 靈：政和本草作「羚」。
[一六] 刮截：政和本草作「鎊刮」。

凡湯[一]丸散用天雄、附子、烏頭、烏喙、側子，皆煻灰火炮炙[二]令微坼，削去黑皮，乃秤之。惟薑附子[三]湯及膏酒中生用，亦削皮乃秤之。直理破作七八片，隨其大小，並割削除冰處者[四]。

凡湯酒膏丸散[五]用半夏，皆且完以[六]熱湯洗去上滑汁[七]，手挼[八]之，皮釋隨剝去，更復易湯，挼之[九]令滑盡。不爾，戟人咽[一〇]。舊方[一一]廿許過，今六七過便足。亦可煮之，一沸[一二]易水，如此三[一三]過，仍挼洗便畢訖[一四]。隨其大小破爲細片，乃秤[一五]以入湯。若膏酒丸散，皆須曝燥乃秤之也[一六]。丸散止削上皮用之，未必

[一] 湯：此後政和本草有「並」字。
[二] 灰火炮炙：政和本草作「中炮」。
[三] 子：政和本草無此字。
[四] 並割削除冰處者：政和本草作「但削除外黑尖處令盡」。
[五] 膏丸散：政和本草作「丸散膏中」。
[六] 以：政和本草作「用」。
[七] 汁：政和本草作「以」。
[八] 挼：政和本草作「授」。後此字皆如此，不復出注。
[九] 挼之：政和本草作「洗」。
[一〇] 咽：政和本草作「咽喉」。
[一一] 方：政和本草作「方云」。
[一二] 一沸：政和本草作「一兩沸一」。
[一三] 三：政和本草作「三四」。
[一四] 便畢訖：政和本草作「畢」。此後政和本草有「便暴乾」三字。
[一五] 秤：政和本草作「秤之」。
[一六] 也：政和本草無此字。

皆洗也〔一〕。

凡丸散用膠〔二〕皆先炙，使通體沸起，燥，乃可擣。有不沸〔三〕處，更炙之。丸方〔四〕中用蠟皆烊，投少蜜中攪調以和藥。若用熟艾，先細擘，合諸藥擣，令散。不可篩者，别擣内散中和之。凡用蜜，皆先火上〔五〕煎，料去其沫，令色微黄，則丸經久不壞。剋〔六〕之多少，隨蜜精麤。

凡丸散用巴豆、杏人、桃人、亭歷〔七〕、胡麻諸有膏脂〔八〕藥，皆先熬黄黑，别擣令如膏，指擵視泯泯爾；乃以向成散稍稍下臼中，合研擣，令消散；乃〔九〕復都以輕疏絹篩度之，須盡，又内臼中，依法治〔一〇〕數百杵也。湯膏中用，亦有熬之者，雖生並擣破〔一一〕。

〔一〕丸散止削上皮用之未必皆洗也：政和本草無此句。
〔二〕膠：政和本草作「阿膠」。後皆如此，不復出注。
〔三〕沸：底本作「浹」，據政和本草改。
〔四〕丸方：政和本草作「凡丸」。
〔五〕上：政和本草無此字。
〔六〕剋：政和本草作「掠」。
〔七〕亭歷：政和本草作「葶藶」。
〔八〕脂：政和本草作「膩」。
〔九〕乃：政和本草作「仍」。
〔一〇〕治：政和本草作「擣」。
〔一一〕破：此後政和本草有「之」字。

凡用桂〔一〕、厚朴、杜仲、秦皮、木蘭輩〔二〕，皆削去上虚軟甲錯〔三〕，取裏有味者秤之。伏苓〔四〕、豬苓削除去〔五〕黑皮。牡丹、巴戟天、遠志、冶葛〔六〕等皆槌破去心。紫菀洗去土，皆畢，乃秤之。薤白、葱白，除青令盡。莽草、石南草〔七〕、茵芋、澤蘭〔八〕剔取葉及嫩莖，去大枝。鬼臼、黄連皆除根毛。蜀椒去閉口者及目，熬之〔九〕。

凡狼毒、枳實、橘皮、半夏、麻黄、吴茱萸，皆欲得陳久者〔一〇〕，其餘唯〔一一〕須新精〔一二〕。

凡方云巴豆如〔一三〕干枚者，粒有大小，當先去心皮竟〔一四〕，秤之，以一分准十六枚。附子、烏頭如干枚者，去皮竟，以半兩准一枚。枳實如干枚者，去核〔一五〕竟，以一分准二枚。橘皮一分准三枚。棗有大小，三枚准一兩。云乾薑一累者，以重一兩爲正。

〔一〕桂：政和本草作「桂心」。後皆如此，不復出注。
〔二〕輩：政和本草作「之輩」。
〔三〕甲錯：此後政和本草有「處」字。
〔四〕伏苓：政和本草作「茯苓」。後皆如此，「伏神」亦同，不復出注。
〔五〕去：政和本草無此字。
〔六〕冶葛：政和本草作「野葛」。後皆如此，不復出注。
〔七〕草：政和本草無此字。
〔八〕澤蘭：此後政和本草有「皆」字。
〔九〕熬之：底本缺，據政和本草補。
〔一〇〕者：此後政和本草有「良」字。
〔一一〕唯：政和本草無此字。
〔一二〕新精：政和本草作「精新也」。
〔一三〕如：政和本草作「若」。後「如干」皆同此，不復出注。
〔一四〕竟：政和本草作「乃」。
〔一五〕核：政和本草作「穰」。

凡方云半夏一升者，洗竟秤五兩爲正。云某子一升者，其子各有虚實、輕重，不可通以秤准，皆取平升爲正〔一〕。椒一升〔二〕，三兩爲正。吴茱萸一升〔三〕，五兩爲正。菟絲子一升，九兩爲正。菴蕳子一升，四兩爲正。蛇牀子一升，三兩半爲正。地膚子一升，四兩爲正。此其不同也。

凡方云用桂一尺者，削去皮竟〔四〕，重半兩爲正。甘草一尺者，重二兩爲正。

凡方〔五〕云某草一束者，以重三兩爲正。云一把者，重二兩爲正。

凡方〔六〕云蜜一斤者，有七合；豬膏一斤者，有一升二合〔七〕。

右合藥分劑料治法〔八〕

【箋疏】

以上是調劑學、製劑學基本原則，涉及方書中的度量衡折算、藥材撿擇加工、常見劑型中特殊藥材處理、製劑輔料的製作等，總稱爲「合藥分劑料治法」，爲「錄」的第一部分。

〔一〕云某子……平升爲正：政和本草此句在本段「此其不同也」之後。
〔二〕椒一升：政和本草作「蜀椒一升者」。
〔三〕一升：政和本草作「一升者」。
〔四〕正菟絲子一升……削去皮竟：此兩行底本墨色極淡，參考政和本草擬定。
〔五〕凡方：政和本草無此二字。
〔六〕凡方：政和本草無此二字。
〔七〕二合：此後政和本草有「也」字。
〔八〕治法：政和本草作「理法則」。

又[一]按，諸藥一種雖主數病，而性理亦有偏著，立方之日，或致疑混；復恐單行徑[二]用，赴急抄撮，不必皆得研究。今宜指抄病源所主藥名，仍[三]可於此處治，欲的尋，亦兼易[四]。其甘苦之味可略，有毒無毒易知，唯冷熱須明。今以朱點爲熱，墨點爲冷，無點者是平，以省於煩注也[五]。其有不[六]入湯酒[七]者，亦[八]條於後也[九]。

【箋疏】

「録」的第二部分是以疾病爲標目，羅列重要主治藥物，通常稱作「諸病通用藥」。設立諸病通用藥的目的，可便於醫生臨牀處方時迅速獲得信息，即所謂「赴急抄撮，不必皆得研究」者。對於本草藥性，陶弘景主張「甘苦之味可略，有毒無毒易知，唯冷熱須明」，故特别標注每一藥物藥性的寒熱，爲記録方便，熱藥前加朱點，寒藥前加墨點，平性前不加標注。新輯校朱點熱藥用「◎」，墨點寒藥用「○」。需説明者，新修本草沿用此例，至開寶本草改爲版刻，於是「今於逐藥之下，依本經、别録而注焉」。

〔一〕又：政和本草作「謹」。
〔二〕徑：政和本草作「經」。
〔三〕仍：政和本草作「便」。
〔四〕欲的尋亦兼易：政和本草作「若欲的尋亦兼易解」，於意爲長。
〔五〕今以朱點爲熱……以省於煩注也：政和本草作「今依本經别録注於本條之下」。
〔六〕不：政和本草作「不宜」。
〔七〕湯酒：此後政和本草有「宜入湯酒」四字。
〔八〕亦：政和本草作「今亦」。
〔九〕也：政和本草作「矣」。

但開寶本草的操作看似嚴謹，卻非陶弘景的本意。一些藥物本草經與名醫別録藥性不同甚至相反，陶弘景在諸病通用藥中標爲朱點、墨點，其實是他對此藥藥性的判斷。如虎掌，本草經溫，名醫別録微寒，諸病通用藥加朱點，即視爲溫性藥使用。

治風通用〔一〕　◎防風　◎防己　◎秦膠〔二〕　◎獨活　◎芎窮〔三〕

治〔四〕風眩　◎菊華　◎飛廉　◎躑躅〔五〕　◎虎掌　◎伏神　◎白芷　◎杜若　◎鴟〔六〕頭

頭面風　◎芎窮　◎署豫〔七〕　◎天雄　◎山茱萸　◎莽草　◎辛夷　◎牡荆子〔八〕　◎槀〔九〕本　◎蘼蕪

◎葈耳　蔓荆子〔一〇〕

〔一〕治風通用：此條政和本草尚有羌活、麻黄。

〔二〕秦膠：政和本草作「秦艽」。後皆如此，不復出注。

〔三〕芎窮：政和本草作「芎藭」。後皆如此，不復出注。

〔四〕治風眩：政和本草無「治」字。此條政和本草尚有茯苓。

〔五〕躑躅：政和本草作「羊躑躅」。後皆如此，不復出注。

〔六〕鴟：底本作「頸」，據政和本草改。

〔七〕署豫：政和本草作「薯蕷」。後皆如此，不復出注。

〔八〕子：政和本草作「實」。

〔九〕槀：政和本草作「藁」。

〔一〇〕子：政和本草作「實」。

中風腳弱　◎石斛　◎鍾乳〔一〕　◎殷孽　◎孔公孽　◎流黃〔二〕　◎附子　◎丹參　◎甘竹歷〔三〕　大豆卷〔四〕　豉　◎天雄　◎側子　◎五加皮

久風濕痹〔五〕　◎昌蒲　◎茵芋　◎天雄　◎附子　◎烏頭　細辛　◎蜀椒　牛膝　○天門冬　◎白朮　丹參　石龍芮　◎松葉　◎茵陳〔六〕　◎松節

賊風攣痛　◎茵芋　◎附子　◎側子　◎麻黃　◎芎窮　萆解〔七〕　◎苟脊〔八〕　○白鮮〔九〕　○白及　◎葈耳　◎豬椒　杜仲

暴風搔〔一〇〕癢　蛇牀子　◎蒴藋〔一一〕　◎烏喙　蒺藜〔一二〕　◎充蔚子〔一三〕　◎青葙子　景天　楓香〔一四〕

〔一〕鍾乳：政和本草作「石鍾乳」。後皆如此，不復出注。
〔二〕流黃：政和本草作「石硫黃」。後皆如此，不復出注。
〔三〕甘竹歷：政和本草作「竹瀝」。後皆如此，不復出注。
〔四〕大豆卷：政和本草作「大豆」。
〔五〕久風濕痹：此條政和本草尚有側子。
〔六〕茵陳：政和本草作「茵蔯蒿」。後皆如此，不復出注。
〔七〕萆解：政和本草作「萆薢」。後皆如此，不復出注。
〔八〕苟脊：政和本草作「狗脊」。
〔九〕白鮮：政和本草作「白鮮皮」。後皆如此，不復出注。
〔一〇〕搔：政和本草作「瘙」。
〔一一〕藋：底本作「灌」，據政和本草改。
〔一二〕蒺藜：政和本草作「蒺藜子」。
〔一三〕充蔚子：政和本草作「茺蔚子」。後皆如此，不復出注。
〔一四〕楓香：政和本草作「楓香脂」。

梨盧〔一〕

傷寒　麻黄　葛根　◎杏人　◎茈胡〔二〕　前胡　大青　龍膽　勺藥〔三〕　薰草　升麻　牡丹　◎虎掌

◎朮　防己　石膏　牡厲〔四〕　貝齒〔五〕　鱉甲　犀角　零羊角〔六〕　葱白　◎生薑　豉　溺〔七〕　芒消

大熱　○寒〔八〕水石　○石膏　○黄芩　○蝭母〔九〕　○白鮮　○滑石　○玄參　○沙參　○苦參

○茵陳　○鼠李皮〔一〇〕　○甘竹瀝　○枝子　○蛇苺　○白頸蚯〔一一〕蚓　○糞汁〔一二〕　大黄　芒消

勞復　○鼠矢〔一三〕　○豉　○竹瀝　○糞汁

〔一〕梨盧：政和本草作「藜蘆」。後皆如此，不復出注。
〔二〕茈胡：政和本草作「柴胡」。後皆如此，不復出注。
〔三〕勺藥：政和本草作「芍藥」。後皆如此，不復出注。
〔四〕牡厲：政和本草作「牡蠣」。後皆如此，不復出注。
〔五〕貝齒：政和本草作「貝母」。
〔六〕零羊角：政和本草作「羚羊角」。後皆如此，不復出注。
〔七〕溺：政和本草作「人溺」。
〔八〕寒：政和本草作「凝」。按，本草經凝水石，名醫别録一名寒水石。
〔九〕蝭：政和本草作「知」。按，本草經知母一名蝭母。後皆如此，不復出注。
〔一〇〕鼠李皮：政和本草作「鼠李根皮」。
〔一一〕蚯：底本缺，據政和本草補。
〔一二〕糞汁：政和本草作「人糞汁」。後皆如此，不復出注。
〔一三〕矢：政和本草作「屎」。

溫瘧[一]　○恒山[二]　蜀漆　鱉甲　牡厲　◎麻黄　大青　房葵[三]　豬苓　防己　茵芋　◎白頭公[四]
　女青　◎巴豆　蕘華[五]　白微[六]

中惡[七]　◎麝香　◎雄黄　○丹沙　○升麻　◎乾薑　◎巴豆　◎當歸　○勺藥　◎吳茱萸　○鬼
　箭　◎桃梟　○桃皮　烏雌雞[八]　○吳公[九]

霍亂[一〇]　人參　◎朮　◎附子　◎桂心　◎乾薑　◎橘皮

嘔啘[一一]　◎厚朴　◎香葇　◎麕舌　◎高涼薑[一二]　◎木苽[一三]

轉筋[一四]　小蒜　◎雞舌香　◎楠材　藊豆　◎豈蔻[一五]

〔一〕溫瘧：此條政和本草尚有麝香、松蘿。
〔二〕恒山：政和本草作「常山」。後皆如此，不復出注。
〔三〕房葵：政和本草作「防葵」。後皆如此，不復出注。
〔四〕白頭公：政和本草作「白頭翁」。後皆如此，不復出注。
〔五〕蕘華：政和本草作「芫花」。
〔六〕白微：政和本草作「白薇」。後皆如此，不復出注。
〔七〕中惡：此條政和本草尚有桃膠、烏頭。
〔八〕烏雌雞：政和本草作「烏雌雞血」。
〔九〕吳公：政和本草無此二字。
〔一〇〕此條政和本草尚有厚朴、香葇、麕舌、高良薑、木瓜，爲嘔啘標目脱漏，誤併入此條者。
〔一一〕嘔啘：此條政和本草尚有附子、小蒜、楠材、桂、橘皮、雞舌香，爲轉筋標目脱漏，誤併入此者。
〔一二〕高涼薑：底本作「膏涼薑」，據政和本草作「高良薑」改「高」字。
〔一三〕苽：政和本草作「瓜」。後皆如此，不復出注。
〔一四〕轉筋：此條政和本草尚有木瓜、橘皮、香葇、杉木、生薑。
〔一五〕豈蔻：政和本草作「豆蔻」。

大腹水腫〔一〕　○大戟　甘遂　○澤漆　○亭歷　◎蕘華　◎芫華　◎巴豆　豬苓　防己　○桑根白皮　當陸〔二〕　◎澤蘭　郁核〔三〕　○海藻　○昆布　苦瓠　○芃蒂　小豆　○鱧魚〔四〕　鯉魚　朮〔五〕　赤伏苓　○大豆

腸澼下利〔六〕　◎白赤石脂〔七〕　龍骨　牡厲　◎乾薑　○黄連　黄芩　◎當歸　◎附子　禹餘粮　○梨蘆　○黄蘗〔八〕　◎雲實　枳實　礬石　烏梅　○石留皮〔九〕　◎膠〔一〇〕　◎艾〔一一〕　◎陟釐　蠟

大便不通〔一二〕　牛膽　蜜煎　○大黄〔一三〕　◎巴豆　大麻子〔一四〕

〔一〕大腹水腫：此條政和本草尚有澤瀉、黄牛溺。
〔二〕當陸：政和本草作「商陸」。按，當陸爲商陸别名。
〔三〕郁核：政和本草作「郁李人」。
〔四〕鱧魚：政和本草作「蠡魚」。
〔五〕朮：政和本草無此。
〔六〕腸澼下利：此條政和本草尚有石硫黄。
〔七〕白赤石脂：政和本草無「白」字。似表示白石脂與赤石脂意。
〔八〕黄蘗：政和本草作「蘗木」。後皆如此，不復出注。
〔九〕石留皮：政和本草作「石榴皮」。
〔一〇〕膠：政和本草作「阿膠」。
〔一一〕艾：政和本草作「熟艾」。
〔一二〕大便不通：此條政和本草尚有豬膽。
〔一三〕蜜煎：底本「蜜煎」兩字爲旁注，因在大黄側，故敦煌吐魯番醫藥文獻新輯校釋爲「蜜煎大黄」，尚志鈞輯本則以蜜煎爲一藥，對應政和本草之「石蜜」。本書讚成尚説。
〔一四〕大麻子：政和本草作「麻子」。

小便淋瀝〔一〕　○滑石　○冬葵子、根〔二〕　○白茅根　○瞿麥　榆皮　石蠶　胡燕〔三〕矢　蜥蜴　麻子　衣中白魚〔四〕　◎亂髮　亭歷　石韋　蒲黃　虎魄〔五〕

小便利　牡厲　龍骨　◎鹿茸　桑螵蛸　○漏蘆　○土苽根　○雞肶胵　雞腸〔六〕

溺血　○戎鹽　◎鹿茸　龍骨　蒲黃　乾地黃

消渴〔七〕　○白石英　○石膏　○伏神　○麥門冬　○黃連　○栝樓〔八〕　○蝭母　○猗杞根〔九〕　○小麥　○芹竹葉〔一〇〕　○土瓜根　○生〔一一〕葛根　李根　○蘆根　菰根　茅根　冬瓜　馬乳　牛乳　羊乳

黃疸〔一二〕　○茵陳　○枝子　○紫草　○白鮮

〔一〕瀝：政和本草無此字。

〔二〕子根：政和本草作「子及根」。

〔三〕燕：政和本草作「鷰」。

〔四〕衣中白魚：政和本草作「衣魚」。後皆如此，不復出注。

〔五〕虎魄：政和本草作「琥珀」。後皆如此，不復出注。

〔六〕雞腸：政和本草作「雞腸草」。

〔七〕消渴：此條政和本草尚有桑根白皮。

〔八〕栝樓：政和本草作「栝樓根」。

〔九〕猗杞根：政和本草作「枸杞根」。

〔一〇〕芹竹葉：政和本草作「簟竹葉」。後皆如此，不復出注。

〔一一〕生：政和本草無此字。

〔一二〕黃疸：此條政和本草尚有生鼠、大黃、豬屎、瓜蒂、栝樓、秦艽。

上氣咳嗽〔一〕　◎麻黄　◎杏人　◎白前　◎橘皮　◎紫菀　◎款東〔二〕　◎五味　◎細辛　◎蜀椒　◎半夏　生薑　乾薑　桃人　◎蘇子〔三〕　夜干　芫花根〔四〕　◎百部根

嘔吐　◎厚朴　◎橘皮　人參　半夏　○麥門冬　◎白芷　◎生薑　○鉛丹　○雞子　薤白　○甘竹葉

淡〔五〕飲　○大黄　○甘遂　芒消　伏苓　○蕘華　○茈胡　◎芫華　前胡　◎朮　◎細辛　◎旋復華〔六〕　人參　厚朴　枳實　橘皮　半夏　生薑　甘竹葉

宿食　○大黄　◎巴豆　○朴消　○茈胡　◎朮　◎桔梗　◎厚朴　◎皂莢　◎麴蘖〔七〕　◎檳榔

腹脹滿　◎麝香　甘草　人參　◎朮　◎乾薑　◎厚朴　◎菴閭子〔八〕　枳實　桑根白皮　◎皂莢　大豆卷〔九〕　百合

心腹冷痛　◎當歸　人參　勺藥　◎桔梗　◎乾薑　◎桂　◎椒〔一〇〕　◎吳茱萸　◎附子　◎烏頭

〔一〕上氣咳嗽：政和本草作「上氣欬嗽」。此條政和本草尚有桂心、貝母、皂莢。
〔二〕款東：政和本草作「款冬花」。
〔三〕蘇子：政和本草作「紫蘇子」。後皆如此，不復出注。
〔四〕芫花根：政和本草作「芫花」。
〔五〕淡：政和本草作「痰」。
〔六〕旋復華：政和本草作「旋覆花」。後皆如此，不復出注。
〔七〕麴蘖：政和本草麴與蘖爲兩物。
〔八〕菴閭子：政和本草作「菴蕳子」。後皆如此，不復出注。
〔九〕大豆卷：政和本草作「大豆黄卷」。
〔一〇〕椒：政和本草作「蜀椒」。

◎朮　甘草　◎礬石

腸鳴[一]　丹參　◎桔梗　海藻

心下滿急[二]　伏苓　○枳實　半夏　◎朮　◎生薑　百合

心煩[三]　○石膏　○滑石　◎杏人　○枝子　伏苓　○鯷母　○貝母　通草　李根　○甘竹汁[四]

烏梅　○雞子　豉

積聚癥瘕[五]　○空青　○朴消　○芒消　◎流黃　胡粉[六]　◎礬石　○大黃　◎狼毒　◎巴豆

◎附子　◎烏頭　◎苦參　蕘華[七]　茈胡　◎鱉甲　◎鱓甲[八]　◎吳公　赭魁[九]　白馬溺

鬼注尸注[一〇]　◎雄黃　丹沙　金牙　◎冶葛　馬目毒公　◎鬼臼[一一]　女青　◎徐長卿　虎骨　◎狸

[一] 腸鳴：此條政和本草尚有昆布。

[二] 心下滿急：此條政和本草尚有橘皮。

[三] 心煩：此條政和本草尚有甘草、尿。

[四] 甘竹汁：政和本草作「竹瀝」。

[五] 積聚癥瘕：此條政和本草尚有鰡魚。據嘉祐本草按語說：「唐本、蜀本云鮀魚甲微溫，無此鰡魚一味，遍尋本草，並無鰡魚。上已有鮀甲，此鰡魚爲文誤，不當重出。」

[六] 胡粉：政和本草作「粉錫」。後皆如此，不復出注。

[七] 蕘華：政和本草作「芫花」。嘉祐本草按語說：「唐、蜀本作蕘花。今據本經蕘花破積聚癥瘕，而芫花非的主，當作蕘花。」

[八] 鱓甲：政和本草作「鮀甲」。後皆如此，不復出注。

[九] 魁：底本作「槐」，據政和本草改。

[一〇] 鬼注尸注：此條政和本草尚有白僵蠶。

[一一] 鬼臼：嘉祐本草按語說：「神農本草『鬼臼一名馬目毒公』，今此療鬼疰尸疰藥，雙出二名，據本草說爲重，當删去一條。然詳陶隱居注鬼臼條下，以鬼臼與馬目毒公爲二物，及古方多有兩用處，今且並存之。」

骨　鸛骨　獺肝　◎元青[一]　白鹽[二]

驚邪[三]　◎雄黄　丹沙　◎紫石英[四]　伏苓　伏神　龍齒　龍膽　房葵　馬目毒公　升麻　◎麝香　人參　沙參　◎桔梗　白微　遠志　柏人[五]　鬼箭　鬼督郵　小草　◎卷柏　紫菀　零羊角　羖羊角　◎鱓甲　◎丹雄雞

癲癇[六]　龍齒角　牛黄　房葵　牡丹　白斂　莨蓎子[七]　雷丸　鉛丹　鈎藤　殭蠶[八]　蛇牀　蛇蜕　蜣蜋　蚱蟬　白馬目　白狗血　◎豚卵　牛豬犬齒[九]

喉痹痛[一〇]　升麻　夜干　◎杏人　蒺藜　◎棗針[一一]　◎落石[一二]　芹竹葉　百合　◎莽草

[一] 元青：政和本草作「芫青」。

[二] 白鹽：嘉祐本草按語説：「本經言鹽，有食鹽、光明鹽、緑鹽、鹵鹽、大鹽、戎鹽六條，並無白鹽之名。遍檢諸鹽，皆不主鬼疰尸疰，惟食鹽主殺鬼蠱邪疰。又陶隱居注戎鹽條下，述虜中鹽有九種，云白鹽、食鹽常食者，則白鹽乃食鹽之類。而食鹽主殺鬼蠱邪疰，疑此白鹽乃食鹽耳。即當爲溫，又不當爲寒也。」

[三] 驚邪：此條政和本草尚有犀角、蚱蟬。

[四] 紫石英：底本作「紫菀」，則本條内紫菀兩見，據政和本草改爲紫石英。尚志鈞輯本亦作紫石英。

[五] 柏人：政和本草作「柏實」。

[六] 癲癇：此條政和本草尚有熊脂。

[七] 莨蓎子：政和本草作「莨菪子」。後皆如此，不復出注。

[八] 殭蠶：政和本草作「白殭蠶」。後皆如此，不復出注。

[九] 牛豬犬齒：底本「牛豬」與「犬齒」分開爲兩條，據政和本草作「豬牛犬等齒」改。

[一〇] 喉痺痛：此條政和本草尚有苦竹葉。

[一一] 棗針：政和本草作「棘針」。嘉祐本草按語説：「本經『白棘一名棘針』，不主喉痹痛。棘刺花條末云『又有棗針，療喉痹不通』，此棘針字，當作棗針。」

[一二] 落石：政和本草作「絡石」。後皆如此，不復出注。

噎〔一〕　零羊角　通草　青竹茹　頭垢　蘆根　春杵糠〔二〕　牛齝〔三〕

鯁　◎狸頭骨　獺骨　鸕鷀骨

齒痛　◎當歸　◎獨活　◎細辛　◎椒　◎芎窮　◎附子　◎莽草　◎樊石〔四〕　蛇牀子　生地黄

莨菪子　◎雞舌香　車下李根　馬懸蹄　雄雀矢

口瘡〔五〕　黄連　黄蘗　升麻　大青　苦竹葉　蜜〔六〕　酪酥〔七〕　豉

吐唾血　羊角〔八〕　白膠　戎鹽　柏葉　艾葉　生地黄　大薊〔九〕　雞蘇〔一〇〕　蠐螬　◎飴糖　◎伏龍肝　黄土

鼻衄血〔一一〕　樊石　蒲黄　蝦蟇藍　◎大薊　◎雞蘇　艾〔一二〕　竹茹　燒〔一三〕蝟皮　燒髮〔一四〕　溺壍　桑耳

〔一〕噎：政和本草作「噎病」。

〔二〕春杵糠：政和本草作「春杵頭細糠」。

〔三〕牛齝：底本作「牛飴」，據政和本草改。

〔四〕樊石：政和本草作「礬石」。後皆如此，不復出注。

〔五〕口瘡：此條政和本草尚有龍膽。

〔六〕蜜：政和本草作「石蜜」。

〔七〕酥：底本作「蘇」，據政和本草改。

〔八〕羊角：政和本草作「羚羊角」。

〔九〕大薊：政和本草作「大小薊」。

〔一〇〕雞蘇：政和本草作「水蘇」。

〔一一〕鼻衄血：此條政和本草尚有藍、狗膽。

〔一二〕艾：政和本草作「艾葉」。

〔一三〕燒：政和本草無此字。

〔一四〕燒髮：政和本草作「燒亂髮」。

鼻齆　通草　細辛　桂　蕤核　薰草　苽蒂

鼻息肉　梨蘆　樊石　地膽　通草　白狗膽

耳聾〔一〕　慈石〔二〕　昌蒲　葱涕　雀腦　白鵝膏　鯉魚腦

目熱痛〔三〕　黄連　蕤核　石膽　空青　曾青　決明子　黄蘗　枝子　薺子　苦竹葉　雞子白　鯉魚膽　田中螺

目膚翳〔四〕　秦皮　細辛　真珠〔五〕　貝齒〔六〕　石決明　麝香　毒公〔七〕　伏翼　青羊膽　蠐螬汁

聲喑〔八〕啞　◎昌蒲　◎鍾乳　◎孔公孽　◎皂莢〔九〕　苦竹葉　麻油

面皯皰　菟絲子　麝香　熊脂　萎蕤〔一〇〕　槀本　木蘭　枝子　紫草　冬苽子〔一一〕

〔一〕耳聾：此條政和本草尚有絡石、白頸蚯蚓。

〔二〕慈石：政和本草作「磁石」。後皆如此，不復出注。

〔三〕目熱痛：政和本草作「目赤熱痛」。此條政和本草尚有車前子、菥蓂子。

〔四〕目膚翳：此條政和本草尚有菟絲子。

〔五〕真珠：底本作「真朱」，據政和本草改。後皆如此，不復出注。

〔六〕貝齒：政和本草作「貝子」。

〔七〕毒公：政和本草作「馬目毒公」。

〔八〕喑：政和本草作「音」。

〔九〕皂莢：政和本草作「皂角」。

〔一〇〕萎蕤：政和本草作「女萎」。

〔一一〕冬苽子：政和本草作「白瓜子」。

髮禿落　桑上寄生　◎秦椒　荆子[一]　桑根白皮　桐葉　麻子人[二]　棗根　松葉　鴈肪　馬鬐膏　豬脂膏[三]　雞肪

滅瘢　鷹矢白　白彊蠶　衣中白魚

金瘡　石膽　薔微[四]　地榆　◎艾葉　王不流行[五]　◎白頭公　鉤樟根[六]　◎石灰　狗頭骨

踒折　生鼠　◎生鼅　生地黄　烏雄雞血　烏雞骨[七]　李核人

瘀血[八]　蒲黄　虎魄　零羊角　牛膝　大黄　乾地黄　朴消　紫參　桃人　茅根　䗪蟲　䖟蟲　水蛭　蜚蠊

火灼[九]　柏皮[一〇]　生胡麻　鹽[一一]　豆醬　井底泥　黄芩　牛膝

[一] 荆子：嘉祐本草按語云：「本經有蔓荆、牡荆，此只言荆子，據朱字合是蔓荆子；及據唐本云『味苦、辛』，故定知非牡荆子矣。」

[二] 麻子人：政和本草作「麻子」。

[三] 豬脂膏：政和本草作「豬膏」。

[四] 薔微：政和本草作「薔薇」。

[五] 王不流行：政和本草作「王不留行」。後皆如此，不復出注。

[六] 鉤樟根：政和本草作「釣樟根」。

[七] 烏雞骨：底本作「烏賊雞骨」，據政和本草删「賊」字。

[八] 瘀血：此條政和本草尚有虎杖。

[九] 火灼：此條政和本草尚有醋、枝子。

[一〇] 柏皮：政和本草作「柏白皮」。

[一一] 鹽：嘉祐本草按語云：「食鹽，溫；光明鹽，平；緑鹽，平；大鹽，寒；戎鹽，寒。並無主火灼之文，不知此果何鹽也。」

癰疽　◎落石　◎黄耆　白斂　◎烏喙　通草　敗醬　白芨〔一〕　大黄　半夏　玄參　薔微〔二〕　鹿角

蝦蟆　土蜂房〔三〕　伏龍肝　甘蕉〔四〕根

惡瘡〔五〕　雄黄　雌黄　胡粉　◎流黄　礬石　◎石灰　◎松柏脂〔六〕　蛇牀子　地榆　水銀　蛇銜

白斂　漏蘆　䕡茹　黄蘗　◎占斯　雚菌　◎莽草　青葙〔七〕　白芨　練實〔八〕　及己　狼跋　桐葉　虎骨

梨蘆　狸骨　豬肚

漆瘡　蟹　茱萸皮　苦芙　雞子白　鼠查　秫米　井中苔蓱　杉材

癭瘤〔九〕　小麥　海藻　昆布　文蛤　海蛤　半夏　貝母　通草　松蘿　連翹　◎白頭公

瘻〔一〇〕　◎雄黄　◎礜石　恒山　狼毒　◎側子　連翹　王不流行　昆布　狸骨　班苗〔一一〕　蛇膽〔一二〕

〔一〕白芨：政和本草作「白及」。後皆如此，不復出注。

〔二〕薔微：政和本草作「薔蘼」。

〔三〕土蜂房：政和本草作「土蜂子」。

〔四〕蕉：底本作「隹」，據政和本草改。

〔五〕惡瘡：此條政和本草尚有鐵漿。

〔六〕松柏脂：政和本草作「松脂」。

〔七〕青葙：底本作「青相」，據政和本草作「青葙子」改。

〔八〕練實：政和本草作「楝實」。後「楝」皆如此，不復出注。

〔九〕癭瘤：此條政和本草尚有生薑。

〔一〇〕瘻：政和本草作「瘺瘡」。此條政和本草尚有鱉甲。

〔一一〕班苗：政和本草作「斑貓」。後皆如此，不復出注。

〔一二〕蛇膽：政和本草作「地膽」。

痔〔一〕　白桐葉　篇蓄〔二〕　蝟皮　豬懸蹄

脱肛〔三〕　鱉頭　卷柏　◎鐵精　生鐵　東壁土　蝸牛

䘌　青葙子　苦參　髯蛇膽〔四〕　蝮蛇膽　○大棗〔五〕　◎大蒜　鹽〔六〕

蚘蟲〔七〕　◎薏苡根　◎藋菌　◎乾漆　◎練根

寸白〔八〕　◎檳榔　無荑〔九〕　貫衆　狼牙　雷丸　茱萸根　青葙〔一〇〕　◎橘皮　牡桂〔一一〕　石榴根

○巴豆〔一二〕

虛勞男女〔一三〕　丹沙　空青　曾青〔一四〕　◎鍾乳　◎紫石〔一五〕　◎白石英　慈石　龍骨　黄耆　乾地黄

〔一〕痔：政和本草作「五痔」。此條政和本草尚有黄耆。

〔二〕篇蓄：政和本草作「萹蓄」。

〔三〕脱肛：底本作「脱工」，據政和本草改。

〔四〕髯蛇膽：政和本草作「蚺蛇膽」。

〔五〕大棗：政和本草無此二字。

〔六〕鹽：政和本草作「戎鹽」。

〔七〕蚘蟲：此條政和本草尚有茱萸根、艾葉。

〔八〕寸白：此條政和本草尚有榧子。

〔九〕無荑：政和本草作「蕪荑」。

〔一〇〕青葙：政和本草作「青葙子」。

〔一一〕牡桂：政和本草無此二字。

〔一二〕巴豆：政和本草無此二字。

〔一三〕虛勞男女：政和本草作「虛勞」。底本「男女」爲雙行小字，或許是「男女虛勞」之倒乙。此條政和本草尚有杜仲。

〔一四〕曾青：政和本草無此二字。

〔一五〕紫石：政和本草作「紫石英」。

伏苓　伏神　天門冬　麥門冬　署豫　石斛　人參　沙參　玄參　◎五味　◎從容[一]　續斷　澤瀉　牡厲　牡丹　勺藥　◎遠志　◎當歸　◎牡桂　◎五茄[二]　棘刺[三]　覆盆子　巴戟天　牛膝　柏子[四]　桑螵蛸　石龍芮　石南草[五]　桑根白皮　地膚子　菟絲子　乾漆　蛇牀子　車前子　苟起子[六]　苟起根　大棗　麻子　胡麻

陰痿[七]　白石英　◎陽起石　◎巴戟天　◎肉從容　◎五味　蛇牀子　地膚子　鐵精　白馬莖

陰頹[八]　海藻　◎鐵精　狸陰莖　狐陰莖[九]　蜘蛛　蒺蔾[一〇]　鼠陰

囊濕[一一]　◎五茄　槐枝　黄蘗　◎虎掌

[一] 從容：政和本草作「肉蓯蓉」。

[二] 五茄：政和本草作「五加皮」。後皆如此，不復出注。

[三] 棘刺：政和本草作「白棘」。

[四] 柏子：政和本草作「柏實」。

[五] 石南草：政和本草作「石南」。

[六] 苟起子：政和本草作「枸杞子」。此後「苟起根」同。

[七] 陰痿：此條政和本草尚有菟絲子、原蠶蛾、狗陰莖、雀卵。

[八] 陰頹：政和本草作「陰㿉」。

[九] 莖：底本缺，據政和本草補。

[一〇] 蒺蔾：政和本草作「蒺藜」。

[一一] 囊濕：此條政和本草尚有菴蕳子、蛇牀子、牡礪。

泄精〔一〕　韮子〔二〕　白龍骨　◎鹿茸　牡厲　桑螵蛸　車前子葉　澤寫〔三〕　石榴皮　獐骨〔四〕

好眠　通草　◎孔公孽　馬頭骨　牡鼠目茶茗

不得眠〔五〕　酸棗〔六〕　榆葉

腰痛〔七〕　杜仲　萆解　◎猗脊　梅實　鱉甲　五茄

婦人崩中〔八〕　石膽　禹餘粮　赤石脂　代赭　牡厲　龍骨　白殭蠶　牛角鰓　烏賊　魚骨　蒲黄　乾地黄　紫葳　桑耳　黄蘗　白茅根　艾葉　鱓甲　鱉甲　馬蹄甲〔九〕　白膠　◎丹雄雞　阿膠　鬼箭　鹿茸　◎大小薊根　馬通　伏龍肝

月閉　鼠婦　䗪蟲　䖟蟲　水蛭　蠐螬　桃核人〔一〇〕　狸陰莖　土苽根　牡丹　牛膝　◎占斯　◎虎杖　◎陽起石　桃毛　◎白惡〔一一〕　朱點爲熱〔一二〕　銅鏡鼻

〔一〕泄精：政和本草作「洩精」。

〔二〕韮子：政和本草作「韭子」。

〔三〕澤寫：政和本草作「澤瀉」。

〔四〕獐骨：底本作「鹿章骨」，應是「麞骨」之訛寫，據政和本草作「獐骨」改。

〔五〕不得眠：此條政和本草尚有細辛。

〔六〕酸棗：政和本草作「酸棗人」。後皆如此，不復出注。

〔七〕腰痛：此條政和本草尚有菝葜、爵牀。

〔八〕婦人崩中：此條政和本草尚有生地黄。

〔九〕馬蹄甲：政和本草作「馬蹄」。

〔一〇〕桃核人：政和本草作「桃人」。

〔一一〕白惡：政和本草作「白堊」。後皆如此，不復出注。

〔一二〕朱點爲熱：政和本草無此四字。

無子　紫石　鍾乳　陽起石　紫威〔一〕　卷柏　桑螵蛸　艾〔二〕　秦皮

安胎〔三〕　紫威　白膠　阿膠

墮胎〔四〕　雄黄　水銀　胡粉　飛生蟲　溲疏　大戟　雌黄　◎巴豆　◎冶葛　梨蘆　牡丹　牛膝

桂　皂莢　蔄茹　◎躑躅　鬼箭　槐子　薏苡根〔五〕　瞿麥　◎附子　◎天雄　◎烏頭　◎烏喙　◎側子

◎吴公　地膽　班苗　◎芫青　亭長　水蛭　寅蟲　䗪蟲　蠐螬　螻蛄　蝟皮　蜥蜴　蛇蜕　○朴消

蟹爪　○芒消

難産〔六〕　槐子　桂　滑石　貝母　蒺梨　皂莢　酸醬子〔七〕　蚱蟬　螻蛄　鼺鼠　生鼠肝　◎烏雄雞

肝血〔八〕　弓弦〔九〕　馬銜

産後病　乾地黄　秦椒　敗醬　澤蘭　地榆　大豆

〔一〕紫威：政和本草作「紫葳」。後皆如此，不復出注。

〔二〕艾：政和本草作「艾葉」。

〔三〕安胎：此條政和本草尚有桑上寄生、鯉魚、烏雌雞、葱白。

〔四〕墮胎：此條政和本草尚有牛黄。

〔五〕薏苡根：政和本草作「薏苡」。

〔六〕難産：此條政和本草尚有敗醬、榆皮、蛇蜕。

〔七〕酸醬子：政和本草作「酸漿」。

〔八〕烏雄雞肝血：底本「肝血」爲雙行小字，似表示烏雄雞肝與烏雄雞血，政和本草作「烏雄雞冠血」。

〔九〕弓弦：政和本草作「弓弩弦」。

下乳汁　鍾乳　漏蘆　蠐螬　栝樓子[一]　土苽蒂[二]　豬狗四足[三]

中蠱　桔梗　◎鬼臼　馬目毒公　犀角　班苗　◎芫青　亭長[四]　◎射罔　鬼督郵　◎白蘘荷　敗

鼓皮　藍子[五]

【箋疏】

陶弘景開創的諸病通用藥爲後世本草延續繼承，並加以補充，嘉祐本草將這些内容稱爲「通用藥」，本草綱目稱之爲「百病主治藥」，今天通常稱爲「諸病通用藥」。設立諸病通用藥的目的，如前所説，在於方便醫生臨牀處方時迅速獲得信息；更深刻的原因則恐與本草經集注的編輯體例有關。此書以藥物的自然屬性作爲一級分類，檢索藥物固然方便，但對臨牀使用而言，則顯得混亂，難於搜尋。爲了彌補這一缺點，方便臨牀醫生查找藥物，陶弘景在本草經集注序録中設立諸病通用藥板塊，其實可以看作「以治療疾病爲主題詞的藥名索引」。

解毒[六]

[一] 栝樓：政和本草作「括樓」。

[二] 土苽蒂：政和本草作「土瓜根」。

[三] 豬狗四足：政和本草作「狗四足、豬四足」。

[四] 亭長：政和本草作「葛亭長」。

[五] 藍子：政和本草作「藍實」。

[六] 解毒：政和本草作「解百藥及金石等毒例」，與前諸病通用藥並列。

蛇虺百蟲毒〔一〕　用〔二〕雄黄、巴豆、麝香。
蜈蚣毒　用桑汁若〔三〕煮桑根汁、
蜘蛛毒　用藍青、鹽〔四〕、射香〔五〕。
蜂毒　用蜂房、藍青〔六〕。
猘毒〔七〕　用杏人、礬石。
惡氣障毒百毒〔八〕　用犀角、零羊角、雄黄、麝香。
喉痹腫邪氣惡毒入腹〔九〕　用升麻、夜干。
風腫毒腫　用五香〔一〇〕及紫檀〔一一〕。

〔一〕蛇虺百蟲毒：此條政和本草尚有丹砂、乾薑。
〔二〕用：政和本草無此字。後皆如此，不復出注。
〔三〕若：政和本草作「及」。
〔四〕鹽：政和本草無此。
〔五〕射香：政和本草作「麝香」。
〔六〕藍青：政和本草作「藍青汁」。
〔七〕猘毒：此條政和本草尚有韭根、人屎汁。
〔八〕惡氣障毒百毒：政和本草作「惡氣瘴毒」。
〔九〕喉痹腫邪氣惡毒入腹：此條政和本草尚有犀角。
〔一〇〕五香：政和本草作「沉香、木香、薰陸香、雞舌香、麝香」。
〔一一〕紫檀：政和本草作「紫檀香」。

百病藥毒[一]　用甘草、薺苨、大小豆汁、藍汁及實皆解之[二]。

射罔毒　用藍汁、大小豆汁、竹瀝、大麻子汁、六畜血、貝齒屑、葍核屑[三]、蚯蚓屑[四]、藕菱汁并解之[五]。

冶葛毒　用雞子[六]、糞汁[七]、葛根汁、甘草汁、鵯頭熱血[八]、溫豬膏并解之[九]。若已死口噤者，以大竹筒注兩脅若齊上，冷水内筒中，暖輒易[一〇]。口須臾開，開即内藥，便活[一一]。

斑苗、芫青毒　用豬膏、大豆汁、戎鹽、藍汁及[一二]鹽湯煮豬膏及巴豆并解之[一三]。

狼毒毒[一四]　用藍汁、白斂及鹽汁、木占斯解之。

躑躅毒　用支子[一五]汁解之。

〔一〕百病藥毒：政和本草作「百藥毒」，即百種藥毒之義，疑底本衍「病」字。

〔二〕及實皆解之：政和本草作「藍實」。後政和本草皆無「解之」字樣，不復出注。

〔三〕葍核屑：政和本草作「葍根屑」。

〔四〕蚯蚓屑：政和本草作「蚯蚓屎」。

〔五〕菱汁并解之：政和本草作「芰汁」。

〔六〕雞子：政和本草作「雞子清」。但考慮到政和本草缺「糞汁」，或許是「雞子、糞清」脱漏「糞」字，成爲「雞子清」。

〔七〕糞汁：政和本草無此二字。

〔八〕鵯頭熱血：政和本草作「鴨頭熱血」。後「鵯」字皆同，不復出注。

〔九〕溫豬膏并解之：政和本草作「豬膏」。

〔一〇〕注兩脅若齊上冷水内筒中暖輒易：政和本草作「盛冷水注兩脅及臍上暖輒易之」。

〔一一〕開即内藥便活：政和本草作「開則内藥藥入口便活矣用薺苨汁解之」。

〔一二〕及：政和本草無此字。後皆如此，不復出注。

〔一三〕及巴豆并解之：政和本草作「巴豆」。

〔一四〕狼毒毒：此條政和本草尚有杏人。

〔一五〕支子：政和本草作「梔子」。

巴豆毒　用煮黄連汁、大豆汁、生藿汁、昌蒲屑汁、煮寒水石汁并解之。

藜蘆毒　用雄黄屑〔一〕、煮葱汁溫湯并解之。

雄黄毒　用防己。

蜀椒毒〔二〕　用葵子汁、煮〔三〕桂汁、豉汁、人溺及冷水及飡土〔四〕、食蒜，雞毛燒咽〔五〕并解之。

半夏毒　用生薑汁、煮乾薑汁并解之。

礬石毒　用大豆汁、白鵝〔六〕膏并解之。

芫花毒　用防風、防己、甘草、桂汁并解之。

烏頭、天雄、附子毒　用大豆汁、遠志、防風、棗肌、飴糖并解之。

大戟毒　用昌蒲汁解之。

桔梗毒　用粥〔七〕解之。

杏人毒　用藍子汁解之。

〔一〕雄黄屑：政和本草作「雄黄」。

〔二〕蜀椒毒：此條前政和本草有「甘遂毒（用）大豆汁」。

〔三〕煮：政和本草無此字。

〔四〕飡土：政和本草作「土漿」。

〔五〕雞毛燒咽：政和本草作「雞毛燒吸煙及水調服」。

〔六〕鵝：底本缺，據政和本草補。

〔七〕粥：政和本草作「白粥」。

諸菌毒　掘地作坎〔一〕，以水沃中，攪令濁，俄頃飲之。名地漿也〔二〕。

防葵毒〔三〕　用葵根汁解之。

莨菪毒　用薺苨、甘草〔四〕、升麻〔五〕、犀角、蟹〔六〕并解之。

馬刀毒　用清水解之。

野芋毒　用土漿及糞汁〔七〕并解之。

雞子毒　用淳酢〔八〕解之。

鐵毒　用慈石解之。

食金銀毒　服水銀數兩即出。又〔九〕鵯血及雞子汁，又水淋雞矢汁并解之。

〔一〕坎：政和本草作「坑」。

〔二〕名地漿也：政和本草作「名曰地漿」，爲小字。

〔三〕防葵毒：此條開寶本草按語説：「按，防葵本經無毒，試用亦無毒，今用葵根汁，應是解狼毒浮者爾。」嘉祐本草不同意此説，有云：「臣禹錫等謹按，蜀本云『防葵，傷火者不可服，令人恍惚』，故以解之。」

〔四〕甘草：政和本草作「甘草汁」。

〔五〕升麻：政和本草無此二字。

〔六〕蟹：政和本草作「蟹汁」。

〔七〕糞汁：政和本草作「人糞汁」。

〔八〕酢：政和本草作「醋」。

〔九〕又：政和本草無此。後「又」字皆同，不復出注。

食諸肉馬肝漏脯中毒〔一〕　生韭汁、燒豬骨末〔二〕。又頭垢，燒犬矢酒服之〔三〕，豉汁亦佳。

食諸魚中毒〔四〕　煮橘皮及生蘆笋〔五〕根汁，煮朴消汁、大黄汁、燒末鮫魚皮並佳〔六〕。

食蟹中毒〔七〕　擣生蘇汁，煮乾蘇汁及屑，冬瓜汁并佳。

食諸菜中毒〔八〕　以甘草、貝齒、胡粉〔九〕三種末，水和服之。小兒溺、乳汁服二升亦〔一〇〕佳。

飲食中毒煩滿〔一一〕　煮苦參〔一二〕飲之，令吐出〔一三〕。

食〔一四〕石藥中毒　白鴨矢汁解之，人參亦佳〔一五〕。

〔一〕食諸肉馬肝漏脯中毒：此條政和本草尚有韭根燒末。

〔二〕燒豬骨末：底本作「燒末豬骨」，據政和本草改。

〔三〕之：政和本草無此字。

〔四〕食諸魚中毒：此條政和本草尚有大豆汁、馬鞭草汁。

〔五〕蘆笋：政和本草作「蘆葦」。

〔六〕並佳：底本作「並桂」，據文義改。政和本草無此二字。

〔七〕食蟹中毒：政和本草此條作「生藕汁、煮乾蒜汁、冬瓜汁」，小字「一云：生紫蘇汁，藕屑及乾蘇汁」。

〔八〕中毒：政和本草作「毒」。

〔九〕胡粉：底本作「粉」，據政和本草補。

〔一〇〕亦：政和本草無此字。

〔一一〕煩滿：政和本草作「心煩滿」。

〔一二〕苦參：政和本草作「苦參汁」。

〔一三〕令吐出：此後政和本草有「即止」二字。

〔一四〕食：政和本草作「服」。

〔一五〕亦佳：政和本草作「汁」。

服藥過劑悶亂者　吞雞子黃，又藍汁，又水和胡粉，又地漿〔一〕，又蘘荷汁，又粳米瀋〔二〕汁，又豉汁，又乾薑、黃連屑，又飴糖，又水和胡粉〔三〕飲之皆良〔四〕。

【箋疏】

緊接在諸病通用藥「中蠱」之後的「解毒」，在敦煌本本草經集注序錄爲連續抄寫，看似諸病通用藥的一部分，但從句法來看，每條都以某某毒用某某藥解之的方式敘述，應該是「錄」的第二部分，後來新修本草或宋代本草爲其加上「解百藥及金石等毒例」的標題，使層次更加分明。

本草經集注「解毒」標題下條例各類中毒之解救藥物，按中毒類型大致分爲蟲蛇咬傷、山嵐瘴氣及外毒入裏、毒藥中毒、食物中毒、藥物過量等情況。

服藥忌食〔五〕

有朮，勿食桃、李及雀肉、葫蒜〔六〕、青魚鮓〔七〕。

〔一〕地漿：政和本草作「土漿」。
〔二〕瀋：底本作「潘」，據文義改。政和本草作「粉」。
〔三〕胡粉：政和本草作「葛粉」。
〔四〕之皆良：政和本草無此三字。
〔五〕服藥忌食：政和本草作「服藥食忌例」。此段政和本草尚有「有地黃，勿食蕪荑。有鱉甲，勿食莧菜。有天門冬，勿食鯉魚」。
〔六〕葫蒜：政和本草作「胡荽大蒜」。
〔七〕青魚鮓：此後政和本草有「等物」兩字。

服藥〔一〕有巴豆，勿食蘆笋羹及豬肉〔二〕。
有黄連、桔梗，勿食豬肉。
有半夏、昌蒲，勿食飴糖及羊肉。
有細辛，勿食生菜。
有甘草，勿食菘菜。
有藜蘆，勿食狸肉。
有牡丹，勿食生葫蒜〔三〕。
有當陸，勿食犬肉。
有恒山，勿食葱菜〔四〕。
有空青、朱沙，勿食生血物。
有伏苓，勿食諸酢〔五〕物。
服藥不可多食生葫蒜〔六〕，雜生菜。

〔一〕服藥：政和本草無此兩字。
〔二〕豬肉：政和本草作「野豬肉」。
〔三〕葫蒜：政和本草作「胡荽」。
〔四〕葱菜：政和本草作「生葱生菜」。
〔五〕諸酢：政和本草作「醋」。
〔六〕葫蒜：政和本草作「胡荽及蒜」。

服藥〔一〕不可多〔二〕食諸滑物菓實菜〔三〕。

服藥不可多食肥豬、犬肉、肥羹〔四〕及魚臊膾〔五〕。

服藥通忌見死尸及產婦淹穢事。

【箋疏】

此爲服藥期間的禁忌，以食物禁忌爲主，故用「服藥忌食」爲題，是「録」的第三部分。

藥不宜入湯酒者〔六〕

朱沙〔七〕　雌〔八〕黄　雲母　陽起石〔九〕　樊石〔一〇〕　流黄〔一一〕　鍾乳入酒　孔公孽入酒　礜石〔一二〕　銀屑　銅鏡

〔一〕服藥：政和本草作「又」。下一「服藥」同此，不復出注。
〔二〕多：政和本草無此字。
〔三〕菜：政和本草作「等」。
〔四〕肥羹：政和本草作「油膩肥羹」。
〔五〕及魚臊膾：政和本草作「魚膾腥臊等物」。
〔六〕藥不宜入湯酒者：此前政和本草有「凡」字。
〔七〕朱沙：政和本草有小字注釋「熟入湯」。
〔八〕雌：政和本草作「雄」。
〔九〕陽起石：政和本草有小字注釋「入酒」。
〔一〇〕樊石：政和本草有小字注釋「入酒」。
〔一一〕流黄：政和本草有小字注釋「入酒」。
〔一二〕礜石：政和本草有小字注釋「入酒」。

鼻　白堊　胡粉　鉛丹鹵鹹〔一〕　石灰〔二〕　䔧灰

右石類〔三〕

冶葛　狼毒　毒公　鬼臼　莽草　巴豆　躑躅入酒〔四〕　蒴藋入酒　皂莢〔五〕　藋菌　䔧蘆　䕡茹　貫衆〔六〕　無荑　雷丸　狼牙　鳶尾　蒺䔧〔七〕　女苑　枲耳〔八〕　紫葳〔九〕　微銜〔一〇〕　白及　牡蒙　蜚廉〔一一〕　蛇銜　占斯　辛夷　石南草〔一二〕　虎掌　練實〔一三〕　虎杖入酒單浸　蓄根〔一四〕　羊桃〔一五〕　麻勃　苦瓠　苽蒂　陟

〔一〕鹵鹹：政和本草作「鹵鹽」，有小字注釋「入酒」。
〔二〕石灰：政和本草有小字注釋「入酒」。
〔三〕右石類：政和本草作「右一十七種石類」。
〔四〕入酒：政和本草無此二字。
〔五〕皂莢：政和本草有小字注釋「入酒」。
〔六〕貫衆：政和本草有小字注釋「入酒」。
〔七〕蒺䔧：政和本草有小字注釋「入酒」。
〔八〕枲耳：政和本草作「葈耳」。
〔九〕紫葳：政和本草有小字注釋「入酒」。
〔一〇〕微銜：政和本草有小字注釋「入酒」。
〔一一〕蜚廉：政和本草作「飛廉」。後皆如此，不復出注。
〔一二〕石南草：政和本草作「石南」，有小字注釋「入酒」。
〔一三〕練實：政和本草作「枳實」。
〔一四〕蓄根：政和本草作「蘆根」。
〔一五〕羊桃：政和本草有小字注釋「入酒」。

藿　狼跋子[一]　雲實　槐子[二]　地膚子　蛇牀子[三]　青葙子　茺蔚子　析冥子[四]　王不留行　菟絲子

入酒

右草木類[五]

蜂子　蜜蠟　白馬莖　狗陰[六]　雀卵　雞子　雄鵲　伏翼　鼠婦　樗雞　螢火　蠮螉　彊蠶　吳公

蜥蜴　班苗　芫菁　亭長　地膽　虻蟲　蜚蠊　螻蛄　馬刀　赭魁　蝦蟆　蝸牛　生鼠　生龜[七]　諸鳥獸[八]　蟲魚膏髓[九]　膽血矢溺

右蟲獸類[一〇]

【箋疏】

以上是「錄」的第四部分，羅列不宜入湯劑或酒劑的藥物，屬於調劑學方面的內容。

〔一〕狼跋子：政和本草作「狼跋」，有小字注釋「入酒」。
〔二〕槐子：政和本草有小字注釋「入酒」。
〔三〕蛇牀子：政和本草有小字注釋「入酒」。
〔四〕析冥子：政和本草作「菥蓂子」。後皆如此，不復出注。
〔五〕右草木類：政和本草作「右四十八種草木類」。
〔六〕狗陰：政和本草作「狗陰莖」。
〔七〕生龜：政和本草有小字注釋「入酒」。
〔八〕諸鳥獸：政和本草有小字注釋「入酒」。
〔九〕髓：政和本草作「骨髓」。
〔一〇〕右蟲獸類：政和本草作「右二十九種蟲獸類」。

尋萬物之性，皆有離合。虎嘯風生，龍吟雲起，慈石引針，虎魄拾芥。漆得蟹而散，麻得漆而踊〔一〕。桂得葱而軟，樹得桂而枯。戎鹽累卵，獺膽分盃。其〔二〕氣爽有相關感，多如此類，其理不可得而思〔三〕。至於諸藥，尤能遞爲利害，先聖既明言其〔四〕説，何可不詳而避之。世〔五〕人爲方，皆多漏略。若舊方已有此病，亦應改除；假令而〔六〕兩種，當〔七〕就其輕重，擇可除〔八〕而除之。傷寒赤散，吾恒不蔾蘆；斷下黄連丸，亦去其乾薑而施之；治〔九〕無不效。何急〔一〇〕强以相憎〔一一〕，苟令共事乎。相反爲害，深於相惡。相惡者，謂彼雖惡我，我無忿心，猶如牛黄惡龍骨，而龍骨得牛黄更良，此有以相〔一二〕制伏故也。相反者，則彼我交讎，必不宜合。今畫家用雌

〔一〕踊：政和本草作「湧」。
〔二〕戎鹽累卵獺膽分盃其：底本缺，據政和本草補。
〔三〕思：政和本草作「思之」。
〔四〕言其：政和本草作「有所」。
〔五〕世：政和本草作「時」。
〔六〕令而：政和本草作「如」。
〔七〕當：政和本草作「相當」。
〔八〕可除：政和本草無此二字。
〔九〕治：政和本草無此字。
〔一〇〕急：政和本草作「忽」。
〔一一〕憎：底本作「增」，據政和本草改。
〔一二〕相：政和本草無此字。

黃、胡粉相近，便自黯妬。粉得黃則〔一〕黑，黃得粉亦變，此蓋相反之徵〔二〕。藥理既昧，所以〔三〕人多輕之。今按〔四〕方處治，恐不必卒能〔五〕尋究本草，更復抄出其事在此，覽略看之，易可知驗。而本經有直云茱萸、門冬者，無以辨其〔六〕山、吳，天、麥之異，咸宜各題其條。又〔七〕有亂誤處，譬如海蛤之與鱓甲，畏惡正同；又〔八〕諸芝使署預，署預復使紫芝。計無應如此，而〔九〕不知何者是非。亦宜〔一〇〕併記，當便〔一一〕廣檢〔一二〕正之。又神農本經相使止〔一三〕各一種，兼以藥對參之乃有兩三，於事亦無嫌。其有云相得共治某病者，既非妨避之禁，不復疏出。

【箋疏】

藥物之間的配伍關係本見於每條藥物正文之後，陶弘景又將其集中在此，爲「錄」的第五部分，通常

〔一〕則：政和本草作「即」。
〔二〕徵：政和本草作「證也」。
〔三〕所：此後政和本草有「不效」兩字。
〔四〕按：底本作「案」，據政和本草改。
〔五〕恐不必卒能：政和本草作「必恐卒難」。
〔六〕其：政和本草無此字。
〔七〕又：政和本草作「人」，大觀本草作「又」。
〔八〕又：政和本草作「又有」。
〔九〕而：政和本草無此字。
〔一〇〕宜：政和本草作「且」。
〔一一〕便：政和本草作「更」。
〔一二〕檢：政和本草作「驗」。
〔一三〕止：政和本草作「正」。

稱作「畏惡七情表」，或「諸藥制使篇」。以上爲此篇之小序。

石上〔一〕

玉屑　惡鹿角。

玉泉　畏款冬花。

丹沙　惡慈石，畏鹹水。

水銀　惡〔二〕慈石。

曾青　惡菟〔三〕絲子。

石膽　水英爲之使〔四〕，畏牡桂、菌桂、芫花、辛夷、白微。

雲母　惡徐長卿〔五〕，澤寫爲之使，反流水，畏鱓甲〔六〕。

朴消　畏麥句薑。

〔一〕石上：政和本草作「玉石上部」。

〔二〕惡：政和本草作「畏」。

〔三〕惡菟：底本缺，據醫心方補。惡：政和本草作「畏」。

〔四〕爲之使：政和本草作「爲使」。後皆如此，不復出注。

〔五〕惡徐長卿：政和本草無此四字。醫心方今按云：「極要方：惡徐長卿。」

〔六〕反流水畏鱓甲：醫心方作「畏鮀甲反流水」，政和本草作「畏鮀甲及流水」。

消石　螢火[一]爲之使，惡苦參、苦菜，畏女苑、粥[二]。
樊石　甘草爲之使，畏牡厲。
芒消　石韋爲之使，畏[三]麥句薑。
滑石　石韋爲之使，惡曾青。
紫石英　長石爲之使，不欲鱓甲、黄連、麥句薑[四]，畏扁青、附子。
赤石脂　惡大黄，畏芫花。
白石英　惡馬目毒公。
黄石脂　曾青爲之使，惡細辛，畏蜚廉[五]。
太一禹[六]餘糧　杜仲爲之使，畏貝母、昌蒲、鐵落。
白石脂　鷰矢[七]爲之使，惡松脂，畏黄芩。
石中[八]

[一] 螢火：政和本草作「火」。
[二] 粥：政和本草無此字。
[三] 畏：政和本草作「惡」。醫心方作「畏」。
[四] 不欲鱓甲黄連麥句薑：政和本草在「畏扁青附子」後。
[五] 蜚廉：政和本草作「蜚蠊」。
[六] 禹：政和本草無此字。
[七] 鷰矢：政和本草作「鷰糞」。
[八] 石中：底本作「中」，爲醒目添「石」字，政和本草作「玉石中部」。後「石下」同，不復出注。

鍾乳　蛇牀爲之使，惡牡丹、玄石、牡蒙，畏紫石〔一〕、蘘草。

殷孽　惡朮、防己〔二〕。

孔公孽　木蘭之爲使，惡細辛。

慈石　茈胡爲之使，惡牡丹、莽草〔三〕，畏黄石脂，殺鐵毒〔四〕。

凝水石　畏地榆，解巴豆毒。

石膏　雞子爲之使，惡莽草、毒公。

陽起石　桑螵蛸爲之使，惡澤寫、菌桂、雷丸，蛇蜕皮，畏菟絲。

玄石　惡松脂、柏子、菌桂。

理石　滑石爲之使，畏麻黄。

石下

青瑯玕　得水銀良，畏烏〔五〕雞骨，殺錫毒。

礜石　得火良，棘針爲之使，惡毒公、虎掌、鶩矢、細辛，畏水。

方解石　惡巴豆。

〔一〕紫石：政和本草作「紫石英」。

〔二〕惡朮防己：政和本草作「惡防己畏朮」。

〔三〕惡牡丹莽草：政和本草在「畏黄石脂」後。

〔四〕殺鐵毒：政和本草無此三字。醫心方作「殺鐵毒」。

〔五〕烏：政和本草無此字。

代赭　畏天雄。

大鹽　漏蘆爲之使。

特生礜石　火練之〔一〕良，畏水。

草上〔二〕

六芝　署預爲之使，得髮良，惡恒山，畏扁青、茵陳蒿。

伏苓、伏神　馬間爲之使，惡白斂，畏牡蒙、地榆、雄黃、秦膠、龜甲。

柏子　牡厲、桂、苽子爲之使，惡〔三〕菊花、羊蹄、諸石、麵麴〔四〕。

天門冬　垣衣、地黃爲之使，畏曾青、青耳〔五〕。

麥門冬　地黃、車前爲之使，惡款東花、苦瓠，畏苦參、青蘘、青耳〔六〕。

朮　防風、地榆爲之使。

女萎〔七〕　畏鹵鹹。

〔一〕火練之：政和本草作「得火」。醫心方亦作「火練之」。

〔二〕草上：政和本草分化爲「草藥上部」與「木藥上部」。

〔三〕惡：政和本草作「畏」。醫心方亦作「惡」。

〔四〕麵麴：底本作「皮麵」，據政和本草改。

〔五〕青耳：政和本草無此二字。

〔六〕青耳：政和本草無此二字。

〔七〕女萎：政和本草作「女萎萎蕤」。

乾地黄　得麥門冬、清〔一〕酒良，惡貝母，畏無荑。

昌蒲　秦膠、秦皮爲之使，惡地膽、麻黄去節〔二〕。

遠志　得伏苓、冬葵、龍骨良，畏真珠、蜚廉〔三〕、藜蘆、蠐螬〔四〕，殺天雄、附子毒。

澤寫　畏海蛤、文蛤。

署預　紫芝爲之使，惡甘遂。

菊花　朮、苟杞根、桑根白皮爲之使。

甘草　朮、乾〔五〕漆、苦參爲之使，惡遠志，反甘遂、大戟、芫花、海藻〔六〕。

人參　伏苓爲之使，惡溲疏，反藜蘆。

石斛　陸英爲之使，惡凝水石、巴豆，畏彊蠶、雷丸。

石龍芮　大戟爲之使，畏蛇蜕、茱萸〔七〕。

落石　杜仲、牡丹爲之使，惡鐵落、昌蒲、貝母〔八〕。

〔一〕清：底本作「漬」，據政和本草改。

〔二〕去節：政和本草無此二字，疑是衍文。

〔三〕蜚廉：政和本草作「蜚蠊」。

〔四〕蠐螬：政和本草作「齊蛤」。政和本草「畏真珠」句在「殺天雄附子毒」後。

〔五〕乾：底本作「干」，據政和本草改。後皆如此，不復出注。

〔六〕海藻：底本作「藻海」，據政和本草改。

〔七〕茱萸：政和本草作「吴茱萸」。

〔八〕昌蒲貝母：政和本草作「畏昌蒲貝母」。

龍膽　貫衆爲之使，惡防葵、地黄。

牛膝　惡螢火、龜甲、陸英，畏白前。

杜仲　惡蛇皮〔一〕、玄參。

乾漆　半夏爲之使，畏雞子。

細辛　曾青、桑根白皮〔二〕爲之使，反梨蘆〔三〕，惡狼毒、山茱萸、黄耆，畏滑石、消石。

獨活　蠡實爲之使。

茈胡　半夏爲之使，惡皂莢，畏女菀、梨蘆。

酸棗　惡防己。

槐子　景天爲之使。

菴蕳〔四〕子　荆子、薏苡爲之使。

蛇牀子　惡巴豆〔五〕、牡丹、貝母。

菟絲子　宜丸不宜煮〔六〕。得酒良，署預、松脂爲之使，惡雚菌。

〔一〕蛇皮：政和本草作「蛇蜕」。

〔二〕桑根白皮：政和本草作「桑根」。

〔三〕反梨蘆：政和本草在句末。

〔四〕蕳：底本作「蘆」，據政和本草改。

〔五〕巴豆：政和本草「巴豆」在「牡丹」之後。

〔六〕宜丸不宜煮：政和本草無此五字。

析冥子　得荆實〔一〕、細辛良，惡乾薑、苦參。

蒺梨子　烏頭爲之使。

茜根　畏鼠姑〔二〕。

天名精　垣衣〔三〕爲之使。

牡荆實　防風爲之使，惡石膏。

秦椒　惡栝樓、防葵，畏雌黄。

蔓荆實〔四〕　惡烏頭、石膏。

辛夷　穹窮〔五〕爲之使，惡五石脂，畏昌蒲〔六〕、黄連、石膏、黄環。

草中〔七〕

當歸　惡藺茹，畏昌蒲、海藻、牡蒙。

防風　惡乾〔八〕薑、梨蘆、白斂、芫花，殺附子毒。

〔一〕荆實：政和本草作「荆子」。

〔二〕鼠姑：底本作「鼠始」，據政和本草改。

〔三〕垣衣：底本作「恒衣」，據政和本草改。

〔四〕蔓荆實：政和本草作「蔓荆子」。

〔五〕穹窮：政和本草作「芎藭」。後皆如此，不復出注。

〔六〕昌蒲：政和本草此後有「蒲黄」。

〔七〕草中：底本作「中」，爲醒目添「草」字，政和本草作「草藥中部」「木藥中部」。後「草下」同，不復出注。

〔八〕乾薑：底本作「干畺」，據前後「乾薑」改。

秦朻〔一〕　昌蒲爲之使。

黃耆　惡龜甲。

吳茱萸　蓼實爲之使，惡丹參，消石、白惡，畏紫石英。

黃芩　山茱萸、龍骨爲之使，惡葱實，畏丹參〔二〕、牡丹、梨蘆。

黃連　黃芩、龍骨、理石爲之使，惡菊花、芫花、玄參、白鮮，畏款冬，勝烏頭，解巴豆毒。

五味　從容爲之使，惡萎蕤，勝烏頭。

決明子　著實〔三〕爲之使，惡大麻子。

勺藥　須丸〔四〕爲之使，惡石斛、芒消，畏消石、鱉甲、小薊，反梨蘆。

桔梗　節皮爲之使，畏白及、龍膽、龍眼。

穹窮　白芷爲之使，惡黃連〔五〕。

稾〔六〕本　惡藺茹。

麻黃　厚朴爲之使，惡辛夷、石韋。

葛根　殺冶葛、巴豆、百藥毒。

〔一〕秦朻：政和本草作「秦艽」。

〔二〕丹參：政和本草作「丹砂」。醫心方亦作「丹沙」。

〔三〕著實：政和本草作「蓍實」。

〔四〕須丸：底本作「須須丸」，據政和本草改。

〔五〕惡黃連：政和本草無此三字，嘉祐本草引新修本草云：「惡黃連。」

〔六〕稾：底本作「膏」，據前後「稾本」改。

前胡　半夏爲之使，惡皂莢，畏梨蘆。

貝母　厚朴、白微爲之使，惡桃花，畏秦椒〔一〕、礜石、莽草，反烏頭。

栝樓　苟杞爲之使，惡乾薑，畏牛膝、乾漆，反烏頭。

丹參　畏鹹水，反梨蘆。

厚朴　乾薑爲之使，惡澤寫、寒水石、消石。

玄參　惡黄耆、乾薑、大棗、山茱萸，反梨蘆。

沙參　惡防己，反梨蘆。

苦參　玄參爲之使，惡貝母、漏盧、菟絲子，反梨蘆。

續斷　地黄爲之使，惡雷丸。

山茱萸　蓼實爲之使，惡桔梗、防風、防己。

桑根白皮　續斷、桂、麻子爲之使。

狗脊　萆解爲之使，惡敗醬。

萆解　薏苡爲之使，畏葵根、大黄、茈胡、牡厲、前胡。

石韋　杏人〔二〕爲之使，得昌蒲良。

瞿麥　蘘草、牡丹爲之使，惡桑螵蛸。

〔一〕秦椒：政和本草作「秦艽」。醫心方亦作「秦艽」。

〔二〕杏人：此前政和本草有「滑石」二字。

秦皮　大戟爲之使，惡茱萸。

白芷　當歸爲之使，惡旋復花。

杜若　得辛夷、細辛良，惡茈胡、前胡。

黄蘗　惡乾漆。

白微　惡黄耆、乾薑〔一〕、乾漆、大棗、山茱萸。

支子　解躑躅毒。

紫菀　款冬爲之使，惡天雄、瞿麥、雷丸、遠志，畏茵陳。

白鮮　惡桑螵蛸、桔梗、伏苓、萆解。

薇銜　得秦皮良。

井水藍〔二〕　殺巴豆、冶葛諸毒。

海藻　反甘草。

乾薑　秦椒爲之使，惡黄芩〔三〕、天鼠矢，殺半夏、莨菪毒。

草下

大黄　黄芩爲之使，所無畏〔四〕。

〔一〕乾薑：此前政和本草有「大黄大戟」四字。

〔二〕井水藍：政和本草無此條，但該書卷九井中苔及萍條云：「井中藍，殺野葛、巴豆諸毒。」

〔三〕黄芩：此前政和本草有「黄連」兩字。

〔四〕所無畏：政和本草無此三字。醫心方作「無所畏」。

蜀椒　杏人爲之使，畏橐吾〔一〕。

巴豆　芫花爲之使，惡蘘草，畏大黄、黄連、梨蘆〔二〕。

甘遂　苽蒂爲之使，惡遠志，反甘草。

亭歷　榆皮爲之使，得酒良，惡彊蠶、石龍芮。

大戟　反甘草。

澤漆　小豆爲之使，惡署預。

芫花　決明爲之使，反甘草。

鉤吻　半夏爲之使，惡黄芩。

狼毒　大豆爲之使，惡麥句薑，是天名精〔三〕。

鬼臼　畏〔四〕垣衣。

天雄　遠志爲之使，惡腐婢。

烏頭、烏喙　莽草爲之使，反半夏、栝樓、貝母、白斂、白及。惡梨蘆。

附子　地膽爲之使，惡吳公，畏防風、甘草、黄耆、人參、烏韮、大豆。

〔一〕橐吾：政和本草作「款冬」。醫心方作「橐吾」。

〔二〕梨蘆：此後政和本草有「殺斑貓毒」四字。

〔三〕是天名精：政和本草無此四字。按，麥句薑爲天名精别名。

〔四〕畏：底本作「鬼」，據政和本草改。

皂莢　青葙子〔一〕爲之使，惡麥門冬，畏空青、人參、苦參。

蜀漆　栝樓爲之使，惡貫衆。

半夏　射干爲之使，惡皂莢，畏雄黄、生薑、乾薑、秦皮、龜甲，反烏頭。

款冬　杏人爲之使，得紫菀良，惡皂莢、消石、玄參，畏貝母、辛夷、麻黄、黄芩、黄連〔二〕、青葙。

牡丹　畏菟絲子。

防己　殷孽爲之使，惡細辛，畏萆解，殺雄黄毒。

黄環　鳶尾爲之使，惡伏苓〔三〕。

巴戟天　覆盆爲之使，惡朝生、雷丸、丹參。

石南草　五茄爲之使。

女菀　畏鹵鹹。

地榆　得髮良，惡麥門冬〔四〕。

五茄〔五〕　遠志爲之使，畏蛇皮、玄參。

澤蘭　防己爲之使。

〔一〕青葙子：政和本草作「柏實」。

〔二〕黄連：此後政和本草有「黄耆」二字。

〔三〕伏苓：此後政和本草有「防己」。

〔四〕得髮良惡麥門冬：底本殘爛，據政和本草補。

〔五〕五茄：底本殘爛，醫心方地榆後爲五茄，底本所存畏惡殘文亦合，因據補。

紫參　畏辛夷。

雚菌　得酒良，畏雞子〔一〕。

雷丸〔二〕　荔實、厚朴爲之使，惡葛根。

貫衆　雚菌爲之使。

狼牙　無荑爲之使，惡〔三〕地榆、棗肌〔四〕。

梨蘆〔五〕　黄連爲之使，反細辛、芍藥、五參，惡大黄。

蕳茹　甘草爲之使，惡麥門冬。

白斂　代赭爲之使，反烏頭〔六〕。

白及〔七〕　紫石爲之使，惡理石、李核人、杏人。

占斯　解狼毒毒。

蜚廉〔八〕　得烏頭良，惡麻黄。

〔一〕得酒良畏雞子：底本殘爛，據政和本草補。

〔二〕雷丸：底本殘爛，所存畏惡殘文與雷丸合，且醫心方雷丸亦在草下，因據補。

〔三〕之使惡：底本殘爛，據醫心方補。

〔四〕肌：底本殘爛，據醫心方補。

〔五〕梨蘆：底本殘爛，所存畏惡殘文與藜蘆合，因據醫心方補。

〔六〕代赭爲之使反烏頭：底本殘爛，據醫心方補。

〔七〕白及：底本殘爛，所存畏惡殘文與白及合，因據醫心方補。

〔八〕蜚廉：政和本草作「飛廉」。醫心方亦作「蜚廉」。

淫羊藿〔一〕　署預爲之使。
虎〔二〕掌　蜀漆爲之使，畏莽草。
欒花　決明爲之使。
蕈草〔三〕　樊石爲之使〔四〕。
藎草〔五〕　畏鼠婦。
恒山　畏玉札。
夏枯草　土苽爲之使。
戈共〔六〕　畏玉札、蜚廉。
溲疏　漏蘆爲之使〔七〕。

蟲上〔八〕

龍骨〔九〕　得人參、牛黄良，畏石膏。

〔一〕淫羊藿：底本殘爛，醫心方草下尚有淫羊藿不見於底本，字數與空缺相符，因據補。
〔二〕虎：底本殘爛，據醫心方補。
〔三〕蕈草：政和本草無此條，醫心方有之。
〔四〕樊石爲之使：底本殘爛，據醫心方補。
〔五〕藎草：底本殘爛，醫心方草下尚有藎草不見於底本，底本存「鼠」字下半，與藎草畏惡相符，因據補。
〔六〕戈共：政和本草、醫心方皆無此條。藥名據政和本草有名未用作「弋共」。
〔七〕漏蘆爲之使：底本殘爛，據醫心方補。
〔八〕蟲上：底本殘爛，據醫心方補。政和本草分化爲「獸上部」「蟲魚上部」。
〔九〕龍骨：底本殘爛，所存畏惡殘文與龍骨合，因據醫心方補。

龍角　畏乾漆、蜀椒、理石。

牛黄　人參爲之使，惡龍骨、地黄、龍膽、蜚蠊，畏牛膝〔一〕。

蠟蜜〔二〕　惡芫花、齊蛤。

蜂子　畏黄芩、勺藥、牡蠣。

白膠　得火良，畏大黄〔三〕。

阿膠〔四〕　得火良，畏大黄。

牡厲　貝母爲之使，得甘草、牛膝、遠志、蛇牀〔五〕良，惡麻黄、茱萸〔六〕、辛夷。

蟲中〔七〕

羖羊角　菟絲子爲之使。

犀角　松脂爲之使，惡雚菌、雷丸。

鹿茸　麻勃爲之使。

鹿角　杜仲爲之使。

〔一〕人參爲之使惡龍骨地黄龍膽蜚蠊畏牛膝：底本殘爛，據醫心方補。

〔二〕蠟蜜：政和本草作「蜜蠟」。醫心方亦作「蠟蜜」。

〔三〕得火良畏大黄：底本殘爛，據醫心方補。

〔四〕阿膠：底本殘爛，據醫心方白膠後爲阿膠，且尚存畏惡「良」字下半，因據補。

〔五〕牀：底本作「舌」，據政和本草改。

〔六〕茱萸：政和本草作「吴茱萸」。

〔七〕蟲中：底本作「中」，爲醒目添「蟲」字，政和本草作「獸中部」「蟲魚中部」。後「蟲下」同，不復出注。

伏翼　莧實、雲實爲之使。

蝟皮　得酒良，畏桔梗、麥門冬。

蜥蜴　惡流黄、班苗、無荑。

蜂房[一]　惡乾薑、丹參、黄芩、勺藥、牡厲。

桑螵蛸　得龍骨治泄精[二]，畏旋復花。

䗪蟲　畏皂莢、昌蒲。

蠐螬　蜚䖟[三]爲之使，惡附子。

海蛤　蜀漆爲之使，畏狗膽、甘遂、芫花。

鼉甲　惡沙參、蜚廉[四]。

鱉甲　惡[五]礬石。

鱓甲[六]　蜀漆爲之使，畏狗膽、甘遂、芫花。

烏賊魚骨　惡白斂、白及。

[一] 蜂房：政和本草作「露蜂房」。

[二] 得龍骨治泄精：政和本草無此五字。醫心方作「得龍骨療泄精」。

[三] 蜚䖟：政和本草作「蜚蠊」。醫心方作「蜚虻」。

[四] 蜚廉：政和本草作「蜚蠊」。

[五] 惡：政和本草作「畏」。

[六] 鱓甲：政和本草作「鱓魚甲」。

蟹　殺莨菪毒〔一〕。

白馬莖〔二〕　得火良。

蟲下

麋脂　畏大黃。

蛇蛻　畏慈石及酒，少熬之良〔三〕。

蜣蜋　畏羊角、石膏。

地膽　惡甘草。

馬刀　得水良。

天鼠矢　惡白斂、白微。

班苗　馬刀爲之使，畏巴豆、丹參〔四〕、空青，惡膚青、豆花〔五〕。

果上〔六〕

大棗　殺烏頭毒。

〔一〕毒：此後政和本草有「漆毒」二字。

〔二〕白馬莖：政和本草無此條，醫心方亦無此條。

〔三〕少熬之良：政和本草無此四字。「少」疑是「火」之訛。

〔四〕丹參：底本作「丹」，據政和本草補。

〔五〕豆花：政和本草無此二字。醫心方亦無此二字。

〔六〕果上：政和本草作「果部上」。

果下〔一〕

杏核〔二〕　得火良，惡黄耆、黄芩、葛根，胡粉，畏蘘草，解錫毒〔三〕。

菜上〔四〕

冬葵子　黄芩爲之使。

葵根〔五〕　解蜀椒毒。

米食上〔六〕

麻蕡〔七〕、麻〔八〕　畏牡厲、白微，惡伏苓。

米食中〔九〕

大豆黄卷〔一〇〕　惡五參、龍膽，得前胡、烏喙、杏人、牡厲良，殺烏頭毒。

〔一〕果下：底本作「下」，爲醒目添「果」字，政和本草作「果下部」。
〔二〕杏核：政和本草作「杏人」。
〔三〕胡粉畏蘘草解錫毒：政和本草作「解錫胡粉毒畏蘘草」。
〔四〕菜上：政和本草作「菜上部」。
〔五〕葵根：政和本草無此條，醫心方亦無。
〔六〕米食上：政和本草作「米上部」。
〔七〕蕡：底本殘爛，據政和本草補。
〔八〕麻：政和本草作「麻子」。醫心方亦作「麻子」。
〔九〕米食中：底本作「中」，爲醒目添「米食」字，政和本草作「米中部」。
〔一〇〕大豆黄卷：政和本草作「大豆及黄卷」。

大麥　食蜜〔一〕爲之使。

豉〔二〕　殺六畜胎子毒。

右壹百卌壹種有相制使〔三〕，其餘皆無〔四〕。

【箋疏】

這份畏惡七情表應該是按照本草經集注藥物順序抄寫，因爲標明部類和三品，是輯復本書的重要參考。新修本草調整本草經集注藥物順序和三品，同時也修訂此表，宋代本草又有調整，故保存在證類本草中的畏惡七情表與本草經集注原貌差異甚大。有鑒於此，新輯本僅對每藥的藥名、畏惡情況出校，不記錄藥物順序等變動。

畏惡七情表篇末説「右壹百卌壹種有相制使其餘皆無」，而實數不止於此，鑒於真本千金方此表之末同樣也説「右一百四十一種有相制使其餘皆無」，可以證明一百四十一種之説不是筆誤。結合陶弘景在本篇小序中説「神農本經相使止各一種，兼以藥對參之乃有兩三」，此一百四十一種恐是本草經原文，遺憾未見朱墨標識，無從區別矣。

〔一〕食蜜：政和本草作「蜜」。
〔二〕豉：政和本草無此條，醫心方亦無。
〔三〕相制使：底本殘爛，據政和本草補。
〔四〕右壹百卌壹種有相制使其餘皆無：真本千金方亦作「右一百四十一種有相制使其餘皆無」。

立冬之日，鞠、卷柏先生時，爲陽起石、桑螵蛸凡十物使，主二百草爲之長。

立春之日，木蘭、夜干先生，爲茈胡、半夏使，主頭痛卌五節。

立夏之日，蜚廉[一]先生，爲人參、伏苓使，主腹中七節，保神守中。

立至[二]之日，豕首、茱萸先生，爲牡蠣、烏喙使，主四支卅[三]二節。

立秋之日，白芷、防風先生，爲細辛、蜀椒[四]使，主胸背廿四節。

右此五條出藥對中，義旨[五]淵深，非[六]世所究，雖莫可遵用，而是主統領[七]之本，故亦載之也[八]。

【箋疏】

此爲「錄」的第六部分，出自藥對，陶弘景似亦不解其意。本草綱目將之載入卷三，李時珍加按語說：「此亦素問歲物之意，出上古雷公藥對中，而義不傳爾。」按楊慎卮言云：白字本草相傳出自神農，今觀其中如腸鳴幽幽，勞極灑灑，髮髲仍自還神化，及此五條，文近素問，決非後世醫所能爲也。此文以

[一] 蜚廉：政和本草作「蜚蠊」。
[二] 立至：政和本草作「夏至」。
[三] 支卅：政和本草作「肢三十」。
[四] 蜀椒：政和本草作「蜀漆」。
[五] 旨：底本作「二日」，據政和本草改。
[六] 非：底本作「所」，據政和本草改。
[七] 統領：政和本草作「統」。
[八] 也：政和本草無此字。

立冬日爲始，則上古以建子爲正也。」

本草經集注・第一序錄〔二〕

〔二〕本草經集注第一序錄：其後底本有「華陽陶隱居撰」，新輯本移在篇首。

本草經集注・第二玉石部三品

華陽陶隱居撰

【上品】

玉屑 **玉泉** **丹沙** **水銀** **空青** 綠青 **曾青** **白青** **扁青** **石膽** **雲母** **朴消** **消石** **樊石** 芒消 **滑石** **紫石英** **五色石脂** 五色符 **白石英** **太一禹餘糧** **禹餘糧**

（本草經十八種，名醫別錄四種）

【中品】

金屑 銀屑 **雄黃** **雌黃** **鍾乳** **殷孽** **孔公孽** 石腦 **石流黃** **慈石** **凝水石** **石膏** **陽起石** 玄石 **理石** **長石** **鐵落** **鉛丹**

（本草經十四種，名醫別錄四種）

【下品】

青瑯玕 **礜石** 方解石 蒼石 土陰孽 **代赭** **膚青** **鹵鹹** **大鹽** **戎鹽** **白惡** **粉錫** 特生礜石 銅弩牙 金牙 **石灰** **冬灰** 鍛竈灰 伏龍肝 東壁土

（本草經十一種，名醫別錄九種）

石　上

1 玉屑　味甘，平，無毒。主治[一]胃中熱，喘息，煩滿，止渴。屑如麻豆服之，久服輕身、長年。生藍田。採無時。惡鹿角。

此云玉屑，亦是以玉爲屑，非應別一種物也。仙經服瑴玉，有擣如米粒，乃以苦酒輩消令如泥，亦有合爲漿者。凡服玉，皆不得用已成器物，及塚中玉璞也。好玉出藍田及南陽徐善亭部界中，日南、盧容水中，外國于闐、疏勒諸處皆善。仙方名玉爲玄真，潔白如豬膏，叩之鳴者，是真也。其比類甚多相似，宜精別之。所以燕石入笥，卞氏長號也。

【箋疏】

周禮天官玉府云：「王齊，則共食玉。」鄭玄注云：「玉是陽精之純者，食之以禦水氣。」又引鄭司農（鄭衆）云：「王齊當食玉屑。」即此玉屑。服食玉屑已見於先秦文獻，離騷有句云：「折瓊枝以爲羞兮，精瓊靡以爲粻。」王逸注：「精，鑿也。靡，屑也。粻，粮也。詩云：乃裹餱粮。言我將行，乃折取瓊枝，以爲脯臘，精鑿玉屑，以爲儲粮。飲食香潔，冀以延年也。」漢代尤其流行服食玉屑，李善注文選西京賦引三輔故事云：「武帝作銅露盤，承天露，和玉屑飲之，欲以求仙。」

玉屑如經文所言將玉粉碎如麻豆，麻豆大小不詳，陶弘景説「擣如米粒」，或許可參。至於爲何要把玉弄得不大不小，而不徑直碾成細粉，據新修本草解釋：「屑如麻豆服之，取其精潤藏府，滓穢當完出

[一] 治：底本作「除」。

也。」換言之，食玉屑排玉屑，無所謂吸收。新修本草還告誡說：「又爲粉服之者，使人淋壅。」淋是小便不暢，壅是大便不通，若服用玉粉，出現後一種不良反應的機會恐怕要大些。

2 **玉泉　味甘，平，**無毒。**主治**[一]**五藏百病，柔筋強骨，安魂魄，長肌肉，益氣，**利血脉，療婦人帶下十二病，除氣癃，音隆。明耳目。**久服耐寒暑，不飢渴，不老神仙，**輕身長年。**人臨死服五斤，死三年色不變。一名玉札。生藍田山谷。**採無時。畏欵冬花。藍田在長安東南，舊出美玉。此當是玉之精華，白者質色明澈，可消之爲水，故名玉泉。今人無復的識者，惟通呼爲玉爾。張華又云：「服玉用藍田穀玉白色者。」此物平常服之則應神仙；有人臨死服五斤，死經三年，其色不變。古來發塚見屍如生者，其身腹內外，無不大有金玉。漢制，王公葬皆用珠襦玉匣，是使不朽故也。鍊服之法，亦應依仙經服玉法，水屑隨宜。雖曰性平，而服玉者亦多乃發熱，如寒食散狀。金玉既天地重寶，不比餘石，若未深解節度，勿輕用之。

【箋疏】

玉泉究竟是液體還是固體，大致有兩派意見。陶弘景認爲玉泉就是玉之一種，乃云：「此當是玉之精華，白者質色明澈，可消之爲水，故名玉泉。今人無復的識者，惟通呼爲玉爾。」又引張華云：「服玉用藍田穀玉白色者。」按，文選卷四張衡南都賦李善注引張華博物志云：「欲得好穀玉用合漿。」又據山海經南山經說：「堂庭之山多水玉。」郭璞注：「水玉，今水精也。相如上林賦曰：水玉磊砢。赤松子所服，見列仙傳。」檢列仙傳云：「赤松子，神農時雨師也，服水玉，以教神農。」以上材料相互勾連，因爲古

[一] 治：底本缺，據體例補，後皆同此。

代玉是「石之美者」的泛稱，陶弘景所説的「瑴玉」，或許就是「水玉」，亦即水晶 crystal，而非玉石 jade 或軟玉 nephrite。至於如何將固體的瑴玉消化成水，可以參看抱朴子内篇。

但消化瑴玉需要用酸，如抱朴子内篇仙藥中使用地榆酒即是酸性。道藏三十六水法將玉粉置華池中化爲水，華池一般認爲是醋酸或者稀硝酸。由這樣的方式製作出來的「玉泉」或者「玉漿」，恐怕也没有人能够一口氣飲五斤，臨死的人更加不行。玉泉或許不需要特别的解釋，就是指産玉處的泉水。此即開寶本草引别本注説：「玉泉者，玉之泉液也。」至於強調「仙室玉池中者爲上」，不過是神仙家故弄玄虚罷了。

又，玉泉一名玉札，孫星衍本草經輯本改作「玉朼」，李鼎神農本草經校義謂：「朼字無義，應是作札。韓愈文『玉札丹砂』當即指此。」按，此字諸書引文異寫甚多。太平御覽卷八百五引本草經「玉泉一名玉醴」，卷九八八引本草「玉泉一名玉澧」；抱朴子内篇仙藥引神農四經寫作玉札。檢齊民要術卷十引神農經云：「玉桃，服之長生不死。若不得早服之，臨死日服之，其尸畢天地不朽。」賈思勰在桃條引此，太平御覽卷九六七亦引在果部桃條，初學記卷二十八果木部引本草「玉桃，服之長生不死」，皆同出一源；引文與本草經玉泉條對勘，乃知「玉桃」的功效其實就是玉泉，所以孫星衍、森立之、曹元宇本草經輯本都同意，「玉桃」其實是「玉札」之訛。此外，如本草經孫星衍輯本所言，事類賦引吳普本草作「白玉體如白首翁」。本草經此處究竟是玉札、玉朼、玉桃、玉醴、玉澧、玉體，諸家意見不一。孫星衍輯本雖寫作「玉朼」，注釋則云：「朼，疑當作桃。」森立之不以爲然，本草經考注認爲「玉札」是正字，桃、醴、澧皆是「札」之訛字，并據太平御覽引吳氏本草「玉泉，一名玉屑」，遂認爲「札爲屑之假借」；曹元宇輯本草經認爲「玉醴」爲正，誤而作澧、礼、朼、札、桃。綜合諸家意見，似以曹元宇所説較爲合理。本草經此處當以「玉醴」或「玉澧」爲正字，玉醴（澧）作爲玉泉的别名，都是美好的液體，如揚雄太玄賦「茹芝英以禦飢兮，飲玉醴以解渴」，張衡思玄賦「飲青岑之玉醴兮，餐沆瀣以爲粻」。根據「禮」字説文古文作「𠃞」，隸定作「礼」的例子，醴或澧的右文「豊」，傳寫過程中訛寫成「乚」或「匕」的樣子，偏旁也被篡改爲「木」，於是成了「玉札」，再訛寫成「玉桃」。

3 **丹沙**[一] **味甘，微寒，**無毒。**主治身體五藏百病，養精神，安魂魄，益氣明目，**通血脉，止煩滿，消渴，益精神，悦澤人面，**殺精魅邪惡鬼，**除中惡、腹痛、毒氣、疥瘻、諸瘡。**久服通神明，不老，**輕身神仙。**能化爲汞。**作末名真朱，光色如雲母，可析者良。**生符陵山谷。**採無時。惡慈石，畏鹹水。按此化爲汞及名真朱者，即是今朱沙也。俗醫皆别取武都、仇池雄黄夾雌黄者名爲丹砂，方家亦往往俱用，此爲謬矣。符陵是涪州，接巴郡南，今無復採者，乃出武陵、西川諸蠻夷中，皆通屬巴地，故謂之巴沙。仙經亦用越沙，即出廣州、臨漳者。此二處並好，惟須光明瑩澈爲佳。如雲母片者，謂雲母沙；如樗蒲子、紫石英形者，謂馬齒沙，亦好。如大小豆及大塊圓滑者，謂豆沙；細末碎者，謂末沙。此二種麁，不入藥用，但可畫用爾。採沙皆鑿坎入數丈許，雖同出一郡縣，亦有好惡，地有水井勝火井也。鍊餌之法備載仙方，最爲長生之寶。

【箋疏】

丹沙即是硃砂，礦物學名辰砂cinnabar，化學成分HgS。辰砂礦分佈我國南方廣大地區，唐代開始以湖南辰州（沅陵）、錦州（麻陽）産者最有名，因此又得名「辰砂」。

[一] 沙：底本作「砂」，據本草經集注卷一改。輯本藥名丹沙相關「砂」字皆作「沙」，後皆同此。

本草經謂丹沙「殺精魅邪惡鬼」，這可能源於遠古時代先民對血樣赤色物質的敬畏。二里頭夏商遺址出土的玉器、銅器都包裹有丹沙；商原出土的甲骨，也有部分用丹砂塗飾。漢代以後，道士主要使用丹砂圖畫符籙，則顯然與本草經的記載有關。按，諸病源候論卷二鬼魅候云：「凡人有爲鬼物所魅，則好悲而心自動，或心亂如醉，狂言驚怖，向壁悲啼，夢寐喜魘，或與鬼神交通。病苦乍寒乍熱，心腹滿，短氣，不能飲食。此魅之所持也。」治療鬼病以李子豫赤丸最有名，故事詳搜神後記，不煩錄。本草經集注序錄云：「病亦別有先從鬼神來者，則宜以祈禱祛之，雖曰可祛，猶因藥療致愈，昔李子豫有赤丸之例是也。」赤丸方見外臺秘要卷十三，名「八毒赤丸」，用雄黃、真珠、礜石等八物，其中「真珠」即真朱，以丹沙研末而成。

4 水銀[一] **味辛，寒，**有毒。**主治疥瘙，痂瘍，白禿，殺皮膚中蝨，墮胎，除熱。**以傅男子陰，陰消無氣。**殺金、銀、銅、錫毒，鎔化還復爲丹。久服神仙不死。**一名汞。**生符陵平土，**出於丹沙。惡慈石。今水銀有生熟。此云「生符陵平土」者，是出朱沙腹中，亦別出沙地，皆青白色，最勝。「出於丹沙」者，是今燒麄末朱沙所得，色小白濁，不及生者。甚[二]能消化金銀，便成泥，人以鍍物是也。「還復爲丹」，事出仙經。酒和日暴，服之長生。燒時飛著釜上灰，名汞粉，俗呼爲水銀灰，最能去蝨。

【箋疏】

按，唐代已經認識到燒煉水銀的危害，故新修本草將水銀退爲玉石部中品，今據畏惡七情表恢復爲

[一] 此條以新修本草卷四爲底本。
[二] 甚：底本作「其」，據政和本草改。

上品。

水銀特殊的理化性質引得古人無比好奇。水銀具有金屬樣的光澤和很高的比重，卻例外地在常溫下呈液態，「水銀」之名因此而來。水銀又可以溶解多種金屬元素如金銀等，並形成合金，被稱爲「汞齊」。本草經説「殺金、銀、銅、錫毒」，陶弘景説「甚能消化金銀，使成泥」，皆是此意。而最令古人覺得神奇的是丹砂與水銀間的轉換。本草經丹砂條言「能化爲汞」，水銀條云「鎔化還復爲丹」。丹砂化汞，加熱即能獲得；還復爲丹，則需要繁瑣的步驟。陶弘景説：「還復爲丹，事出仙經。」遵照今天多數化學史研究者的意見，早期煉丹術文獻所説的「還復爲丹」，其實是水銀氧化生成的紅色的氧化汞 HgO，而非真正的丹砂（硫化汞），古人不識，遂認爲成功地「還復爲丹」了。

5 空青 **味甘、**酸，**寒、**大寒，無毒。**主治青盲，耳聾，明目，利九竅，通血脈，養精神，**益肝氣，療目赤痛，去膚翳，止淚出，利水道，下乳汁，通關節，破堅積。**久服輕身，延年不老，**令人不忘，志高、神仙。**能化銅、鐵、鉛、錫作金。生益州山谷**及越巂山有銅處。銅精熏則生空青，其腹中空。三月中旬採，亦無時。越巂屬益州。今出銅官者色最鮮深，出始興者弗如，益州諸郡無復有，恐久不採之故也。涼州西平郡有空青山，亦甚多。今空青但圓實如鐵珠，無空腹者，皆鑿土石中取之。又以合丹，成則化鉛爲金矣。諸石藥中，惟此最貴，醫方乃稀用之，而多充畫色，殊爲可惜。

【箋疏】

本草經集注中以「青」爲名的玉石部藥物有始見於本草經之空青、曾青、白青、扁青、膚青，見於名醫別錄之綠青，諸青都是銅鹽，絕大多數都是呈青色或藍色的銅礦石。章鴻釗石雅將之分爲石青與石綠兩類：石綠即孔雀石 malachite，爲鹼式碳酸銅 $CuCO_3 \cdot Cu(OH)_2$，空青、曾青、綠青皆屬此類；石青係藍銅礦 aurite，常與孔雀石共生於銅礦中，成分亦是鹼式碳酸銅，分子式爲 $2CuCO_3 \cdot Cu(OH)_2$，扁青、白青即屬此類。此外，膚青雖是本草經藥，但陶弘景已不識其物，陶説：「俗方及仙經並無用此者，亦相與不復識之。」故章鴻釗沒有討論，本草綱目將膚青附在白青條，稱爲「綠膚青」，或許可以據以認爲是藍銅礦。

諸青都療目疾，其中以空青常用。眼科疾病甚多，如果按照藥性論的説法，「瞳人破者，再得見物」，簡直神奇得令人不可思議。按，沙眼是由沙眼衣原體引起的一種慢性傳染性結膜角膜炎，結膜表面麁糙不平，形似沙粒，故名沙眼。沙眼除了抗感染治療外，結膜上的濾泡和乳頭狀增生可以使用硫酸銅棒來腐蝕。諸青所含之鹼式碳酸銅，所起的也是類似硫酸銅的作用，其治療範圍應該只限於沙眼。名醫別錄説「療目赤痛，去膚翳，止淚出」，所描述的可能就是沙眼。至於宋代將空青之類奉爲治療翳障的神藥，或許是由本草經「主青盲」的功效附會而來。

6 綠青　味酸，寒，無毒。主益氣，治[一]鼽鼻，止泄痢。生山之陰穴中，色青白。此即用畫綠色者，亦出空青中，相帶挾。今畫工呼爲碧青，而呼空青作綠青，正反矣。

【箋疏】

本草圖經云：「綠青，今謂之石綠。」綠青當是孔雀石 Malachite 之類，亦即中國畫所用的石綠，成分

〔一〕治：底本作「療」。後皆同此。

主要是鹼式碳酸銅 $Cu_2(OH)_2CO_3$。故本草圖經説：「即畫工用畫綠色者，極有大塊，其中青白花文可愛。信州人用琢爲腰帶環及婦人服飾。」本草綱目集解項李時珍説：「石綠，陰石也。生銅坑中，乃銅之祖氣也。銅得紫陽之氣而生綠，綠久則成石，謂之石綠，而銅生於中，與空青、曾青同一根源也，今人呼爲大綠。范成大桂海志云：石綠，銅之苗也，出廣西右江有銅處。生石中，質如石者，名石綠。一種脆爛如碎土者，名泥綠，品最下。」

7 曾青〔一〕 **味酸，小寒，**無毒。**主治目痛，止淚出，風痹，利關節，通九竅，破癥堅積聚，**養肝膽，除寒熱，殺白蟲，療頭風，腦中寒，止煩渴，補不足，盛陰氣。**久服輕身不老。能化金銅。生蜀中山谷**及越嶲。採無時。惡菟絲子。 此説與空青同山，療體亦相似。今銅官更無曾青，惟出始興。形累累如黃連相綴，色理小類空青，甚難得而貴。仙經少用之。化金之法，事同空青。

【箋疏】

據本草綱目釋名云：「曾音層。其青層層而生，故名。或云其生從實至空，從空至層，故曰曾青也。」如此應該讀作「céng」青，而非「zēng」青。一般根據此説，以碳酸鹽類礦物藍銅礦的礦石具層殼結構的結核狀集合體作爲曾青。但這種曾青的外形與本草圖經所繪差別甚大，也不符合陶弘景説「形累累如黃連相綴」，或許另有其物。

〔一〕曾青：本條底本爲黑字名醫別錄文，據大觀本草恢復其中本草經文。

按，曾青在漢代似爲醫方常用，武威醫簡有三方用之。一方治目悳（痛），以曾青、戎鹽兩物，乳汁調和，用以敷目，此與本草經謂曾青「主目痛，止淚出」功效吻合。另兩方用於金創，治金創内漏血不出，用大黄、曾青、消石、䗪蟲、蝱蟲五物；金創止悳（痛），用曾青、長石兩物和温酒飲。按，本草經不言曾青用於金創，扁青則主「折跌，癰腫，金創不瘳」，諸青同屬一類，或可互參。

8 白青　味甘、酸、鹹，**平**，無毒。**主明目，利九竅，耳聾，心下邪氣，令人吐，殺諸毒三蟲。久服通神明，輕身，延年不老。**可消爲銅劍，辟五兵。**生豫章山谷。**採無時。此醫方不復用，市人亦無賣者，惟仙經三十六水方中時有須處。銅劍之法，具在九元子術中。

【箋疏】

名醫別錄說白青「可消爲銅劍，辟五兵」，這是道教法術，當是以白青煉銅，用此銅鑄劍。太平御覽卷九百八十七引淮南萬畢術云：「白青，得鐵即化爲銅。」原注：「取礬石、白青分等，煉冶，合鐵即成銅矣。」白青是水膽礬 Brochantite 礦石，爲含銅之氫氧化物 $Cu_4SO_4(OH)_6$，含銅量較高，也是濕法煉銅的重要原料。陶弘景注「銅劍之法，具在九元子術中」。據雲笈七籤卷一百一十引洞仙傳云：「九元子者，煉紫金合神丹，登仙，其經曰庚辛經。」因知九元子乃是煉丹家，石藥爾雅「叙諸經傳歌訣名目」中有九元子訣一篇。

本草經說白青「令人吐」，這是硫酸銅的催吐劑作用。一般認爲，硫酸銅口服刺激胃黏膜感受器而引發嘔吐反射，吸收後刺激延腦極後區嘔吐反射化學感受區（CTZ），從而興奮嘔吐中樞致嘔。綠青也是銅鹽，同樣具有催吐作用，本草圖經綠青條中談到的「吐風痰法」，即利用此作用。

9 **扁青　味甘，平，**無毒。**主治目痛，明目，折跌，癰腫，金瘡不瘳，破積聚，解毒氣，利精神，**去寒熱風痹，及丈夫莖中百病，益精。**久服輕身，不老。生朱崖山谷，**武都、朱提。採無時。仙經俗方都無用者。朱崖郡先屬交州，在南海中，晉代省之。朱提郡今屬寧州。

【箋疏】

陶弘景不識扁青，本草經集注謂「仙經俗方都無用者」。新修本草認爲扁青即是綠青，綠青條云：「綠青即扁青也，畫工呼爲石綠。」此應是唐代普遍意見，歷代名畫記論畫體工用拓寫提到「越嶲之空青，蔚之曾青，武昌之扁青」，扁青後注釋說：「上品石綠。」石藥爾雅也說綠青一名扁青。按，這種扁青應該是藍銅礦的礦石，主要成分爲鹼式碳酸銅，分子式 $2CuCO_3 \cdot Cu(OH)_2$。

10 **石膽　味酸、**辛，**寒，**有毒。**主明目、目痛，金瘡，諸癇痙，女子陰蝕痛，石淋寒熱，崩中下血，諸邪毒氣，令人有子，**散癥積，欬逆上氣，及鼠瘻惡瘡。**錬餌服之，不老，久服增壽神仙。能化鐵爲銅成金銀。一名畢石，**一名黑石、一名棋石、一名銅勒。**生羌道山谷**羌里句青山。二月庚子、辛丑日採。水英爲之使，畏牡桂、菌桂、芫花、辛夷、白微。仙經有用此處，俗方甚少，此藥殆絶。今人時有採者，其色青綠，狀如瑠璃而有白文，易破折。梁州、信都無復有，俗用乃以青色礬石當之，殊無髣髴。仙經一名立制石。

【箋疏】

石膽爲銅鹽，本草經謂其「能化鐵爲銅成金銀」，乃是銅鹽的置換反應。太平御覽引本草經云：「其爲石也，青色，多白文，易破，狀似空青。」從描述來看，應該就是帶結晶水的硫酸銅，即通常所言之膽礬 $CuSO_4 \cdot 5H_2O$。

11 **雲母　味甘，平，**無毒。**主治身皮死肌，中風寒熱，如在車船上，除邪氣，安五藏，益子精，明目，**下氣，堅肌，續絶，補中，治五勞七傷，虚損少氣，止痢。**久服輕身延年，**悦澤不老，耐寒暑，志高神仙。**一名雲珠，**色多赤；**一名雲華，**五色具；**一名雲英，**色多青；**一名雲液，**色多白；**一名雲沙，**色青黄；**一名磷石，**色正白。**生太山山谷，**齊、廬山及琅邪北定山石間，二月採。惡徐長卿，澤寫爲之使，反流水，畏鱓甲。按仙經雲母乃有八種：向日視之，色青白多黑者，名雲母；色黄白多青，名雲英；色青黄多赤，名雲珠；如冰露，乍黄乍白，名雲沙；黄白皛皛，名雲液；皎然純白明澈，名磷石。此六種並好服，而各有時月。其黯黯純黑、有文斑斑如鐵者，名雲膽；色雜黑而強肥者，名地涿。此二種並不可服。鍊之有法，惟宜精細，不爾，入腹大害人。今虚勞家丸散用之，並只擣篩，殊爲未允。琅邪在彭城東北，青州亦有。今江東惟用廬山者爲勝，以沙土養之，歲月生長。今鍊之用礬石則柔爛，亦便是相畏之效。百草上露，乃勝東流水，亦用五月茅屋溜水。

【箋疏】

雲母是一類含水的層狀鋁硅酸鹽礦物，分白雲母亞族和金雲母-黑雲母亞族。按照陶弘景在本草經集注中描述，「向日視之，色青白多黑者名雲母」，葛洪抱朴子内篇仙藥也説：「五色並具而多黑者名雲母。」這種帶黑色光澤的雲母應該是黑雲母 biotite，化學組成爲 $K(Mg,Fe^{2+})_3(Al,Fe^{3+})Si_3O_{10}(OH,F)_2$。不過到了唐代，雲母還是以白雲母 muscovite 常用，化學組成爲 $KAl_2(Al\cdot Si_3O_{10})(OH)_2$。雷公炮炙論謂雲母「須要光瑩如冰色者爲上」，日本正倉院所藏雲母粉，經鑒定也是白雲母。宋代本草圖經更明確説：「生土石間，作片成層可折，明滑光白者爲上，江南生者多青黑色，不堪入藥。」又説：「醫方所用正白者，乃磷石一種耳。」都排斥黑雲母，而專用白雲母。

12 朴消　味苦、辛，**寒**、大寒，無毒。**主治百病，除寒熱邪氣，逐六府積聚，結固留癖**，胃中食飲熱結，破留血、閉絶，停痰痞滿，推陳致新，**能化七十二種石。鍊餌服之，輕身、神仙。**鍊之白如銀，能寒能熱，能滑能澀，能辛能苦，能鹹能酸，入地千歲不變。色青白者佳，黃者傷人，赤者殺人。一名消石朴。**生益州山谷**有鹹水之陽。採無時。畏麥句薑。

今出益州北部故汶山郡西川、蠶陵二縣界。生山崖上，色多青白，亦雜黑斑。俗人擇取白軟者，以當消石用之，當燒令汁沸出，狀如礬石也。仙經惟云「消石能化他石」，今此亦云能化石，疑必相似，可試之。

【箋疏】

從名稱來看，「朴消」一名「消石朴」，應該就是消石之朴的意思。説文「朴，木皮也」，引申爲粗糙、未精製，故諸家注釋朴消皆以此立説，孫星衍本草經輯本按語説：「此蓋消石外裹如玉璞耳。」森立之本草經考注認爲，「朴」爲「樸」之假借，説文「樸，木素也」，指未加工成器的木材，引申爲未加工之原材料，如説文「磺，銅鐵樸石也」，廣雅釋器「鐵樸謂之礦」。森立之所論較妥，名醫別錄一名「消石朴」，意即未經精製之消石。

13　消石　**味苦、辛，寒、大寒，無毒。主治五藏積熱，胃脹閉，滌去蓄結飲食，推陳致新，除邪氣，**療五藏十二經脉中百二十疾，暴傷寒、腹中大熱，止煩滿、消渴，利小便及瘻蝕瘡。**鍊之如膏，久服輕身。**天地至神之物，能化成十二種石。**一名芒消**[一]。**生益州山谷**及武都、隴西、西羌。採無時。螢火爲之使，惡苦參、苦菜，畏女苑、粥。治病亦與朴消相似，仙經多用此消化諸石，今無正識別此者。頃來尋訪，猶云與朴消同山，所以朴消名消石朴也，如此則非一種物。先時有人得一種物，其色理與朴消大同小異，朏朏如握鹽雪不冰，強燒之，紫青煙起，仍成灰，不停沸如朴消，云是真消石也。此又云一名芒消，今芒消乃是鍊朴消作之。與後皇甫説同，並未得覈研其驗，須試效，當更證記爾。化消石法，在三十六水方中。隴西屬秦州，在長安西羌中。今宕昌以北諸山有鹹土處皆有之。

【箋疏】

將消石、朴消條的大字經文對觀，兩條的内容實在是大同小異。但如果仔細區分本草經文與名醫別錄文，便能發現：消石條的名醫別錄文其實是化裁朴消條的本草經文而成；朴消條的名醫別錄文則出自消石條的本草經文。故判斷消石條「能化成十二種石」，其實是「能化七十二種石」的訛寫，本草品匯精要、本草綱目消石條皆作「能化七十二種石」，是正確的。張璐本經逢原因此認爲這兩條的本草經文，藥名與具體内容錯簡。他說：「（朴消）向錯簡在消石條内，今正之。詳治五藏等證，皆熱邪固積，決非消石所能。」又說：「（消石）諸家本草皆錯簡在朴消條内，詳化七十二種石，豈朴消能之？」張璐因此將本草經朴消條修訂爲：「主五藏積熱，胃脹閉。滌蓄結飲食，推陳致新。除邪氣。」而將消石條修改

[一] 一名芒消：政和本草、大觀本草皆作黑字名醫別錄文，據芒消條陶弘景注云：「神農本經無芒消，只有消石名芒消爾。」因改爲本草經文。

爲：「主百病，除寒熱邪氣，逐六府積聚，結固留癖。能化七十二種石。」

既明此段經文混淆的原委，則有關消石、朴消名實問題的爭論也迎刃而解。我們之所以贊同張璐錯簡之説，關鍵在於「消石」毫無疑問是因爲能够消化諸石而得名。正統道藏有一篇三十六水法，正與陶弘景消石條注釋説「化消石法在三十六水方中」相合。此經包括製作四十餘種「水」的五十餘首處方，大約三分之二的處方都使用了消石。這種「消石」應該是硝酸鹽。又根據名醫别録説消石有利小便的作用，陶弘景説有一種消石，「强燒之，紫青煙起」，則證明其爲硝酸鉀 KNO_3。至於朴消，名醫别録説其「推陳致新」，這與大黄條本草經云「蕩滌腸胃，推陳致新」一樣，都是描述瀉下作用，故確定朴消爲具有容積性瀉下作用的硫酸鈉 Na_2SO_4 或硫酸鎂 $MgSO_4$。芒消則是朴消的精製品，没有疑問。

但朴消命名的本意，究竟是指消石的粗製品，還是指性狀類似未精製的消石，不得而知。目前所見漢代醫方没有使用朴消的實例，不過既然肯定本草經錯簡的説法，消石條經文之「滌去蓄結飲食，推陳致新」其實屬於朴消，那麽這種朴消應該就是容積性瀉藥硫酸鈉之類。同樣的，「一名芒消」是消石條的本草經文，因爲屬於錯簡，所以真實的情況則是「朴消一名芒消」，如此芒消即是朴消（含水硫酸鈉）的精製品。

14 樊[一]石　**味酸，寒，**無毒。**主治寒熱，泄痢，白沃，陰蝕，惡瘡，目痛，堅骨齒，**除固熱在骨髓，去鼻中息肉。**錬餌服之，輕身，不老增年。**岐伯云：久服傷人骨。能使鐵爲銅。**一名羽涅、**一名羽澤。**生河西山谷**

[一] 樊：底本作「礬」，據本草經集注序録改。

及隴西武都、石門。採無時。甘草爲之使，畏牡蠣。今出益州北部西川，從河西來。色青白，生者名馬齒礬。已鍊成絶白，蜀人又以當消石，名白礬。其黄黑者名雞屎礬，不入藥，惟堪鍍作以合熟銅，投苦酒中，塗鐵皆作銅色；外雖銅色，内質不變。仙經單餌之，丹方亦用。俗中合藥，皆先火熬令沸燥。以療齒痛，多即壞齒，是傷骨之證，而云堅骨齒，誠爲疑也。

【箋疏】

本草「礬」的種類甚多，大都是某些金屬的含水硫酸鹽或由兩種或兩種以上金屬硫酸鹽結合成的含水複鹽。古代「礬石」也是複合概念，根據外觀形狀和色澤分爲不同的種類，新修本草説：「礬石有五種，青礬、白礬、黄礬、黑礬、絳礬。」其中以白礬 $KAl(SO_4)_2 \cdot 12H_2O$ 最常見，唐代以來「多入藥用」，但唐以前的情況則比較複雜。

名醫别録提到礬石「能使鐵爲銅」，陶弘景注：「其黄黑者名雞屎礬，不入藥，惟堪鍍作以合熟銅，投苦酒中，塗鐵皆作銅色；外雖銅色，内質不變。」此所描述的即是「水法煉銅」，利用置換反應提取單質銅。如此，這種所謂的「雞屎礬」應該是硫酸銅礦，即通常説的「膽礬」，化學成分爲 $CuSO_4 \cdot 5H_2O$。本草經中的礬石似非膽礬，而是含鐵的皂礬。郭璞注山海經謂本草經礬石一名涅石。淮南子俶真訓云：「以涅染緇。」高誘云：「涅，礬石也。」説文亦云：「涅，黑土在水中也。」可見，涅石是一種黑色的礬。又據金匱要略治療女勞發黄之消石礬石散，用消石、礬石兩物，服藥後「病隨大小便去，小便正黄，大便正黑」。此以「大便正黑」爲候，如果不是消化道出血的話，這種礬石更像是主要成分爲硫酸亞鐵的皂礬 $FeSO_4 \cdot 7H_2O$。

15 芒消　味辛、苦，大寒。主五藏積聚，久熱、胃閉，除邪氣，破留血，腹中痰實結搏，通經脈，利大小便及月水，破五淋，推陳致新。生於朴消。石韋爲之使，畏麥句薑。　按，神農本經無芒消，只有消石名芒消爾；後名醫別載此説，其療與消石正同，疑此即是消石。舊出寧州，黄白粒大，味極辛、苦。頃來寧州道斷，都絶。今醫家多用煮鍊作者，色全白，粒細，而味不甚烈。此云生於朴消，則作者亦好。又皇甫士安解散消石大凡説云：「無朴消可用消石，生山之陰，鹽之膽也。取石脾與消石〔一〕以水煮之，一斛得三斗，正白如雪，以水投中即消，故名消石。其味苦無毒，主消渴熱中，止煩滿。三月採於赤山。朴消者，亦生山之陰，有鹽鹹苦之水，則朴消生於其陽。其味苦無毒，其色黄白，主療熱，腹中飽脹，養胃消穀，去邪氣，亦得水而消，其療與消石小異。」按如此説，是取芒消合煮，更成爲真消石，但不知石脾復是何物？本草乃有石脾、石肺，人無識者，皇甫既是安定人，又明醫藥，或當詳。煉之以朴消作芒消者，但以煖湯淋朴消，取汁清澄，煮之減半，出著木盆中，經宿即成，狀如白石英，皆六道也。作之忌雜人臨視。今益州人復煉礬石作消石，絶柔白，而味猶是礬石爾。孔氏解散方又云：熬煉消石，令沸定汁盡。如此，消石猶是有汁也。今仙家須之，能化他石，乃用於理第一。

【箋疏】

芒消是朴消的精製品，故名醫別錄説「生於朴消」。朴消或許是指以硫酸鈉爲主的硫酸鹽礦（芒硝礦）的麁礦石，這種朴消溶解重結晶，能够得到含水硫酸鈉 $Na_2SO_4 \cdot 10H_2O$ 的晶體。此結晶初形成時呈放射性麥芒狀，因此得名「芒消」，若結晶時間足够長，麥芒將逐漸變爲短棱柱狀或立方狀結晶，這便是所謂的「馬牙消」或者「英消」。開寶本草對這一過程的描述最清楚：「以暖水淋朴硝，取汁鍊之，令減

〔一〕消石：從文意看應該是「芒消」，故後文説「按如此説，是取芒消合煮，更成爲真消石」。本草圖經云：「故陶隱居引皇甫士安煉消石法云：乃是取芒消與石脾合煮，成爲真消石，然石脾無復識者。」

半，投於盆中，經宿乃有細芒生，故謂之芒消也。又有英消者，其狀若白石英，作四五棱，白色瑩澈可愛，主療與芒消頗同，亦出於朴消，其煎鍊自别有法，亦呼爲馬牙消。」

16 滑石　**味甘，寒**、大寒，無毒。**主治身熱、泄澼，女子乳難，癃閉，利小便，蕩胃中積聚寒熱，益精氣，**通九竅六府津液，去留結，止渴，令人利中。**久服輕身，耐飢，長年。**一名液石、一名共石、一名脱石、一名番石。**生赭陽山谷**及太山之陰，或掖北白山，或卷山。採無時。石韋爲之使，惡曾青。滑石色正白，仙經用之以爲泥。又有冷石，小青黄，性並冷利，亦能熨油污衣物。今出湘州始安郡諸處。初取軟如泥，久漸堅強，人多以作塚中明器物，並散熱人用之，不正入方藥。赭陽縣先屬南陽，漢哀帝置，明本經所注郡縣必是後漢時也。掖縣屬青州東萊，卷縣屬司州滎[一]陽，不知今北方有之否[二]。

【箋疏】

滑石有軟硬兩種，硬滑石即礦物學之滑石 talc，爲單斜晶系或斜方晶系的硅酸鹽礦物，分子式爲 $Mg_3(Si_4O_{10})(OH)_2$。本草經集注形容滑石：「初取軟如泥，久漸堅強，人多以作塚中明器物。」滑石硬度雖低，但並不呈泥狀，這種「初取軟如泥」的滑石，其實是黏土質滑石，或稱爲「軟滑石」，化學組成大致

[一] 滎：底本作「榮」，據文意改。

[二] 不知今北方有之否：底本無此句，據證類本草引陳藏器本草拾遺云：「按，始安及掖縣所出二石，形質既異，所用又殊。陶云『不知今北方有之否』，當陶之時北方阻絶，不知之者，曷足怪焉。」今底本引本草經集注無此句，審文意應接在「掖縣屬青州東萊，卷縣屬司州滎陽」之後，兩地當時都屬北朝，故陶弘景感歎「不知今北方有之否」。因據補。

是 $Al_2O_3 \cdot 2SiO_2 \cdot 2H_2O$。日本正倉院藏有唐代滑石標本，經化學分析證實也是軟滑石。

但本草經時代的滑石則未必是軟滑石。從功效上看，本草經謂滑石「蕩胃中積聚寒熱」。名醫別録云：「去留結，令人利中。」這些論述顯然都是指其瀉下作用而言。軟滑石的組成爲氧化鋁和二氧化硅，類似於蒙脱石 montmorillonite，對消化道内的病毒、病菌及其産生的毒素、氣體有固定和抑制作用，故能止瀉；而硬滑石中含有氧化鎂，臨牀上氧化鎂常用作抗酸劑，口服後中和胃酸生成氯化鎂，可産生鹽類的緩瀉作用。顯然，要産生「令人利中」的效果，只能是硬滑石，而非軟滑石。

17 紫石英 **味甘**、辛，**溫，**無毒。**主治心腹欬逆邪氣，補不足，女子風寒在子宮，絶孕十年無子，**療上氣心腹痛，寒熱邪氣結氣，補心氣不足，定驚悸，安魂魄，填下焦，止消渴，除胃中久寒，散癰腫，令人悦澤。**久服溫中，輕身延年。生太山山谷。**採無時。長石爲之使，不欲鱓甲、黄連、麥句薑，畏扁青、附子。 今第一用太山石，色重澈，下有根；次出雹零山，亦好；又有南城石，無根；又有青綿石，色亦重黑，不明澈；又有林邑石，腹裏必有一物如眼；吴興石四面纔有紫色，無光澤；會稽諸暨石，形色如石榴子。先時並雜用，今丸散家採擇，惟太山最勝，餘處者可作丸、酒餌。仙經不正用，而爲俗方所重也。

【箋疏】

紫石英應該就是紫色石英，即三方晶系紫水晶 amethyst，晶體呈六方雙錐、六方柱聚形。紫水晶硬度極大，完全不能溶解吸收，所以陶弘景在本草經集注序録中説：「王公貴勝，合藥之日，悉付群下。其中好藥貴石，無不竊逭。乃言紫石英、丹砂吞出洗取，一片經十數過賣。」

除了紫水晶以外，本草經集注言「會稽諸暨石，形色如石榴子」，這可能是後世作爲紫石英入藥的螢石 fluorite 等軸晶系礦物，主要成分是氟化鈣 CaF_2。螢石因爲含有氟，受熱可有氟態氟析出，有較强刺激性，故本經逢原説：「紫石英經火則毒，要生研極細，水飛三次用。」而在此前，本草綱目主張（紫石英）「凡入丸散，用火煅醋淬七次，研末水飛過，曬乾入藥」。炮製方法不同，其實暗示品種差異。

18 青石、赤石、黄石、白石、黑石脂等　味甘，平。主治黄疸，泄痢，腸澼，膿血，陰蝕，下血，赤白，邪氣，癰腫，疽痔，惡瘡，頭瘍，疥瘙。久服補髓，益氣，肥健，不飢，輕身，延年。五石脂各隨五色補五藏。生南山之陽山谷中。

青石脂味酸，平，無毒。主養肝膽氣，明目，療黄疸，泄痢腸澼，女子帶下百病，及疽痔，惡瘡。久服補髓，益氣，不飢，延年。生齊區山及海崖。採無時。

赤石脂　味甘、酸、辛，大溫，無毒。主養心氣，明目益精，療腹痛，泄澼，下痢赤白，小便利，及癰疽瘡痔，女子崩中漏下，産難胞衣不出。久服補髓，好顔色，益智，不飢，輕身延年。生濟南、射陽及太山之陰。採無時。惡大黄，畏芫花。

黄石脂味苦，平，無毒。主養脾氣，安五藏，調中，大人、小兒泄痢腸澼，下膿血，去白蟲，除黄疸，癰疽蟲。久服輕身延年。生嵩高山。色如鶯雛。採無時。曾青爲之使，惡細辛，畏蜚廉。

白石脂　味甘、酸，平，無毒。主養肺氣，厚腸，補骨髓，療五藏驚悸不足，心下煩，止腹痛下水，小腸澼熱溏，便膿血，女子崩中，漏下，赤白沃，排癰疽瘡痔。久服安心，不飢，輕身，長年。生泰山之陰。採無時。得厚朴並米汁飲，止便膿。鷰矢爲之使，惡松脂，畏黄芩。

黑石脂味鹹，平，無毒。主養腎氣，強陰，主陰蝕瘡，止腸澼泄痢，療口瘡咽痛。久服益氣，不飢，延年。一名石涅、一名石墨。出潁川陽城。採無時。

此五石脂如本經療體亦相似，别錄各條，所以具載。今俗用赤石、白石二脂爾。仙經亦用白石脂以塗丹釜，好者出吳郡，猶與赤石脂同源。赤石脂多赤而色好，惟可斷下，不入五石散用，好者亦出武陵、建平、義陽。今五石散皆用義陽者，出酈縣界東八十里，狀如豚腦，色鮮紅可愛，隨採復而生，不能斷痢，而不用之。餘三色脂有而無正用，黑石脂乃可畫用爾。

【箋疏】

青石脂、赤石脂、黄石脂、白石脂、黄石脂爲五種，陶弘景整理本草經因爲拘泥於藥物三百六十五種，將之合併爲一條，籠統稱爲「五石脂」或「五色石脂」。本草經集注謂「此五石脂如本經療體亦相似，别錄各條，所以具載」，即是此意。

石脂是高嶺土類礦物，主要是水化硅酸鋁，其基本作用類似于蒙脱石 montmorillonite，爲高嶺土黏土礦物。因其層紋狀結構及非均勻性電荷分佈，對消化道内的病毒、病菌及其産生的毒素、氣體有固定和抑制作用，使其失去致病性，並能在胃腸道黏膜表面形成保護層，保護胃腸黏膜不受致病因素的損傷。較純的高嶺石 kaolinite 一般呈白色，即白石脂；若雜含有氧化亞鐵 FeO，呈赤紅色，爲赤石脂；含有少量氫氧化鐵 $Fe(OH)_3$，呈黄色；含有錳、鎂、鋇等元素，則可出現其他顏色。黑石脂因爲一名石涅，一名石墨，山海經西山經謂「女牀之山，其陽多赤銅，其陰多石涅」，或因此認爲是石墨之類。但據李時珍説：「此乃石脂之黑者，亦可爲墨，其性粘舌，與石炭不同。南人謂之畫眉石。許氏説文云：黛，畫眉石也。」則仍是高嶺石而非石墨礦。

19 五色符[一] 味苦，微溫。主治欬逆，五藏邪氣，調中益氣，明目，殺蝨。青符、白符、赤符、黑符、黃符[二]，各隨色補其藏。白符一名女木。生巴郡山谷。方藥皆不復用，今人並無識者。

【箋疏】

五色符被新修本草退入有名未用中，因爲蘇敬在所退二十種藥物之末有按語説：「以上草木類及蟲鳥等物二十種，陶弘景不識，今醫博識人亦不識者。」沒有提到有玉石部藥物退入，故尚志鈞輯本將五色符安排在卷四草木部中品。據嘉祐本草本條引吳普本草云：「五色石脂，一名青、赤、黃、白、黑符。」本條五色符應與之有關，故新輯校將其安置在玉石上品五色石脂之後。

20 **白石英** **味甘**、辛，**微溫**，無毒。**主治消渴，陰痿不足，欬逆，胸膈間久寒，益氣，除風濕痹**，療肺痿，下氣，利小便，補五藏，通日月光。**久服輕身長年**，耐寒熱。**生華陰山谷**及太山。大如指，長二三寸，六面如削，白澈有光。其黃端白稜名黃石英，赤端名赤石英，青端名青石英，黑端名黑石英。二月採，亦無時。惡馬目毒公。今醫家用新安所出極細長白澈者，壽陽八公山多大者，不正用之。仙經大小並有用，惟須精白無瑕雜者。如此説，則大者爲佳。其四色英，今不復用。

[一] 此條以新修本草卷二十爲底本。
[二] 黃符：底本缺，據政和本草補。

【箋疏】

本草綱目釋名說：「徐鍇云，英亦作瑛，玉光也。今五種石英，皆石之似玉而有光瑩者。」石英爲石英礦的礦石，主要成分是二氧化硅 SiO_2。名醫別錄說：「大如指，長二三寸，六面如削，白澈有光。」所指當該是石英中純度較高，呈六方柱狀的水晶。水晶通常無色透明，若含有微量的鐵、鋁、錳等，可呈現各種顏色，此即各色石英。

名醫別錄又言白石英「通日月光」，太平御覽卷九百八十七引吳普本草亦云：「生太山，形如紫石英，白澤，長者二三寸，采無時。久服通日月光。」所指應該是純度較高的石英，接近透明，故言服之能通透日月光。按，通日月光之說見於太平經卷一百九十四：「三明者，心也，主正明堂，通日月之光，名三明成道。」

21 太一禹[一]**餘粮**　**味甘，平，**無毒。**主治欬逆上氣，癥瘕，血閉，漏下，除邪氣，**肢節不利，大飽絶力身重。**久服耐寒暑，不飢，輕身，飛行千里，神仙。一名石腦。生太山山谷。**九月採。杜仲爲之使，畏貝母、昌蒲、鐵落。

今人惟總呼爲太一禹餘粮，自專是禹餘粮爾，無復識太一者，然療體亦相似，仙經多用之，四鎮丸亦總名太一禹餘粮。

【箋疏】

本草經有禹餘糧，又有太一餘糧，顧名思義，前者是大禹所遺，後者爲太一所遺。本草拾遺云：「太

[一] 禹：底本無此字，據本草經集注序錄補。

一者，道之宗源。太者大也，一者道也，大道之師，即禹之理化神君，禹之師也。師常服之，故有太一之名。」但醫方、道經又將本品稱作「太一禹餘糧」，如傷寒論赤石脂禹餘粮湯、登真隱訣長生四鎮丸、抱朴子内篇之五靈丹經等，皆作太一禹餘糧。「太一餘糧」或許是「太一禹餘糧」的省稱。「太一」爲禹餘糧的修飾語，表示更高、更精之意，故新修本草説：「太一餘粮及禹餘粮，一物而以精粗爲名爾。其殼若瓷，方圓不定，初在殼中未凝結者，猶是黄水，名石中黄子。久凝乃有數色，或青、或白、或赤、或黄，年多變赤，因赤漸紫；自赤及紫俱名太一，其諸色通謂餘粮。」

22 禹餘粮　**味甘，寒**、平，無毒。**主治欬逆，寒熱，煩滿，下赤白，血閉，癥瘕，大熱，**療小腹痛結煩疼。**鍊餌服之，不飢、輕身、延年。**一名白餘粮。**生東海池澤**及山島中，或池澤中。

今多出東陽，形如鵝鴨卵，外有殼重疊，中有黄細末如蒲黄，無砂者爲佳。近年茅山鑿地大得之，極精好，乃有紫華靡靡。仙經服食用之。南人又呼平澤中有一種藤，葉如菝葜，根作塊有節，似菝葜而色赤，根形似署預，謂爲禹餘粮。言昔禹行山乏食，採此以充粮，而棄其餘。此云白餘粮也，生池澤，復有仿佛。或疑今石者，即是太一也。張華云：地多蓼者，必有餘粮，今廬江間便是也。適有人於銅官採空青於石坎，大得黄赤色石，極似今之餘粮，而色過赤好，疑此是太一也。彼人呼爲雌黄，試塗物，正如雄黄色爾。

【箋疏】

禹餘糧，傳説大禹所遺，太平御覽卷九八八引博物志云：「扶海洲上有草焉，名曰篩草，其實食之如大麥，七月稔熟，民斂，至冬乃訖，名自然穀，或曰禹餘粮。今藥中有禹餘粮者，世傳昔禹治水，棄其所餘食於江中，而爲藥也。」傳説如此，對應的實物則有植物、礦物多種。植物如陶弘景在本草經集注中提到：「南人又呼平澤中有一種藤，葉如菝葜，根作塊有節，似菝葜而色赤，根形似署預，謂爲禹餘粮。言昔禹行山乏食，採此以充粮，而棄其餘，此云白餘粮也，生池澤，復有彷彿。」這種草本禹餘糧應該是百合科菝葜屬植物，如光葉菝葜 *Smilax glabra* 之類，通常稱作「土茯苓」者。至於博物志説的篩草不知是何物，另據名醫別錄麥門冬也有別名禹餘糧。礦物的禹餘糧，古今物種没有變化，應該是褐鐵礦 limonite 的塊狀集合體，通常呈卵塊狀，有甲殼重重，硬度較低，打破後中間可以夾有疏鬆的粉末。被命名爲「禹餘糧」，大約認爲是大禹遺下的食物石化而成。

石中

23 金屑 味辛，平，有毒。主鎮精神，堅骨髓，通利五藏，除邪毒氣，服之神仙。生益州。採無時。金之所生，處處皆有，梁、益、寧三州及建、晉，多出水沙中作屑，謂之生金。辟惡而有毒，不煉服之殺人。建、晉〔一〕亦有金沙，出石中，燒鼓下之爲餅，雖被火亦未熟，猶須更煉。又，高麗、扶南及西域外國成器金，皆煉熟可服。仙經以醯、蜜及豬肪、牡荊酒輩，煉餌柔軟，服之神仙。亦以合水銀作丹外，醫方都無用，當是慮其毒害故也。仙方名金爲太真〔二〕。

【箋疏】

金屑主要是天然沙金，即陶弘景所言「出水沙中作屑，謂之生金」者。按，金屑即單質金 Au，這是性

〔一〕建、晉：政和本草作「建安、晉平」。
〔二〕太真：底本漫漶，據政和本草補。

質穩定的金屬元素，常規溶劑幾乎不能溶解，皮膚接觸也很難吸收，一般而言不應該被認爲有毒，所以本草衍義説「生金有毒，至於殺人，仍爲難解」。但一直流傳「吞金自殺」的説法，一般認爲，如果真的是因爲「吞金」引起死亡，可能的原因是黃金比重大，通過胃腸道困難，造成消化道穿孔、腹膜炎等致死。

24 銀屑　味辛，平，有毒。主安五藏，定心神，止驚悸，除邪氣，久服輕身長年。生永昌。採無時。銀所出處亦與金同，但皆是石中耳，煉餌法亦相似。今醫方合鎮心丸用之，不可正爾爲屑，當以水銀摩令[一]消也。永昌本屬益州，今屬寧州，絶遠不復賓附[二]。仙經又有服煉[三]法，此當無正主治，故不爲本草所載。古者[四]名金爲黃金，銀爲白金，銅爲赤金。今銀[五]有生熟，陳熟者柔赤，而本草並無用。今銅青及大錢[六]皆入方用，並是生銅，應在下品之例也。

【箋疏】

陶弘景在本條注釋中提到銀屑的做法：「當以水銀摩令消也。」新修本草進一步解釋説：「方家用銀屑，當取見成銀薄，以水銀消之爲泥，合消石及鹽研爲粉，燒出水銀，淘去鹽石，爲粉極細，用之乃佳。」可見是先作銀箔，再與水銀形成汞齊，回收水銀而得到極細的粉末，按照本草衍義的意見，金屑也是同

[一] 令：底本作「金」，據政和本草改。
[二] 絶遠不復賓附：政和本草無此句。
[三] 煉：底本作「珠」，據政和本草改。
[四] 古者：底本作「右舊」，據政和本草改。
[五] 銀：政和本草作「銅」。
[六] 錢：底本作「銅鐵」，據政和本草改。

樣方法製作。

25 雄黄　味苦、甘，**平、**寒、大溫，有毒。**主治寒熱，鼠瘻，惡瘡，疽痔，死肌，**治〔一〕疥蟲，䘌瘡，目痛，鼻中息肉，及絶筋破骨，百節中大風，積聚，癖氣，中惡，腹痛，鬼注。**殺精物惡鬼，邪氣，百蟲，毒腫，勝五兵，**殺諸蛇虺毒，解藜蘆毒，悦澤人面。**煉食之，輕身神仙；**餌服之，皆飛入人腦中，勝鬼神，延年益壽，保中不飢。得銅可作金。**一名黄食石。生武都山谷、**敦煌山之陽。採無時。煉服雄黄法皆在仙〔二〕經中，以銅爲金亦出黄白術中。晉末來，氐羌中紛擾，此物絶不復通，人間時有三五兩，其價如金，合丸皆用石〔三〕門、始興〔四〕石黄之好者耳。始以齊初涼〔五〕州互市，微有所得，將至都下〔六〕，余〔七〕最先見於使人〔八〕陳典籤處，撿獲見十餘片〔九〕，伊輩不識此物是何等，見有挾〔一〇〕雌黄，或〔一一〕謂是丹沙，示吾，吾乃示語〔一二〕並更屬覓，於是漸漸而來。好者作雞冠色，不臭而堅實。若黯黑及虛軟者，不好也。武都、氐羌是爲仇池，宕昌亦

〔一〕治：底本缺，政和本草作「療」，據體例改爲「治」。
〔二〕仙：底本作「化」，據政和本草改。
〔三〕石：底本作「天」，據政和本草改。
〔四〕興：底本作「與」，據政和本草改。
〔五〕涼：底本作「梁」，據政和本草改。
〔六〕至都下：底本作「下至都」，據政和本草改。
〔七〕余：底本作「人未」，據政和本草改。
〔八〕人：底本作「至」，據政和本草改。
〔九〕片：底本作「斤」，據政和本草改。
〔一〇〕挾：底本作「㨾挾」，據政和本草改。
〔一一〕或：底本作「惑」，據政和本草改。
〔一二〕示吾吾乃示語：底本作「五禾語」，據政和本草改。

有，與仇池正同而小劣。敦煌在涼州西數千里，所出者未嘗得來江東，不知當復云何？此藥最要，無所不入也。

【箋疏】

雄黃、雌黃皆是砷礦石。雄黃 realgar 爲二硫化二砷 As_2S_2，礦石多呈橘紅色；雌黃 orpiment 爲三硫化二砷 As_2S_3，礦石多呈檸檬黃色。雄黃常與雌黃共生，最初或許是因爲顏色的差異，而被分別命名爲「雄」與「雌」。至於説雄黃生山之陽名「雄」，雌黃生山之陰而名「雌」，如名醫別録言「（雌黃）與雄黃同山，生其陰」，則是傳聞之訛。不僅雄黃、雌黃共生，砷礦還與輝銻礦、辰砂礦共生。因爲雄黃與丹砂顏色相近，又存在共生關係，早期認識不足，乃有混淆現象。吳普本草解釋雄黃的得名説：「山陰有丹，雄黃生山之陽，故曰雄，是丹之雄，所以名雄黃也。」

26 雌黃　**味辛、**甘，**平、**大寒，有毒。**主治惡瘡，頭禿，痂疥，殺毒蟲、虱，身癢，邪氣，諸毒，**蝕鼻中息肉，下部䘌瘡，身面白駁，散皮膚死肌，及恍惚邪氣，殺蜂蛇毒。**煉之，久服輕身，增年，不老，**令人腦滿。**生武都山谷，**與雄黃同山，生其陰，山有金，金精熏則生雌黃。採無時。今雌黃出武都仇池者，謂爲武都仇池黃，色小赤。出扶南、林邑者，謂昆侖黃，色如金而似雲母甲錯，畫家所重。依此言，既有雌雄之名，又同山之陰陽，於合藥便當以武都爲勝，用之既希，又賤於昆侖。仙經無單服法[一]，惟以合丹沙[二]、雄黃共飛煉爲丹耳。金精雌黃，銅精空青，而服[三]空青反勝於雌黃，其義難了也。

[一] 法：底本缺，據政和本草補。

[二] 沙：底本漫漶，據政和本草補。

[三] 而服：底本倒乙，據政和本草改。

【箋疏】

雄黄、雌黄皆是砷礦石，因爲存在共生關係，煉丹家認爲雌黄可以化爲雄黄。太平御覽卷九八八引典術云：「天地之寶，藏於中极，命曰雌黄。雌黄千年化爲雄黄，雄黄千年化爲黄金。」黄帝九鼎神丹經訣卷十四沿襲此説而有發揮：「雄黄者，與雌黄同山，雌黄之所化也。天地大藥，謂之雌黄，經八千歲，化爲雄黄，一名帝男精。又經千歲，化爲黄金，一名真人飯。此乃至神之石也。」本草綱目也提到雄黄與雌黄的關聯性，釋名項引土宿本草云：「陽石氣未足者爲雌，已足者爲雄，相距五百年而結爲石。造化有夫婦之道，故曰雌雄。」發明項又説：「雌黄、雄黄同産，但以山陽山陰受氣不同分别。故服食家重雄黄，取其得純陽之精也；雌黄則兼有陰氣故爾。」本草圖經説雌黄：「今出階州，以其色如金，又似雲母甲錯可析者爲佳，其夾石及黑如鐵色者不可用。或云一塊重四兩者，析之可得千重，此尤奇好也。」所言似雲母甲錯可析者，當是純度較高的呈片狀的雌黄(As_2S_3)集合體。

27 鍾乳[一] **味甘，溫**，無毒。**主治咳逆上氣，明目，益精，安五藏，通百節，利九竅，下乳汁**，益氣，補虚損，治脚弱疼冷，下膲傷竭，強陰。久服延年益壽，好顔色，不老，令人有子。不鍊服之令人淋。一名公乳、一名蘆石、一名夏石。**生少室山谷**及太山。採無時。蛇牀爲之使，惡牡丹、玄石、牡蒙，畏紫石、蘘草。第一出始興，而江陵及東境名山石洞亦皆有，惟通中輕薄如鵝翎管，碎之如爪甲，中無鴈齒光明者爲善。長挺乃有一二尺者。色黄，以苦酒洗刷則白。仙經用之少，而俗方所重，亦甚贵。

[一] 鍾乳：政和本草作「石鍾乳」，據本草經集注序録改。本條以政和本草卷三爲底本。

【箋疏】

石鍾乳又名鍾乳石 stalactite，是碳酸鈣的沉澱物，與水垢的成分類似（水垢除了碳酸鈣以外，還含有氫氧化鎂）。鍾乳成爲「仙藥」，有一個漸變過程。本草經並没有提到石鍾乳有久服長生的功效，故森立之輯本草經將其列爲中品，可稱隻眼獨具。但漢代也非完全没有服食鍾乳者，列仙傳說：「卬疏能行氣練形，煑石髓而服之，謂之石鍾乳。」名醫别錄遂爲鍾乳添上「久服延年益壽，好顏色，不老，令人有子」的功效，並告誡說：「不鍊服之，令人淋。」不過六朝以來鍊丹的事幾乎完全被道士包攬，而道士們更看重鉛汞在爐燧中的變化，如石鍾乳之類的鈣化物並不太受重視。陶弘景云：「仙經用之少，而俗方所重，亦甚貴。」應該是事實。不知何故，唐代人特别嗜好此物。新修本草將石鍾乳由中品調整爲上品；孫思邈千金翼方卷二十二記載有「飛鍊研煑鍾乳及和草藥服療」處方六首；外臺秘要卷三十七、三十八爲乳石論上下兩卷；柳宗元有一篇與崔連州論石鍾乳書，讚揚鍾乳之精美者：「食之使人榮華溫柔，其氣宣流，生胃通腸，壽善康寧，心平意舒，其樂愉愉。」

28 **殷孽　味辛，溫**，無毒。**主治爛傷瘀血，泄痢，寒熱，鼠瘻，癥瘕結氣**，腳冷疼弱。**一名薑石**，鍾乳根也。**生趙國山谷**，又梁山及南海。採無時。惡朮、防己。　趙國屬冀州，此即今人所呼孔[一]公孽，大如牛羊角，長一二尺左右，亦出始興[二]也。

[一] 冀州此即今人所呼孔：底本缺，據政和本草補。
[二] 興：底本作「與」，據政和本草改。

【箋疏】

按，説文「孼，庶子也」，段玉裁注：「凡木萌旁出皆曰櫱，人之支子曰孼，其義略同。」由此引申，樹木再生的枝節也稱爲「孼」。文選劉琨答盧諶「二族偕覆，三孼并根」，李善注引漢書音義云：「孼，木斬而復特生。」詳本草經石鍾乳「生少室山谷」，孔公孼「生梁山山谷」，殷孼「生趙國山谷」，按照陶弘景的説法，「今三種同根，而所生各異處，當是隨其土地爲勝爾」。或許石鍾乳、孔公孼、殷孼本來就是一物，只是梁山、趙國出產者較劣，所以用「孼」命名，後來才變成指同一塊鍾乳的不同部位。因爲殷孼、孔公孼在醫方幾乎没有使用，這種爭論本身没有現實意義，但有助於了解這些藥物的文化淵源。

29 孔公孼　味辛，溫，無毒。**主治傷食不化，邪結氣惡，瘡疽瘻痔，利九竅，下乳汁，**男子陰瘡，女子陰蝕，及傷[一]食病，恒欲眠睡。一名通石，殷孼根也。青黄色。**生梁山山谷。**木蘭之爲使，惡細辛。梁山屬馮翊郡，此即今鍾乳牀也，亦出始興，皆大塊折破之。凡鍾乳之類，三種同一體，從石室上汁溜積久盤結者爲鍾乳牀，即此孔公孼也；其次長小巃嵸者爲殷孼，今人呼爲孔公孼；殷孼復溜輕好者爲鍾乳。雖同一類，而療[二]體爲異，貴賤懸殊。此二孼不堪丸散，又皆搗末酒漬飲之療脚弱。其前諸療，恐宜水煮[三]爲湯也。按，今三種同根，而所生各異處，當是隨其土地爲勝[四]耳。

[一] 傷：底本缺，據政和本草補。
[二] 療：底本作「瘡」，據政和本草改。
[三] 煮：底本作「者一」，據政和本草改。
[四] 勝：底本作「勝合」，據政和本草改。

【箋疏】

本草經石鍾乳、孔公孽、殷孽三種，顯然都是鍾乳石一類，如果結合名醫别録的意見，孔公孽是殷孽根應在最下，殷孽是鍾乳根爲其次，石鍾乳最上，所以陶弘景在本草經集注中解釋説：「凡鍾乳之類，三種同一體，從石室上汁溜積久盤結者爲鍾乳牀，即此孔公孽也；其次長小巃嵸者爲殷孽，今人呼爲孔公孽；殷孽復溜輕好者爲鍾乳。」又説：「雖同一類，而療體爲異，貴賤懸殊。此二孽不堪丸散，又皆擣末酒漬飲之療脚弱。其前諸療，恐宜水煮爲湯也。」蜀本草更細分爲五類：「凡鍾乳之類有五種：一鍾乳、二殷孽、三孔公孽、四石牀、五石花，雖一體而主療有異。」

但因爲孔公孽一名「通石」，則其名稱中的「孔」是中通有孔的意思，就不應該居最下，所以陶弘景説「今人呼（殷孽）爲孔公孽」。新修本草又别有説法，根據殷孽一名「薑石」，乃是盤結如薑的意思，於是説殷孽是「石堂下孔公孽根」，鍾乳從洞頂懸垂向下，下方石盤即是殷孽。本草綱目集解項綜述説：「按范成大桂海志所説甚詳明。云桂林接宜、融山洞穴中，鍾乳甚多。仰視石脉湧起處，即有乳牀，白如玉雪，石液融結成者。乳牀下垂，如倒數峰小山，峰端漸鋭且長如冰柱，柱端輕薄中空如鵝翎。乳水滴瀝不已，且滴且凝，此乳之最精者，以竹管仰承取之。煉治家又以鵝管之端，尤輕明如雲母爪甲者爲勝。」又云：「以薑石、通石二名推之，則似附石生而粗者，爲殷孽；接殷孽而生，以漸空通者，爲孔公孽；接孔公孽而生者，爲鍾乳。當從蘇恭之説爲優。蓋殷孽如人之乳根，孔公孽如乳房，鍾乳如乳頭也。」又云：「石花是鍾乳滴於石上迸散，日久積成如花者。」

30 石腦　味甘，溫，無毒。主治風寒虛損，腰腳疼痹，安五藏，益〔一〕氣。一名石飴餅。生名山土石中。採無時。此石亦鍾乳之類，形如曾青而白色黑斑，軟脆易破。今茅山東及西平山並有，鑿土龕〔二〕取之。俗方不見用，仙經有劉君導仙散用之。又真誥云：李整〔三〕採服，療風痹虛損而得長生也。

【箋疏】

石腦亦是鍾乳一類，據真誥卷十三云：「石腦故如石，但小，斑色而輭耳。所在有之。服此，時時使人發熱，又使人不渴。李整昔未入山時得風痺疾，久久乃愈耳。此人先多房內事，殆不同今者，疾之輕薄也。」小字注釋云：「石腦今大茅東亦有，形狀圓小，如曾青而質色似鍾乳牀，下乃皎白，時有黑斑而虛輭。服之乃熱，爲治亦似鍾乳也。」新修本草亦云：「隋時有化公者，所服亦名石腦。出徐州宋里山，初在爛石中，入土一丈已下得之，大如雞卵，或如棗許，觸著即散如麪，黃白色，土人號爲握雪礜石，云服之長生，與李整相會。」可見此物之服食淵源。

31 **石流黃**　**味酸，溫**、大熱，有毒。**主治婦人陰蝕，疽痔，惡血，堅筋骨，除**〔四〕**頭禿**，治〔五〕心腹積聚，邪

〔一〕益：底本無此字，據政和本草補。
〔二〕龕：底本作「堪」，據政和本草改。
〔三〕整：底本作「愸」，據政和本草改。
〔四〕骨除：底本無此二字，據政和本草補。
〔五〕治：底本缺，據政和本草補。

氣冷癖在脅，欬逆上氣，腳冷疼弱無力，及鼻衄，惡瘡，下部䘌瘡，止[一]血，殺疥蟲。**能化金銀銅[二]鐵奇物。生東海牧陽[三]山谷中，及太山，及河西。**礬石液[四]也。東海郡屬北徐州，而箕[五]山亦有。今第一出扶南、林邑，色如鵝子初出殼，名[六]昆侖黃；次出外國，從蜀中來，色深而煌煌。俗方用之療腳弱及痼冷甚良；仙經[七]頗用之，所化奇物，並是黃白術及合丹法。此云礬石液，今南方則無礬石，恐不必爾[八]。

【箋疏】

石流黃即硫磺，單質硫（S），爲煉丹家所需，故本草經說「能化金銀銅鐵奇物」。但如本草圖經所注意到者：「謹按古方書未有服餌硫黃者。本經所說功用，止於治瘡蝕，攻積聚冷氣，腳弱等，而近世遂火煉治爲常服丸散，觀其製煉服食之法，殊無本源。」此意見十分正確，服食硫磺的習慣的確開始於唐代。李肇唐國史補卷中云：「韋山甫以石流黃濟人嗜欲，故其術大行，多有暴風死者。」

32　慈石　味辛、鹹，寒，無毒。**主治周痹風濕，肢節中痛，不可持物，洗洗酸痟，除大熱，煩滿及耳聾，**

[一] 止：底本作「心」，據政和本草改。
[二] 銀銅：底本倒乙，據政和本草改。
[三] 陽：政和本草作「羊」。
[四] 液也：底本倒乙，據政和本草改。
[五] 箕：底本作「下」，據政和本草改。
[六] 名：底本作「石」，據政和本草改。
[七] 經：底本作「姓」，據政和本草改。
[八] 恐不必爾：底本作「次不女爾也」，據政和本草改。

養腎藏，強骨氣，益精，除煩，通關節，消癰腫，鼠瘻，頸核，喉[一]痛，小兒驚癇。煉水飲之，亦令有子。**一名玄石**、一名處石。**生太山川谷**及慈山山陰，有鐵者則生其陽。採無時。茈胡爲之使，惡牡丹、莽草，畏黃石脂，殺鐵毒。今南方亦有，好者能懸吸針，虛連三四五爲佳。殺鐵物毒，消金。仙經、丹方、黃白術多用也。

【箋疏】

磁石本名「慈石」，「慈」應是慈母之意。呂氏春秋精通云：「慈石召鐵，或引之也。」高誘注：「石，鐵之母也。以有慈石，故能引其子。石之不慈者，亦不能引也。」郭璞慈石贊也説：「慈石吸鐵，母子相戀也。」名醫別錄説磁石「生慈山山陰，有鐵者則生其陽」，看似無稽之談，卻是古人對事物的認識方式之真實寫照。

33 凝水石 **味辛**、甘，**寒**、大寒，無毒。**主治身熱，腹中積聚邪氣，皮中如火燒爛，煩滿，水飲之。**除時氣熱盛，五藏伏熱，胃中熱，煩滿，口渴，水腫，小腹痹。**久服不飢。一名白水石**[二]、一名寒水石、一名淩水石。色如雲母，可析者良，鹽之精也。**生常山山谷**，又**中水縣**[三]及**邯鄲**。畏地榆，解巴豆毒。常山即恒山，屬并州，中水

[一] 喉：底本作「唯」，據政和本草改。
[二] 白水石：底本作「泉石」，據政和本草改。
[三] 縣：底本作「懸」，據政和本草改。

縣屬河間郡，邯鄲即是趙郡，並屬冀州域[一]。此處地皆鹹鹵，故云鹽精，而碎之[二]亦似朴消也。此石末置水中，夏月能爲冰[三]者佳。

【箋疏】

凝水石一名寒水石，應該是對同一物理現象的刻畫，此物在溶解過程中能够吸熱，使溶液溫度下降，若投入的量足够大，甚至可以觀察到結冰現象，所以本草經集注説：「此石末置水中，夏月能爲冰者佳。」名醫别録謂凝水石「色如雲母，可析者良」，乃是「鹽之精也」。陶弘景注意到，凝水石産地皆屬冀州，「此處地皆鹹鹵，故云鹽精，而碎之亦似朴消」。循此意見，這種凝水石恐是含結晶水的硝酸鹽礦石。硝酸鹽溶解時能够吸熱，正符合「凝水」「寒水」的特徵。

34 石膏　**味辛**、甘，**微寒**、大寒，無毒。**主治中風寒熱，心下逆氣驚喘，口乾舌焦，不能息，腹堅痛，除邪鬼，産乳，金創。**除時氣，頭痛身熱，三焦大熱，皮膚熱[四]，腸胃中隔熱，解肌發汗，止消渴，煩逆，腹脹，暴氣喘息，咽熱。亦可作浴湯。一名細石。細理白澤者良，黄者令人淋。**生齊山山谷**及齊盧山、魯蒙山。採無時。雞子爲之使，惡莽草、毒公。二郡之山，即青州、徐州也。今出錢塘縣獄[五]地中，雨後時時出，取之皆方如棊子，白澈最佳。

〔一〕域：底本作「城」，據政和本草改。
〔二〕碎之：底本無此二字，據政和本草補。
〔三〕冰：底本作「水」，據政和本草改。
〔四〕皮膚熱：底本無此三字，據政和本草補。
〔五〕獄：政和本草作「皆在」。

比難得，皆用虛隱山者。彭城者亦好。近道多有而大塊[一]，用之不及彼土。仙經不須此。

【箋疏】

本草中石膏與長石、理石、方解石相混淆，本草經集注以來聚訟紛紜，莫衷一是。關於石膏的名實爭論至明代纔逐漸平息。本草綱目集解項李時珍在引錄綜述各家意見後，有結論説：「石膏有軟、硬二種。軟石膏，大塊生於石中，作層如壓扁米糕形，每層厚數寸。有紅白二色，紅者不可服，白者潔淨，細文短密如束針，正如凝成白蠟狀，鬆軟易碎，燒之即白爛如粉。其中明潔，色帶微青，而文長細如白絲者，名理石也。與軟石膏乃一物二種，碎之則形色如一，不可辨矣。硬石膏，作塊而生，直理起稜，如馬齒堅白，擊之則段段橫解，光亮如雲母、白石英，有牆壁，燒之亦易散，仍硬不作粉。其似硬石膏成塊，擊之塊塊方解，牆壁光明者，名方解石也，燒之則姹散亦不爛。與硬石膏乃一類二種，碎之則形色如一，不可辨矣。自陶弘景、蘇恭、大明、雷斅、蘇頌、閻孝忠皆以硬者爲石膏，軟者爲寒水石；至朱震亨始斷然以軟者爲石膏，而後人遵用有驗，千古之惑始明矣。蓋昔人所謂寒水石者，即軟石膏也；所謂硬石膏者，乃長石也。石膏、理石、長石、方解石四種，性氣皆寒，俱能去大熱結氣；但石膏又能解肌發汗爲異爾。理石即石膏之類，長石即方解之類，俱可代用，各從其類也。今人以石膏收豆腐，乃昔人所不知。」其説與今之軟石膏、硬石膏相合，硬石膏爲無水硫酸鈣 $CaSO_4$，在適當地質條件下可轉化成軟石膏 $CaSO_4 \cdot 2H_2O$。

[一] 塊：底本作「愧」，據政和本草改。

35 陽起石　**味鹹，微溫**，無毒。**主治崩中漏下，破子藏中血，癥瘕**〔一〕**結氣，寒熱，腹痛，無子，陰陽痿不合，補不足。**治男子莖頭寒，陰下濕癢，去臭汁，消水腫。久服不飢，令人有子。**一名白石**、一名石〔二〕生、一名羊起石，雲母根也。**生齊山山谷**及琅邪或雲山、陽起山。採無時。桑螵蛸爲之使，惡澤寫、菌桂、雷丸、蛇蜕皮，畏菟絲。此所出即與雲母同，而甚〔三〕似雲母，但厚〔四〕實耳。今用乃出益州，與樊石同處，色小黃黑，即樊石。雲母根未知何者，俗用乃希，仙經亦服之。

【箋疏】

陽起石生陽起山，山在濟南，一名盧山、雲山、藥山、陽起山。究竟是山因産陽起石得名，還是石因出陽起山得名，已經難於索考。名醫別錄説陽起石爲雲母根，雲笈七籤卷七五神仙煉服雲母秘訣説：「又赤色厚重名陽起石，是五雲之根，別將入藥用，不可服。凡五雲之根，厚一寸，有一千八百年，重以土沙埋新盆，蓋，著陰地，歲月既久，便自生長。」枕中記謂雲母有八種，其中「赤色而重厚者名陽起石，是五雲之根，別入藥用，不可服」，皆用陽起石爲雲母根之意。五雜組卷三提到陽起石的一項特徵：「山東有陽起石，煅爲粉，著紙上，日中暴熱，便能飛起。蓋此石爲陽精相感之理，固宜爾也。其石入藥，能壯陽道。」這其實是石棉纖維在空氣中飄蕩的樣子，由此確定其原礦物確爲陽起石石棉 actinolite asbestos。

〔一〕瘕：底本作「瘦」，據政和本草改。
〔二〕石：底本無此字，據政和本草補。
〔三〕甚：底本作「是」，據政和本草改。
〔四〕厚：底本作「原」，據政和本草改。

36 玄石　味鹹，溫，無毒。主治大人、小兒驚癇，女子絶孕，小腹冷痛，少精，身重，服之令人有子。一名玄水石，一名處石。生太山之陽[一]，山陰有銅，銅者雌，玄石者雄[二]。惡松脂、柏子、菌桂。　本經慈石一名玄石，別錄各條。

【箋疏】

磁石是磁鐵礦 magnetite 的礦石，主要成分爲 Fe_4O_3，此毫無疑問者。而本草經磁石一名玄石，名醫別錄另列有玄石條。據武威醫簡「大風方」中，同時使用茲（即慈的省文）石、玄石，也證明磁石、玄石爲兩物。今以沒有磁性的鐵礦石爲玄石，應該沒有問題。不過，名醫別錄說玄石「生太山之陽，山陰有銅，銅者雌，玄石者雄」，與磁石的條文對觀，是否暗示玄石是一種能傳說中吸銅的物質，沒有確證，且備一說。

37 **理石**　**味辛**、甘，**寒**、大寒，無毒。主治身熱，利胃，解煩，益精，明目，破積聚，去三[三]蟲，除榮衛中去[四]來大熱，結熱，解煩毒，止消渴及中風痿痹。**一名立制石**，一名肌石，如石膏順理而細。**生漢中山谷**及盧山。採無時。滑石爲之使，畏麻黃。　漢中屬梁州，盧山屬青州，今出寧州。俗用亦稀，仙經時須，亦呼爲長理石。石膽一名立制

[一] 太山之陽：底本作「山陽」，據政和本草改。
[二] 山陰有銅銅者雌玄石者雄：底本作小字，據政和本草改。
[三] 三：底本無此字，據政和本草補。
[四] 去：底本無此字，據政和本草補。

石，今此又名立制，疑必相亂[一]類。

【箋疏】

石膏與長石、理石三者都見於本草經。名醫別録説理石「一名肌石，如石膏，順理而細」，這種理石應該是呈纖維集合體的天然石膏，因作纖維狀解理而得名。理石的成分爲硫酸鈣，屬於軟石膏 $CaSO_4 \cdot 2H_2O$ 一類。

38 長石　**味辛、**苦，**寒，**無毒。**主治身熱，**胃中結氣，**四支寒厥，利小便，通血脉，明目，去**[二]**瞖眇，下三蟲，殺蠱毒，**止消渴，下氣，除脅肋肺間邪氣。**久服不飢。一名方石，**一名土石，一名直石。理如馬齒，方而潤澤，玉色。**生長子山谷及太山及臨淄。**採無時。長子縣屬上黨郡，臨淄[三]縣屬青州。俗方及仙經並無用此者也。

【箋疏】

長石一名方石，名醫別録説：「理如馬齒，方而潤澤，玉色。」日本正倉院保存有長石標本，爲硬石膏 $CaSO_4$ 之成層片狀者。關於長石，李時珍的意見可能是正確的：「長石即俗呼硬石膏者，狀似軟石膏而塊不扁，性堅硬潔白，有粗理起齒稜，擊之則片片橫碎，光瑩如雲母、白石英，亦有牆壁，似方解石，但不

[一] 亂：底本作「礼」，據文義改。
[二] 去：底本作「目」，據政和本草改。
[三] 淄：底本無此字，據政和本草補。

作方塊爾。」

39 **鐵落　味辛**、甘，**平**，無毒。**主治風熱，惡**[一]**瘡，瘍疽，瘡痂，疥氣在皮膚中**，除胸膈中熱氣，食不下，止煩，去黑子。一名鐵液。可以染皂。**生牧羊平澤及枋城或析城**[二]。採無時。

鐵　主堅肌耐[三]**痛。**

生鐵　微寒。主治下部及脱肛。

鋼鐵　味甘，平，無毒。主治金創，煩滿熱中，胸膈氣，寒食不化。一名跳鐵。

鐵精　平[四]，微溫。**主明目，化銅。**治驚悸，定心氣，小兒風癇，陰[五]頹，脱肛。鐵落是染皂鐵漿；生鐵是不破鑐鎗、釜之類；鋼鐵是雜煉生鍒[六]作刀鐮[七]者；鐵精出煅竈中，如塵[八]紫色輕者爲佳，亦以摩瑩銅器用也。

〔一〕惡：底本作「忠」，據政和本草改。
〔二〕或析城：底本無此三字，據政和本草補。
〔三〕耐：底本作「能」，據政和本草改。
〔四〕平：底本無此字，據政和本草補。
〔五〕陰：底本作「除」，據政和本草作「陰潰」改。
〔六〕鍒：底本作「鐮」，據政和本草改。
〔七〕鐮：底本作「鉘」，據政和本草改。
〔八〕塵：底本無此字，據政和本草補。

【箋疏】

新修本草鐵落、鐵、生鐵、鋼鐵、鐵精爲五條，陶弘景注釋僅出現在鐵精條下，産地「生牧羊平澤及枋城或析城」僅出現在鐵落條下，鐵條無性味毒性，僅「主堅肌耐痛」一句，皆提示此數條在本草經集注原屬一條，後世分割，故新輯本加以合併。

本草經以鐵落立條，可能是因爲鐵落藥用歷史最爲悠久的緣故。黄帝内經素問病能論治怒狂之病，「使之服以生鐵洛爲飲」，謂：「夫生鐵洛者，下氣疾也。」王冰注：「鐵洛，味辛，微温、平。主治下氣，方俗或呼爲鐵漿，非是生鐵液也。」此句亦見黄帝内經太素卷三十，楊上善注也説：「生鐵洛，鐵漿也。」在楊上善、王冰之前，陶弘景也是此意見，本草經集注説：「鐵落是染皂鐵漿。」但新修本草不認同此，别立一説云：「鐵落是煆家燒鐵赤沸，砧上煆之，皮甲落者。夫諸鐵療病，並不入丸散，皆煮取漿用之。若以漿爲鐵落，鋼生之汁，復謂何等？落是鐵皮滋液，黑於餘鐵。陶謂可以染皂，云是鐵漿，誤矣。」此以鐵煮水所得爲鐵漿，而以鍛造過程中散落的鐵屑爲鐵落。本草拾遺則支持陶弘景的説法，並揭出鐵漿的製法：「按鐵漿，取諸鐵於器中，以水浸之，經久色青沫出，即堪染皂，兼解諸毒入腹，服之亦鎮心。」從名醫别録鐵落「一名鐵液，可以染皂」來看，當以陶弘景、陳藏器所言爲是。

40 鉛丹　味辛，微寒。主治欬逆，胃反，驚癇瘨疾，除熱，下氣，止小便[一]利，除毒熱臍攣，金瘡溢血。

[一] 便：底本作「使」，據政和本草改。

鍊化還成九光。久服通神明。一名鉛華。生於鉛〔一〕。**生蜀郡平澤。**即今熬鉛所作黄丹。畫用者，俗方亦希，惟仙經塗〔二〕丹釜所須。此云「化成九光」者，當謂九光丹以爲釜耳，無别變鍊法。

【箋疏】

説文云：「鉛，青金也。從金，㕣聲。」隸定以「鉛」爲正字，俗體寫作「鈆」，於是以「金公」爲鉛的隱名，所指代的都是單質鉛。鉛丹則是鉛的人工製成品，名醫别録謂「一名鉛華，生於鉛」。鉛丹的成分爲四氧化三鉛 Pb_3O_4，呈紅紫色，這是古代煉丹家的發明。黄帝九鼎神丹經訣卷十二載狐剛子九轉鉛丹法，這是已知最早的鉛丹作法。有云：「鉛十斤，鐵杯中銷鑠，令作青沙；鐵盆中鐵錘研騰，取黄汁新瓦上暴，取粉黄和玄精汁爲團如雞子，陰乾；鐐爐中銷取鉛精，鐵杯中猛火還銷鑠一伏時，即鉛丹。如此九轉爲丹，名曰九轉鉛。」

至於陶弘景云：「即今熬鉛所作黄丹。畫用者，俗方亦希，惟仙經塗丹釜所須。」按，陶所言黄丹應該是指氧化鉛 PbO，黄色至橘紅色，也可以通過熬鉛得到。後世或因陶弘景之説，遂將鉛丹也稱爲黄丹，而將氧化鉛稱爲密陀僧。

〔一〕一名鉛華生於鉛：底本在「生蜀郡平澤」後，據政和本草改。

〔二〕塗：底本無此字，據政和本草補。

石　下

41　青瑯玕　**味辛，平，**無毒。**主治身癢，火**〔一〕**瘡，癰傷，**白禿，**疥瘙，死肌，**侵淫在皮膚中。煮鍊服之，起陰氣，可化爲丹。**一名石珠，**一名青珠。**生蜀郡平澤。**採無時。得水銀良，畏烏雞骨，殺錫毒。　此即蜀都賦稱「青珠黃環」者也。黃環乃是草，苟取名類而種族爲乖。瑯玕亦是崑山上樹名，又九真經中大丹名也。此石今亦無用，惟以療手足逆臚。化丹之事，未的見其術。

【箋疏】

「瑯」正寫作「琅」。說文「琅，琅玕，似珠者」，段玉裁注：「尚書『璆琳琅玕』，鄭注曰：『琅玕，珠也。』王充論衡曰：『璆琳琅玕，土地所生，真玉珠也。魚蚌之珠，與禹貢琅玕皆真珠也。』本草經青琅玕，陶貞白謂即蜀都賦之青珠；而某氏注尚書，郭注爾雅、山海經皆曰『琅玕，石似珠』。玉裁按，出於蚌者爲珠，則出於地中者爲似珠。似珠亦非人爲之，故鄭、王謂之真珠也。」此説最爲得體。

漢魏多用琅玕作飾品，急就篇「係臂琅玕虎魄龍」；張衡四愁詩「美人贈我青琅玕，何以報之雙玉盤」（見太平御覽卷七五八引，今本文選作「金琅玕」）；三國曹植美女篇「頭上金爵釵，腰佩翠琅玕」。這種用作佩飾的琅玕多爲珠狀，正與説文「似珠者」，尚書孔安國傳「石而似珠者」，鄭玄注「珠也」等相符。

〔一〕火：底本作「大」，據政和本草改。

既明漢代的琅玕是珠或珠狀物，則與本草經青琅玕「一名石珠」，名醫別録「一名青珠」契合，所指應是同物。不僅如此，本草經又説青琅玕「生蜀郡平澤」，檢初學記卷二七引華陽國志云：「廣陽縣山出青珠。」廣陽縣約在今茂縣、汶川一帶。左思蜀都賦也言岷山出産「青珠黄環」，皆與本草經吻合。與青珠性狀特徵最接近的礦物是綠松石 turquoise，但如章鴻釗石雅所注意者，此石非四川所産，故章以綠青（孔雀石）爲青珠，即青琅玕，其説可參。

唐代開始，關於青琅玕名實又有不同説法。新修本草云：「琅玕乃有數種色，是瑠瓈之類，火齊寶也。且琅玕五色，其以青者，入藥爲勝。」急就篇顔師古注：「琅玕，火齊珠也。」此則既非綠松石，也非綠青，而是瑠瓈。故嘉祐本草將本草拾遺之瑠瓈，日華子本草之玻瓈附録於青琅玕條。

42 礜石 味[一]**辛**、甘，**大熱**，生温、熟熱[二]，有毒。**主治寒熱，鼠瘻，蝕瘡，死肌，風痹，腹中堅癖邪氣**[三]，除熱，明目，下氣，除膈中熱，止消渴，益肝氣，破積聚，痼冷腹痛，去鼻中息肉。久服令人筋攣。火鍊百日，服一刀圭。不鍊服，則殺人[四]及百獸。**一名青分石，一名立制石，一名固羊石**，一名白礜石，一名大白石，一名

[一] 味：底本無此字，據政和本草補。

[二] 熱：底本作「寒」，據陶弘景注謂「如此則生亦大熱」云云，因知當是「熱」字，據政和本草改。又，底本「生温熟寒」作小字，亦循例改爲大字。

[三] 腹中堅癖邪氣：政和本草「腹中堅」爲白字，「癖邪氣」爲黑字；大觀本草則除了「癖」爲黑字，「腹中堅」與「邪氣除熱」皆爲白字。因此處「癖邪氣」三字不能獨立成詞，故參考本草綱目礜石條將「腹中堅癖邪氣」視爲一體的做法，「堅」字後不點斷，以「堅癖邪氣」爲詞組，但不取「除熱」爲本草經文。

[四] 服一刀圭不鍊服則殺人：底本作「服刀恚殺人」，據政和本草改。

澤乳，一名食鹽。**生漢中山谷**及少室。採無時。得火良，棘針爲之使，惡毒公、虎掌、鶩矢、細辛，畏水。今蜀漢亦有，而好者出南康南野溪及彭〔一〕城界中、洛陽城南塹。但取少室生礜石内水中，令水不冰，如此則生亦大熱。今以〔二〕黄土泥苞，炭火燒之一日一夕，則解碎可用，治冷結爲良。丹方及黄白術〔三〕多用此，善能柔金。又，湘東新寧縣及零陵皆有白礜石。

【箋疏】

礜石有毒，説文云：「礜，毒石也，出漢中。」山海經西山經説：「（皋塗之山）有白石焉，其名曰礜，可以毒鼠。」因爲可以藥鼠，所以吴普本草白礜石，一名鼠鄉；特生礜石，名醫别録一名鼠毒。礜石、特生礜石、蒼石皆可以確定爲砷黄鐵礦礦石，又名毒砂，化學組成爲 FeAsS。這種礦石常呈銀白色或灰白色，久曝空氣中則變爲深灰色，此所以有白礜石、蒼礜石、蒼石、青分石諸名。

43 方解石　味苦、辛，大寒〔四〕，無毒。主治胸中留熱，結氣，黄疸，通血脉，去蠱毒。一名黄石。生方山。採無時。惡巴豆。　按本經長石一名方石，療體亦相似，疑是此也。

〔一〕彭：底本爛壞，據政和本草補。
〔二〕以：底本作「人」，據政和本草改。
〔三〕術：底本無此字，據政和本草補。
〔四〕寒：底本作「溫」，據政和本草改。

【箋疏】

方解石載名醫別錄，陶弘景認爲即是長石，乃云：「按本經長石一名方石，療體亦相似，疑是此也。」唐代開始，方解石則與石膏混淆。按，方解石成分主要爲碳酸鈣 $CaCO_3$，三方晶系礦物，晶體多爲菱面體，有完全解理，可沿三個不同的方向劈開，因此得名方解石；硬石膏 $CaSO_4$ 屬斜方晶系礦物，三組解理面互相垂直，可分裂成盒狀小塊，兩者因此混淆。純淨的硬石膏無色透明，稱爲透明石膏，此即本草圖經提到「今石膏中，時時有瑩澈可愛，有縱理，而不方解者，好事者或以爲石膏」者。

44 蒼石　味甘，平，有毒〔一〕。主治寒熱，下氣，瘻蝕，殺飛禽鼠獸〔二〕。生西城。採無時。俗中不復用，莫識其狀。

【箋疏】

據新修本草云：「特生礜石一名蒼礜石，而梁州特生亦有青者。今房陵、漢川與白礜石同處，有色青者，並毒殺禽獸，與礜石同。漢中人亦取以毒鼠，不入方用。」此當與礜石同類，爲砷礦石，有毒，故能毒殺禽獸。

〔一〕有毒：底本作「無毒有毒」，據政和本草作「有毒」，故删「無毒」字樣。

〔二〕獸：底本無此字，據政和本草作「殺禽獸」補。

45 土陰孽　味鹹，無毒。主治婦人陰蝕，大熱，乾痂。生高山崖上之陰，色白如脂。採無時。此猶似鍾乳、孔公孽之類，故亦有孽名，但在崖上爾。今時有之，但不復採用。

【箋疏】

新修本草云：「此即土乳是也。出渭州鄣縣三交驛西北坡平地土窟中，見有六十餘坎昔人採處。土人云，服之亦同鍾乳而不發熱。」開寶本草引別本注云：「此則土脂液也，生於土穴，狀如殷孽，故名土陰孽。」本草綱目解釋說：「此即鍾乳之生於山崖土中者，南方名山多有之。人亦掘爲石山，貨之充玩，不知其爲土鍾乳也。」

46 **代赭**　**味苦**、甘[一]，**寒**，無毒。**主治鬼注，賊風，蠱毒，殺精物惡鬼，腹中毒邪氣，女子赤沃漏下，帶**下百病，產難，胞衣不出，墮胎，養血氣，除五藏血脉中熱，血痹，血瘀，大人小兒驚氣入腹及陰痿不起。**一名須丸**，出姑幕者名須丸，出代郡者名代赭。一名血師。**生齊國山谷**。赤紅青色，如雞冠有澤，染爪甲不渝者良。採無時。畏天雄。　舊說云是代郡城門下土，江東久[二]絕，頃魏國所獻，猶是彼[三]間赤土耳，非復真物。此於俗用乃疏，而爲丹方之要，並與戎鹽、鹵鹹皆是急須。

[一] 甘：底本無此字，據政和本草補。
[二] 久：底本作「之」，據政和本草改。
[三] 彼：底本作「後」，據政和本草改。

【箋疏】

古人很早就注意到赭與鐵共生，管子地數説：「山上有赭者，其下有鐵。」代赭即是赤鐵礦 hematite 礦石，成分爲 Fe_2O_3，因産代郡，故名代赭。作代赭用的赤鐵礦石，一般是鲕粒狀、豆狀、腎狀的集合體，這類礦石表面有圓形乳頭狀的突起，此即本草圖經説「其上文頭有如浮漚丁者爲勝，謂之丁頭代赭」。與「丹」一樣，「赭」也是赤色。説文云：「赭，赤土也。」山海經西山經「白華而赤實，其狀如赭」句，郭璞注：「赭，紫赤色也。」名醫别錄説代赭「赤紅青色，如雞冠有澤」，新修本草提到代赭「紫如雞肝」，本草衍義説「赤紫色者佳」，代赭的實物也是暗紅褐色，這或許就是「赭」字所指代的標準色澤。

47 膚青　**味辛、**鹹，**平，**無毒。**主治蠱毒及蛇、菜、肉諸毒，惡瘡。**不可久服，令人瘦。**一名推青，**一名推石。**生益州川谷。**俗方及仙經並無用此者，亦相與不復識之。

【箋疏】

膚青雖載本草經，但陶弘景已不識其物，乃云：「俗方及仙經並無用此者，亦相與不復識之。」本草經考注有考證云：「膚青，黑字『生益州』，與空青同産地。又，本草和名引稽疑出土綠、鴨屎綠二名。考説文『臚，皮也，籀文作膚』。紹興本草目六『地膚子』作『地盧子』。范子計然曰：『盧青出弘農、豫章。』據此則膚青蓋空青、扁青之未成形而凝著於石上者歟。推土綠、鴨屎等之名，亦可以爲證也。李時珍引范成大桂海志云：『石綠一種脆爛如碎土者，名泥綠，品最下。』所謂泥綠，疑是膚青歟。」本草綱目將膚青附在白青條，稱爲「綠膚青」，或許可以據以認爲是藍銅礦石之劣者。

48 鹵鹹　味苦、鹹，寒，無毒。**主治大熱、消渴、狂煩，除邪及吐下蠱毒，柔肌膚，**去五藏腸[一]胃留熱結氣，心下堅，食已嘔逆，喘滿，明目，目痛。**生河東鹽[二]池。**云是煎鹽釜下凝滓。

【箋疏】

說文云：「鹹，銜也，北方味也。從鹵，咸聲。」爾雅釋言「鹹，苦也」，郭注：「苦即大鹹。」郝懿行義疏云：「鹹極必苦。」此可見「鹹」乃指滋味，今簡化作「咸」。本草綱目發明「鹹」之第二讀音，鹵鹹條李時珍說：「鹹音有二，音鹹者，潤下之味，音減者鹽土之名。後人作鹼、作鹻，是矣。」照此意見，鹵鹹之「鹹」應當讀作jiǎn，依簡化字正寫爲「碱」。按，「鹹」讀jiǎn非李時珍發明，本草圖經食鹽條云：「并州兩監末鹽，乃刮鹹煎鍊，不甚佳，其鹹蓋下品所著鹵鹹。」其「刮鹹」字後即注：「音減。」

讀音不同，指代的具體實物也不太一樣。按照鹵鹹（xián）理解，陶弘景說「是煎鹽釜下凝滓」，戎鹽條引李當之，「鹵鹹即是人煮鹽釜底凝強鹽滓」，則爲近似，應指鹽鹵，主要成分爲氯化鎂$MgCl_2$。按照鹵鹼（jiǎn）理解，則是新修本草說「此是鹼土名鹵鹹」，當是從鹽碱地中掘取煉制。一切經音義引說文云：「鹽，鹵也。天生曰鹵，人生曰鹽。」用鹽鹼熬鹽，殘餘的鹵鹼主要成分當是氯化鎂、氯化鉀、硝酸鉀等，化學組成與前一種鹵鹼不完全一樣。

〔一〕腸：底本作「腹」，據政和本草改。

〔二〕鹽：底本作「監」，據政和本草改。後皆如此，不復出注。

49 大鹽　味甘、鹹，寒，無毒。主治腸胃結熱，喘逆，吐胸中病[一]。**令人吐。生邯鄲及河東池澤**[二]**。**漏蘆爲之使。

【箋疏】

大鹽當是顆粒較大的食鹽，新修本草云：「大鹽即河東印鹽也，人之常食者是，形麄於末鹽，故以大別之。」天工開物卷上池鹽條也説：「凡引水種鹽，春間即爲之，久則水成赤色。待夏秋之交，南風大起，則一宵結成，名曰顆鹽，即古志所謂大鹽也。以海水煎者細碎，而此成粒顆，故得大名。」

50 戎鹽　味鹹，寒，無毒[三]。**主明目，目痛，益氣，堅**[四]**肌骨，去毒蠱，**治心腹痛，溺血，吐血，齒舌血出。一名胡鹽。生胡鹽山及西羌北[五]地，及酒泉福祿城東南角。北海青[六]、南海赤。十月採。今俗中不復見鹵

[一] 味甘鹹寒無毒主治腸胃結熱喘逆吐胸中病：底本在「生邯鄲及河東池澤」之後，據政和本草移。又，底本無「鹹」字，亦據政和本草補。

[二] 生邯鄲及河東池澤：循本草經集注體例，似當爲「生邯鄲池澤及河東」，僅「生邯鄲池澤」爲本草經文。

[三] 味鹹寒無毒：底本在「去毒蠱」後，據政和本草移。循體例取「味鹹寒」爲本草經文。

[四] 堅：底本作「監」，據政和本草改。

[五] 北：底本作「此」，據政和本草改。

[六] 南角北海青：底本無此五字，據政和本草補。

鹹，惟魏國所獻虜鹽〔一〕，即是河東大鹽〔二〕，形〔三〕如結冰圓強，味鹹苦，夏月小潤液。虜中鹽〔四〕乃有九種：白鹽、食鹽〔五〕，常食者；黑鹽，治腹脹氣滿；胡鹽，治耳聾目〔六〕痛；柔鹽，治馬脊瘡〔七〕；又有赤鹽、駮鹽、臭鹽、馬齒鹽〔八〕四種，並不入食。馬齒即大鹽，黑鹽疑是鹵鹹，柔鹽疑是戎鹽〔九〕，而此戎鹽又名胡鹽，兼治眼痛〔一〇〕，二三相亂。今戎鹽虜中甚有，從涼州來，芮芮河南使及北〔一一〕部胡客從敦煌來，亦得之，自是希少耳。其形作塊片，或如雞鴨卵，或如菱米，色紫白，味不甚鹹。口嘗氣臭〔一二〕，正如毈雞子臭者言真。又河南鹽池泥中自有凝鹽如石片，打破皆方，青黑色，善治馬脊瘡，又疑此或是。鹽雖多種，而戎鹽、鹵鹹最爲要用。又巴東朐䏰縣北岸大有鹽井，鹽水自凝，生粥子鹽，方一二寸，中央突張繖形，亦有方如石膏、博碁者。李云：「戎鹽味苦臭，是海潮水澆山石，經久鹽凝著石取之。北海者青，南海者紫赤。」又云：「鹵鹹即是人煮鹽釜底凝強鹽滓。」如此二說，並未詳〔一三〕。

〔一〕虜鹽：底本作「處監」，據政和本草改。
〔二〕大鹽：底本作「監」，據政和本草改。
〔三〕形：底本作「刑」，據政和本草改。
〔四〕虜中鹽：底本作「處中監」，據政和本草改。
〔五〕鹽：底本無此字，據政和本草補。
〔六〕目：底本無此字，據政和本草補。
〔七〕瘡：底本作「瘵」，據政和本草改。
〔八〕臭鹽馬齒鹽：底本無兩「鹽」字，據政和本草補。
〔九〕戎鹽：底本作「戎鹽戎鹽」，據政和本草删。
〔一〇〕痛：底本作「瘵」，據政和本草改。
〔一一〕北：底本作「此」，據政和本草改。
〔一二〕臭：底本作「息」，據政和本草改。
〔一三〕又巴東朐䏰縣……並未詳：底本無此句，據政和本草補。

【箋疏】

戎鹽因出於戎羌（今西北的廣大地區）而得名，名醫別錄説：「生胡鹽山及西羌北地，酒泉福祿城東南角。」戎鹽藥用最早見於五十二病方，治癃病方提到「贛戎鹽若美鹽盈脽」，這句的意思是説，用戎鹽或美鹽一小杯，滿滿地堆放在臀部。「戎鹽」與「美鹽」可以替换，因知戎鹽是精制食鹽一類。魏書崔浩傳北魏明元帝拓跋嗣賜崔浩「水精戎鹽一兩」，這種戎鹽似乎是新修本草所記「生鹽州五原鹽池下」的光明鹽之類。

但更多的文獻則將戎鹽解釋爲一種較粗的鹽。陶弘景引李當之云：「戎鹽味苦臭，是海潮水澆山石，經久鹽凝著石取之。北海者青，南海者紫赤。」這是以自然附著礁石的海鹽爲戎鹽。新修本草説：「其戎鹽即胡鹽，沙州名爲秃登鹽，廓州名爲陰土鹽，生河岸山阪之陰土石間，塊大小不常，堅白似石，燒之不鳴炶爾。」這似乎是自然析出的鹽鹹，「鳴炶」疑是形容鉀鹽燃燒時的爆裂聲，「燒之不鳴炶」，即不得含有鉀鹽的意思。日本正倉院保存有唐代戎鹽標本，爲褐色粉狀物，除含氯化鈉外，尚雜有硫酸鈣、硫酸鎂、硫酸鈉等，考其組成，似能與新修本草的記載相吻合。

51 白惡　**味苦**、辛，**溫**，無毒。**主治女子寒熱，癥瘕，月閉，積聚**，陰腫痛，漏下，無子，泄痢。不可久服，傷五藏，令人羸瘦。一名白善。**生邯鄲山谷**。採無時。此即今畫用者，甚多而賤，俗方亦希，仙[一]經不須也。

[一] 仙：底本作「似」，據政和本草改。

【箋疏】

本條新修本草作「白惡」，證類本草作「白堊」，本草經集注序録則兼有兩種寫法。説文「堊，白塗也」，爾雅釋宫「牆謂之堊」，郭璞注：「白飾牆也。」循此説法，「堊」乃是用白色塗料粉刷牆壁，按照郝懿行的意見：「飾牆古用白土，或用白灰，宗廟用蜃灰。」因此「堊」又用來指代白土，山海經西山經「大次之山其陽多堊」句，郭璞注云：「堊似土，色甚白。音惡。」段玉裁説：「塗白爲堊，因謂白土爲堊。」這種白堊當是白色高嶺石 kaolinite 一類，與五色石脂中的白石脂同一來源。

按，本草經「石灰一名惡灰」，陶弘景説「俗名石惡」。森立之本草經考注謂石灰條陶注提到的石惡「似是白惡之灰，故名惡灰，可證古白惡亦不作『堊』也」。按，森説有理。且名醫别録白堊（惡）一名白善，正是針對「白惡」立言。因此本草經中的白惡，應該就是石灰石。或許是傳寫的原因，「白惡」訛寫成了「白堊」。白堊本是白色的高嶺石，與本草經之白惡爲石灰石 limestone 本不相涉，但後世本草誤「白惡」爲「白堊」以後，自陶弘景以降，皆以白土、白陶土爲説，殊失白惡（石灰石）之本意。

52 粉錫　**味辛，寒，**無毒。**主治伏尸毒螫，殺三蟲，**去鱉瘕〔一〕，治惡瘡，墮胎，止小便利。**一名解錫。**即今化鉛所作胡粉也。其有金色者〔二〕，療尸蟲彌良〔三〕，而謂之粉錫，事與經乖。

〔一〕瘕：底本作「瘦」，據政和本草改。
〔二〕者：底本無此字，據政和本草補。
〔三〕彌良：底本作「稱即」，據政和本草改。

錫銅鏡鼻[一] **主治女子血閉，癥瘕，伏腸，絶孕，**伏尸邪氣。**生桂陽山谷。**此物與胡粉異類，而今共條，當以其非正成具一藥，故以附見錫品中也。古無純以錫[二]作鏡者，皆用銅雜之，別錄用銅鏡鼻，即是今破古銅鏡鼻耳。用之當燒令赤，内酒中飲之。若置醯中出入百過，亦[三]可搗也。鉛[四]與錫，本經云生桂陽[五]，今則乃出臨賀，臨賀猶是分桂陽所置。鉛與錫雖相似，而入用大異。

【箋疏】

古人不太區别鉛與錫，説文「錫，銀鉛之間也」，徐鍇曰：「銀色而鉛質也。」因爲鉛的性質與錫有近似之處，所以鉛就被叫做「黑錫」，而鉛粉因此也被稱爲「粉錫」。陶弘景似乎不完全明白此理，先説粉錫「即今化鉛所作胡粉也」，又云：「而謂之粉錫，事與經乖。」如開寶本草所言：「本經呼爲粉錫，然其實鉛粉也。」據釋名卷四云：「胡粉。胡，糊也，脂和以塗面也。」故知所謂「胡粉」，並非舶來之意。鉛粉爲鹼式碳酸鉛 $2PbCO_3 \cdot Pb(OH)_2$，其色白膩，多作繪畫用白色顔料以及化妝品。鉛粉的使用歷史悠久，考古研究者證實，秦陵兵馬俑的白顔料即是鉛粉。一些年代久遠的壁畫人物面部泛黑，往往是因爲胡粉氧化的緣故。

粉錫與鉛丹都是用鉛燒煉製得，陶弘景説「即今化鉛所作胡粉」，與抱朴子内篇説「愚人乃不信黄丹

[一] 錫銅鏡鼻：底本作「錫鏡銅鼻」，據政和本草改。
[二] 純：底本作「絶」，據政和本草改。
[三] 亦：底本作「赤」，據政和本草改。
[四] 鉛：底本作「錫」，據政和本草改。
[五] 生桂陽：底本作「蜀郡桂陽」，據政和本草改。

及胡粉是化鉛所作」一致，皆無錯誤；新修本草認爲「鉛丹、胡粉，實用錫造」，鉛丹條也説「丹、白二粉，俱炒錫作，今經稱鉛丹，陶云熬鉛，俱誤矣」，其實没有理解此「錫」乃是指「黑錫」。

按，錫銅鏡鼻本來另是一藥，本草經集注則將其附録在粉錫條内，陶弘景説：「此物與胡粉異類，而今共條，當以其非正成具一藥，故以附見錫品中也。」新修本草分爲兩條，證類本草因之，仍爲兩條，新輯本歸併爲一。

53 特生礜石　味甘，溫，有毒。主明目，利〔一〕耳，腹内絶寒，破結及鼠瘻，殺百蟲惡獸。久服延年。一名蒼礜石，一名礜石〔二〕，一名鼠毒。生西〔三〕城。採無時。火鍊之良，畏水。舊云鸛巢中者最佳，鸛恒入水，冷故，取以壅卵令熱。今不可得，唯用出漢中者，其外形紫赤色，内白如霜，中央有臼，形狀如齒者佳。大散方云：出荆州新城郡肪陵縣，鍊白色爲好。用之亦先以〔四〕黄土苞燒之一日，亦可内斧空中燒之。合玉壺諸丸用此。仙經不云特〔五〕生，則止是前白礜石耳。

【箋疏】

本草衍義云：「礜石並特生礜石，博物志及陶隱居皆言此二石鸛取之以壅卵，如此則是一物也。隱

〔一〕利：底本無此字，據政和本草補。
〔二〕一名礜石：政和本草無此四字。
〔三〕西：底本作「血」，據政和本草改。
〔四〕先以：底本作「光」，據政和本草改。
〔五〕特：底本作「時」，據政和本草改。

居又言『仙經不云特生，則止是前白礜石』，今補注但隨文解義，不見特生之意。蓋二條止是一物，但以特生不特生爲異耳。所謂特生者，不附著他石爲特耳，今用者絶少，惟兩字『礜石』入藥，然極須慎用，其毒至甚。及至論鸛巢中者，又卻從謬説，鸛巢中皆無此石，乃曰鸛常入，水冷故，取以壅卵。如此則鸕鷀、鶻鷲之類皆食于水，亦自繁息生化，復不用此二石。其説往往取俗士之言，未嘗究其實而窮其理也。嘗官於順安軍，親檢鸛巢，率無石。矧礜石焉得處處有之？」按，礜石、特生礜石、蒼石皆可以確定爲砷黄鐵礦 arsenopyrite，又名毒砂，化學組成爲 $FeAsS$。這種礦石常呈銀白色或灰白色，久曝空氣中則變爲深灰色，此所以有白礜石、蒼礜石、蒼石、青分石諸名。

54 銅弩牙　主治婦人産難，血閉，月水不通，陰陽隔塞[一]。此即今人所用射者耳，取燒赤[二]內酒中[三]飲汁，得古者彌勝，製鏤多巧也。

【箋疏】

證類本草引千金方令易産云：「銅弩牙燒令赤，投醋三合服，良久頓服，立産。」本草綱目引劉完素云：「弩牙速産，以機發而不括，因其用而爲使也。」

[一] 塞：底本作「寒」，據政和本草改。
[二] 赤：底本無此字，據政和本草補。
[三] 中：底本無此字，據政和本草補。

55 金牙　味鹹，無毒。主治鬼注[一]，毒蠱，諸注。生蜀郡，如金色者良。今出蜀漢，似麄金，大小方皆如碁子。又有銅牙，亦相似，但色黑，內色小淺，不入藥用。金牙[二]唯以合酒、散及五注丸，餘方不甚須此也。

【箋疏】

新修本草云：「金牙離本處入土水中，久皆色黑，不可謂之銅牙也。此出漢中，金牙湍湍兩岸入石間打出者內即金色，岸摧入水久者皆黑。近南山溪谷、茂州、雍州亦有，勝於漢中者。」從諸家描述來看，金牙與今天使用的自然銅一樣，是黃銅礦或者黃鐵礦的礦石，唐代特別流行的金牙酒即用此製作。道書金石簿五九數訣也提到：「金牙本出蜀郡，又出荊襄道。色黑而滑，打破，中有碎脉，如金縷之狀。比患脚黑者，皆以此藥釀酒服之，而得除差，名金牙酒。」

56 **石灰　味辛，溫。主治疽瘍，疥瘙，熱氣，惡瘡，癩疾，死肌，墮眉，殺[三]痔蟲，去黑子息肉，髓骨疽。一名惡灰**，一名希灰。**生中山川谷。**中山屬代郡。今近山生石，青白色，作竈燒竟，水沃之，則熱蒸而解末矣。性至烈，人以度酒飲之，則腹痛下利。治金瘡[四]亦甚良。俗名石惡。古今以構塚，用捍水而辟蟲。故[五]古塚中水洗諸惡瘡，皆即差也。

〔一〕注：底本無此字，據政和本草補。
〔二〕牙：底本作「可」，據政和本草改。
〔三〕殺：底本無此字，據政和本草補。
〔四〕瘡：底本作「療」，據政和本草改。
〔五〕故：底本作「之」，據政和本草改。

【箋疏】

石灰即燒石成灰，博物志云：「燒白石作白灰，既訖，積著地，經日都冷，遇雨及水澆即更燃，煙焰起。」本草經集注亦説：「今近山生石，青白色，作竈燒竟，以水沃之，即熱蒸而解末矣。」張華、陶弘景所描述的都是石灰石（limestone）碳酸鈣 $CaCO_3$，燒成生石灰（quicklime）氧化鈣 CaO，生石灰遇水潰解成熟石灰（hydrated lime）氫氧化鈣 $Ca(OH)_2$，並釋放出大量熱能的過程。

無論生石灰氧化鈣 CaO，還是熟石灰氫氧化鈣 $Ca(OH)_2$，都具鹼性，後者更是強鹼。石灰水也是鹼性溶液，可以使蛋白質變性、微生物死亡，因此有消毒殺菌作用，至今仍可用於環境的簡單消毒。抱朴子內篇道意説：「洛西有古大墓，穿壞多水，墓中多石灰，石灰汁主治瘡。夏月，行人有病瘡者煩熱，見此墓中水清好，因自洗浴，瘡偶便愈。於是諸病者聞之，悉往自洗，轉有飲之以治腹內疾者。近墓居人，便於墓所立廟舍而賣此水。而往買者又常祭廟中，酒肉不絕。而來買者轉多，此水盡，於是賣水者常夜竊他水以益之。其遠道人不能往者，皆因行便或持器遺信買之。於是賣水者大富。人或言無神，官申禁止，遂填塞之，乃絕。」這段故事所言，乃是石灰水外用洗浴對某些皮膚病的治療作用。

石灰的強鹼性對皮膚肌肉組織有明顯腐蝕作用，故本草經用來「去黑子息肉」，可能嫌其刺激性太大，本草衍義加以改良：「石灰，水調一盞如稠粥，揀好糯米粒全者，半置灰中，半灰外。經宿，灰中米色變如水精。若人手面上有黑黶子及紋刺，先微微以針頭撥動，置少許如水精者於其上，經半日許，黶汁自出，剔去藥不用，且不得著水，三二日愈。」至於本草經將石灰用於治療「癩疾、死肌、墮眉」等與麻風病有關症狀，也是石灰腐蝕作用之推衍。

57 冬灰　味[一]辛，微溫。主治黑子，去肬、息肉，疽蝕，疥瘙。一名藜灰。生方谷川澤。此即今浣衣黄灰耳，燒諸蒿、藜積聚鍊作之，性烈。又荻灰尤烈。欲銷黑誌、肬贅，取此三種灰和水蒸，以點之即去。不可廣，爛人皮肉。

【箋疏】

冬灰即是草木灰，主要成分爲K_2CO_3，因爲具有弱鹼性，故可以用來洗滌衣物。禮記云：「冠帶垢和灰請漱，衣裳垢和灰請浣。」陶弘景説：「此即今浣衣黄灰耳，燒諸蒿、藜積聚鍊作之。」儘管各種草木都可以作灰，但本草經以藜灰爲冬灰的别名，新修本草云：「冬灰本是藜灰，餘草不真。」藜科藜屬(Chenopodium)、鹼蓬屬(Suaeda)植物的枝葉都可以燒灰製鹼，尤其以後者純正，這或許就是古代正宗的「冬灰」。

58 鍛竈灰　主治癥瘕堅積，去邪惡氣。此即今煅鐵竈中灰耳，兼得鐵力，以治暴癥，大[二]有效。

【箋疏】

新修本草云：「貳車丸用之。」按，醫心方卷十引華佗方云：「二車丸，常在尊者後一車，故名二車丸，」用蜀椒、乾薑、粳米、朗陵烏頭、鍛竈中灰五物。

[一] 味：底本無此字，據政和本草補。
[二] 大：底本作「水」，據政和本草改。

59 伏龍肝　味辛，微溫。主治婦人崩中，吐下血，止欬逆，止血，消癰腫毒氣。此竈中對釜月下黃土也。取擣篩，合葫〔一〕塗癰，甚效。以竈有神，故號爲伏龍肝，並以迂隱其名耳。今人又用廣州鹽城〔二〕屑以治漏血、瘀血，亦是近日之土，兼得火燒義也。

【箋疏】

伏龍肝又稱竈心土，陶弘景說是「對釜月下黃土」。按，「釜月」一詞未見有確切的解釋，據蕭炳四聲本草云：「釜月中墨，一名釜臍上墨。」因此「釜月」應該就是「釜臍」的意思，指釜鬵底部正中心位置。

60 東壁土　主治下部䘌〔三〕瘡，脫肛。此屋之東壁上〔四〕土耳，當取東壁之東邊，謂恒先見日光，刮取用之。亦治小兒〔五〕風臍，又可除油污衣書，勝石灰、滑石。

【箋疏】

東壁土取自土墻東壁，陶弘景說「當取東壁之東邊，謂恒先見日光」，這大約是取向陽乾燥的意思，即陳藏器所言「取其向陽壁久乾也」。本草衍義則從方術角度加以解釋，伏龍肝條說：「今詳之，南壁土

〔一〕葫：底本漫漶，據政和本草補。
〔二〕城：底本及政和本草皆作此字，疑是「碱」之訛。
〔三〕䘌：底本作「䘌字」，政和本草無此二字，據文義刪「字」。
〔四〕上：底本無此字，據政和本草補。
〔五〕兒：底本作「叟」，據政和本草改。

亦向陽久乾也，何不取？蓋東壁常先得曉日烘炙。日者太陽真火，故治瘟瘧。或曰：何不取午盛之時南壁土，而取日初出東壁土者何也？火生之時其氣壯，故素問云『少火之氣壯』；及其當午之時，則壯火之氣衰，故不取。實用此義。」

本草經集注・第三草木部上品

華陽陶隱居撰

青芝　赤芝　黃芝　白芝　黑芝　紫芝　赤箭　伏苓　豬苓　虎魄　松脂　柏子　箘桂　牡桂　桂
天門冬　麥門冬　朮　女萎　黃精　青蘘　乾地黃　昌蒲　遠志　澤寫　署預　菊花　甘草　人參　石
斛　石龍芮　石龍蒭　絡石　千歲藟汁　龍膽　牛膝　杜仲　乾漆　卷柏　細辛　獨活　茈胡　防葵
蓍实　酸棗　槐子　枸杞　菴蕳子　薏苡人　車前子　蛇牀子　菟絲子　析冥子　充蔚子　木香　地膚
子　蒺梨子　白莫　白蒿　茵陈蒿　漏蘆　茜根　肉從容　忍冬　王不留行　藍實　天名精　蒲黃　香
蒲　蘭草　雲實　徐長卿　升麻　旋花　蠡實　水萍　姑活　翹根　屈草　牡荊實　秦椒　蔓荊實　女
貞實　蕤核　辛夷　蘇合　榆皮

（本草經八十一種，名醫別錄六種）

61 青芝　味酸，平。主明目，補肝氣，安精魂，仁恕。久食輕身不老，延年神仙。一名龍芝。生泰山。

【箋疏】

證類本草引新修本草云：「不忘，強志。」

62 **赤芝**　味苦，平，主胸中結，益心氣，補中，增智慧，不忘。久食輕身不老，延年神仙。一名丹芝。生霍山。南嶽本是衡山，漢武帝始以小霍山代之，非正也。此則應生衡山也。

【箋疏】

證類本草引新修本草云：「安心神。」按，陶弘景謂「南嶽本是衡山」云云，據史記孝武本紀説，「（元封五年）上巡南郡，至江陵而東。登禮潛之天柱山，號曰南嶽」。因爲在陶弘景的觀念中，本草經是「神農之所作，不刊之書」，故對此處赤芝的産地提出疑問。陶弘景這一意見也符合當時道教的看法，云笈七籤卷七十九五嶽真形圖法並序也説：「吴越人或謂霍山爲嶽，其實非正也。」

63 **黄芝**　味甘，平。主治心腹五邪，益脾氣，安神，忠信和樂。久食輕身不老，延年神仙。一名金芝。生嵩山。

64 **白芝**　味辛，平。主治欬逆上氣，益肺氣，通利口鼻，強志意，勇悍，安魄。久食輕身不老，延年神仙。一名玉芝。生華山。

65 **黑芝**　味鹹，平。主治癃，利水道，益腎氣，通九竅，聰察。久食輕身不老，延年神仙。一名玄芝。

生恒〔一〕山。

【箋疏】

説文云：「芝，神草也。」芝是真菌類物種，古人目爲瑞草芝，代表物種主要有多孔菌科靈芝屬的紫芝 *Ganoderma sinense*、靈芝 *Ganoderma lucidum* 等。漢代以來，芝作爲吉祥物，亦抽象成程式化的圖案模式，神仙道教對其神化尤多，抱朴子内篇仙藥云：「五芝者，有石芝，有木芝，有草芝，有肉芝，有菌芝，各有百許種也。」其後詳細描述石芝、木芝等，文繁不具引。

本草經六芝，除了紫芝外，其餘五芝，皆以五色、五味、五藏、五嶽與五行一一對應。五色芝與五行對應乃是脱離真實物種的理想化格局，此如本草圖經所言：「五芝皆以五色生於五嶽，諸方所獻者，紫芝生高夏山谷。蘇云：『芝多黄白，稀有黑青者，紫芝最多，非五芝類。但芝自難得，縱獲一二，豈得終久服邪？』今山中雖時復有之，而人莫能識其真，醫家絶無用者，故州郡亦無圖上，蓋祥異之物，非世常有，但附其説於此耳。」不僅如此，經文説：「青芝，主仁恕；赤芝，增智慧；黄芝，忠信和樂；白芝，主勇悍；黑芝，聰察。」其中隱含有與五行對應的「仁、智、信、義、禮」，即漢儒常説的「五性」，乃是政治倫理。

66 紫芝　味甘，温。主治耳聾，利關節，保神，益精氣，堅筋骨，好顔色。久服輕身不老，延年。一名木芝。生高夏山谷。六芝皆無毒，六月、八月採。署預爲之使，得髮良，惡恒山，畏扁青、茵陳蒿。　按郡縣無高夏名，恐

〔一〕恒：底本作「常」，宋人避諱所致，因回改。

是山名爾。此六芝皆仙草之類，俗所稀見，族種甚多，形色環異，並載芝草圖中。今俗所用紫芝，此是朽樹木株上所生，狀如木檽，名爲紫芝，蓋止療痔，而不宜以合諸補丸藥也。凡得芝草，便正爾食之，無餘節度，故皆不云服法也。

【箋疏】

紫芝因爲别出於五行之外，本草經記其産地「生高夏山谷」。五色芝對應五行分生五嶽，顯然出於附會，如新修本草即提出懷疑：「經云皆以五色生於五嶽，諸方所獻，白芝未必華山，黑芝又非恒嶽。」而紫芝的産地，博雅如陶弘景也覺得費解，他推測説：「按郡縣無高夏名，恐是山名爾。」今考「高夏」既不是郡縣名，也不是山名，很可能是本草經作者臆造的地名。淮南子俶真訓云：「巫山之上，順風縱火，膏夏、紫芝與蕭、艾俱死。」據高誘注：「巫山在南郡。膏夏，大木也，其理密白如膏，故曰膏夏。紫芝，皆喻賢智也。蕭、艾賤草，皆喻不肖。」由此知「膏夏」本爲美木之名，與紫芝並喻君子；蕭與艾爲雜草，比喻小人。膏夏、紫芝與蕭、艾同生於「巫山」之上，當大火燒來，君子小人俱死，含有玉石俱焚之意。因爲這句話已有地點狀語「巫山」，故「膏夏」絶無可能是地名，高誘訓作「大木」爲正確。由此推測，本草經作者按照五行爲五色芝「分配」了五嶽産地之後，紫芝找不到更合適的産地，乃根據淮南子「膏夏紫芝」之説，向壁虛構了一個「高夏山谷」。

67 赤箭　味辛，溫。主殺鬼精物，蠱毒惡氣，消癰腫，下支滿，疝，下血。**久服益氣力，長陰，肥健，輕身增年。一名離母，一名鬼督郵。生陳倉川谷，**雍州及太山、少室。三月、四月、八月採根，暴乾。陳倉屬雍州扶風郡。按此草亦是芝類，云莖赤如箭杆，葉生其端，根如人足，又云如芋，有十二子爲衛，有風不動，無風自摇，如此亦非俗所見。

而徐長卿亦名鬼督郵，又復有鬼箭，莖有羽，其療並相似，而益人乖異，恐並非此赤箭。

【箋疏】

赤箭即蘭科天麻 *Gastrodia elata*，腐生草本植物，全株無葉綠素，與白蘑科蜜環菌、紫萁小菇共生，由兩類真菌給天麻提供營養。因爲天麻特殊的生物學特性，古人通常將其目爲芝草類，故陶弘景注釋云云。抱朴子內篇仙藥稱之爲獨搖芝，有云：「草芝有獨搖芝，無風自動。其莖大如手指，赤如丹，素葉似莧，其根有大魁如斗，有細者如雞子十二枚，周繞大根之四方，如十二辰也，相去丈許，皆有細根如白髮以相連。生高山深谷之上，其所生左右無草。得其大魁末服之，盡則得千歲，服其細者一枚百歲，可以分他人也。懷其大根即隱形，欲見則左轉而出之。」

68 **伏苓　味甘，平，無毒。主治胸脅逆氣，憂恚、驚邪、恐悸，心下結痛，寒熱，煩滿，欬逆，止口焦舌乾，利小便，**止消渴，好唾[一]，大腹淋瀝，膈中淡水，水腫淋結，開胸府，調藏氣，伐腎邪，長陰，益氣力，保神守中。**久服安魂魄，養神，不飢延年。一名伏菟。**其有抱[二]根者，名茯神。

茯神　味甘，平。主辟不祥，治風眩、風虛，五勞七傷，口乾，止驚悸，多恚怒，善忘，開心益智，安魂魄，養精神。**生太山山谷大松下。**二月、八月採，陰乾。馬間爲之使，惡白斂，畏牡蒙、地榆、雄黃、秦膠、龜甲。按藥名無馬

[一] 唾：政和本草作「睡」。
[二] 抱：底本無此字，據政和本草補。

間，或是馬莖，聲相近故也〔一〕。今出鬱州，彼土人乃故斫松作之，形多小，虛赤不佳。自然成者，大如三四〔二〕斗器，外皮黑，細皺，內堅白，形如鳥獸龜鼈者良。又復時燥則不水〔三〕。作丸散者，皆先煮之兩三沸乃切，曝乾。白色者補，赤色者利。俗用甚多，仙經服食，亦爲至要。云其通神而致靈〔四〕，和魂而煉魄，明竅而益肌，厚腸而開心，調營理胃，上品仙藥也。善能斷穀不飢。爲藥無朽蛀，吾嘗掘地得昔人所埋一塊，計應三十許年，而色理無異，明其貞全不朽矣。其有銜松根對度者爲〔五〕伏神，是其次伏苓後結一塊也。仙方惟云伏苓而無伏神，爲療既同，用之亦應無嫌〔六〕。

【箋疏】

伏苓今通寫作「茯苓」，爲真菌類生物，常寄生於松科植物馬尾松、赤松等樹的根上，本草經謂其「生太山山谷大松下」，本草圖經兗州茯苓藥圖已準確刻畫其生長狀態。至於傳說茯苓爲松脂所化，高誘注淮南子云：「茯苓，千歲松脂也。」典術云：「茯苓者，松脂入地，千歲爲伏苓。望松樹赤者下有之。」其說固然荒謬，而據各家對茯苓形態的描述，其爲多孔菌科茯苓 *Poria cocos* 毫無問題。

69 豬苓　味甘、苦，**平**，無毒。**主治痎瘧，解毒，辟蠱注不祥，利水道。久服輕身能老。一名豭豬矢。**

〔一〕按藥名無馬間或是馬莖聲相近故也：底本在「馬間爲之使」後，據政和本草移。
〔二〕四：底本作「曰」，據政和本草改。
〔三〕又復時燥則不水：此句疑有訛脫，政和本草無此句。
〔四〕靈：底本作「露」，據政和本草改。
〔五〕應三十許年而色理無異明其貞全不朽矣其有銜松根對度者爲：底本缺，據政和本草補。
〔六〕嫌：底本作「謙」，據政和本草改。

生衡山山谷及濟陰宛朐。二月、八月採，陰[一]乾。今湘州衡山無有，此道不通，皆從寧州來。舊云是楓樹苓，其皮至黑作塊似豬矢，故以名之。肉白而實者佳，用之削去黑皮乃秤之。比年殊難得耳。

【箋疏】

莊子徐無鬼云：「藥也，其實堇也，桔梗也，雞壅也，豕零也，是時爲帝者也。」據證類本草中嘉祐本草引司馬彪注莊子云：「豕橐，一名苓根，似豬矢，治渴。」太平御覽引文亦同；經典釋文莊子音義云：「司馬本作豕橐，云：一名豬苓，根似豬卵，可以治渴。」因知莊子此句原文「豕零」或作「豕橐」或作「豕囊」，但無論寫作豕零、豕橐還是豕囊，跟本草經別名「豭豬矢」一樣，都指豬苓。本草圖經說：「舊說是楓木苓，今則不必楓根下乃有，生土底，皮黑作塊似豬糞，故以名之。又名地烏桃。二月、八月採，陰乾。削去皮，肉白而實者佳。」此即多孔菌科豬苓 *Polyporus umbellatus* 的菌核，古今品種變化不大。

70 虎魄　味甘，平，無毒。主安五藏，定魂魄，殺精魅邪鬼，消瘀血，通五淋。生永昌。舊說云是松脂淪入地，千年所化，今燒之亦作松氣。俗有虎魄，中有一蜂，形色如生。博物志又云「燒蜂巢所作」，恐非實。此或當蜂爲松脂所粘，因墜地淪没耳。亦有煮毈雞子及青魚枕作者，並非真，唯以拾[二]芥爲驗。俗中多帶之辟惡。刮屑服，治瘀血至驗。仙經無正用，曲

[一] 陰：底本無此字，據政和本草補。
[二] 拾：底本作「枌」，據政和本草改。

晨〔一〕丹所須，以赤者爲勝。今並從外國來，而出〔二〕伏苓處永無，不知出琥珀處復有伏苓以否。

【箋疏】

虎魄今通寫作「琥珀」，是松柏科植物的樹脂流入地下，年久轉化形成的化石樣物質，其中偶然可見在樹脂滴落過程中包裹的小昆蟲或植物碎片。琥珀主要存在於砂質黏土或煤層中，多數具松脂樣光澤，且燃燒有松脂氣，故很早就傳説是松脂入地所化，此即陶弘景所説：「舊説云是松脂淪入地，千年所化。今燒之亦作松氣。俗有虎魄，中有一蜂，形色如生。」唐人亦以此入詩歌，如韋應物詠琥珀云：「曾爲老茯神，本是寒松液。蚊蚋落其中，千年猶可覿。」

琥珀用柔布摩擦産生静電，可以産生吸引力，古人用這一特徵來鑒别琥珀的真僞。如論衡乱龍云：「頓牟掇芥，磁石引針，皆以其真是，不假他類。」頓牟一説即是琥珀，故陶弘景言：「（琥珀）亦有煮𤚹雞子及青魚枕作者，並非真，唯以拾芥爲驗。」雷公炮炙論云：「琥珀如血色，熟於布上拭，吸得芥子者，真也。」格古要論卷中亦説：「此物於皮膚上揩熱，用紙片些，少離寸許，則自然飛起。」

71 松脂　**味苦**、甘，**溫**，無毒。**主治癰疽，惡瘡，頭瘍，白秃，疥〔三〕瘙，風氣，安五〔四〕藏，除熱**，胃中伏熱，

〔一〕晨：底本作「農」，據政和本草改。
〔二〕出：底本無此字，據政和本草補，下一「出」字同。
〔三〕疥：底本作「疼」，據政和本草改。
〔四〕五：底本無此字，據政和本草補。

咽乾，消渴，及風痹死肌。錬之令白。其赤者主惡風痹。**久服輕身，不老延年。一名松膏，一名松肪。生太山山谷。**六月採。

松實　味苦，溫[一]，無毒。主風痹，寒氣，虛羸，少氣，補不足。九月採，陰乾。

松葉　味苦，溫。主風濕瘡痹，瘡氣，生毛髮，安五藏，守中，不飢延年。

松節　溫。主百節久風，風虛，腳痹疼痛。

根白皮　主辟穀不飢。採錬松脂法[二]並在服食方，以桑灰汁若酒煮，輒内寒水中數十過，白滑則可用。其有自流出者，乃勝於鑿樹及煮膏也。其實不可多得，唯葉止是斷穀所宜爾，細切如粟，以水及麵飲服之。亦有陰乾擣爲屑，丸服者。人患惡病，服此無不差。比[三]來苦腳弱人，釀松節酒亦皆愈。松、柏皆有脂潤，又淩冬不凋，理爲佳物，但人多輕忽近易之耳。

【箋疏】

松脂是松科多種植物如馬尾松 *Pinus massoniana*、油松 *Pinus tabuliformis*、赤松 *Pinus densiflora*、黑松 *Pinus thunbergii* 等木材中的油樹脂，經自然或人工手段除去揮發油後的固體樹脂。本草經集注說「採錬松脂法並在服食方」。其采法如千金要方卷二七云：「凡取松脂，老松皮自有聚脂者最第一，其根下有傷折處，不見日月者得之，名曰陰脂，彌良。惟衡山東行五百里有大松，皆三四十圍，乃多脂。」服餌需「錬之令白」，本草圖經載其錬法云：「其法用大釜加水置甑，用白茅藉甑底，又加

[一] 溫：底本在「無毒」後，據政和本草移。
[二] 法：底本無此字，據政和本草補。
[三] 比：底本作「此」，據政和本草改。

黄砂於茅上，厚寸許可矣。然後布松脂於上，炊以桑薪，湯減即添熱水，常令滿。候松脂盡入釜中，乃出之，投於冷水，既凝又蒸，如此三過，其白如玉，然後入藥，亦可單服。」道書載松脂服食法甚多，單餌以外，「或合茯苓、松柏實、菊花作丸」，證類本草引野人閒話伏虎尊師鍊服松脂法云：「十斤松脂，五度以水煮過，令苦味盡，取得後，每一斤鍊了松脂，入四兩茯苓末。每晨水下一刀圭，即終年不食，而復延齡，身輕清爽。」

72 **柏子**〔一〕　**味甘，平，**無毒。**主治驚悸，安五藏，益氣，除風濕痹，**治〔二〕恍惚，虛損吸吸，歷節，腰中重痛，益血，止汗〔三〕。**久服令人潤澤美色，耳目聰明，不飢不老，輕身延年。生太山山谷。**柏葉尤良。

柏葉　味〔四〕苦，微溫，無毒。主治吐血、衄血、痢血〔五〕，崩中，赤白，輕身益氣，令人耐風寒，不濕痹，止飢。四時各依方面採，陰乾〔六〕。

白皮　主火灼，爛瘡，長毛髮。牡厲、桂、苽子爲之使，惡菊花、羊蹄、諸石、麪麴。柏葉實，亦爲服食所重，煉餌別有法。柏處處有，當以太山爲佳，並忌取冢墓上也。雖四時俱有，而秋夏爲好。其脂亦入用。此云惡麴，人有以釀酒無妨，恐酒米相和，異單用也。

〔一〕子：底本作「實」，據本草經集注序錄改。
〔二〕治：底本無此字，據政和本草補。
〔三〕汗：底本作「汁」，據政和本草改。
〔四〕味：底本無此字，據政和本草補。
〔五〕痢血：底本無此二字，據政和本草補。
〔六〕陰乾：底本倒乙，據政和本草正。

【箋疏】

此條新修本草、政和本草皆作「柏實」，醫心方、千金翼方皆同本草經集注畏惡七情表作「柏子」，因據改。今稱柏子仁，是柏科多種植物的成熟種仁。後世多遵蜀本草「用偏葉者」的講究，主要使用側柏屬的物種，如側柏 *Platycladus orientalis* 之類，其生鱗葉的小枝向上直展或斜展，扁平，排成一平面，因此得名。

73 箘桂 **味辛，溫，**無毒。**主治百疾，養精神，和顏色，爲諸藥先聘通使。久服輕身不老，面生光華，媚好，常如童子。生交趾山谷桂林間**[一]。**無骨，正圓如竹。生桂林山谷。立秋採。**交趾屬[二]交州，桂林屬廣州，而蜀都賦云「箘桂臨崖」。今俗中不見正圓[三]如竹者，惟嫩枝破卷成圓，猶依桂用，恐非真箘桂也。仙經乃有用箘桂，云三重者良，則判非今桂矣，必當別是一物，應更研訪。

【箋疏】

本條證類本草作「菌桂」，本草經集注序錄畏惡七情表亦作「菌桂」，但推考文獻，很可能「箘」才是正寫，如新修本草仁和寺寫本、醫心方、本草和名皆作「箘桂」。蘇敬說：「箘者竹名，古方用筒桂者是。」至於本草拾遺進一步懷疑本草經「箘桂」是「筒桂」之訛，有云：「古方有筒桂，字似箘字，後人誤而書之，習

[一] 生交趾山谷桂林間：底本「林」作「枝」，據文義改。政和本草作「生交趾、桂林山谷巖崖間」。
[二] 趾屬：底本作「征馬」，據政和本草改。
[三] 圓：底本作「同」，據政和本草改。

而成俗，至於書傳，亦復因循。」本草經考注注意到千金要方卷二治妊娠胎死腹中，用「筒桂四寸」，遂認爲此「是蘇敬所云古方之遺」。今證以馬王堆文獻作「囷桂」，則知前人的説法乃是臆測，千金要方之「筒桂」，實爲「箘桂」之訛，而非相反。

74 牡桂　味辛，溫，無毒。**主治上氣欬逆，結氣，喉痹，吐吸，**心痛，脅風，脅痛，溫筋通脉，止煩出汗，**利關節，補中益氣。久服通神，輕身不老。生南海山谷。**南海郡即是廣州。今俗用牡桂，狀似桂而扁廣，殊薄，皮色黃，脂肉甚少，氣如木蘭，味亦類桂，不知當是別樹，爲復[一]猶是桂，生有老宿者耳，亦所未究。

【箋疏】

從名稱來看，或説「牡桂」是「壯桂」之訛，五十二病方稱「美桂」。按，五十二病方有囷桂、美桂、桂，與本草經等的著錄情況對照，則推測美桂即是牡桂。新修本草名「大桂」。按，牡、壯、美、大皆可形容濃厚芳烈，視「牡桂」爲滋味更濃厚的桂，應無不妥。再研究早期文獻對牡桂形態的描述，南方草木狀云：「其葉似枇杷葉者爲牡桂。」郭璞注爾雅木桂云：「今江東呼桂厚皮者爲木桂。桂樹葉似枇杷而大，白華，華而不著子，叢生巖嶺，枝葉冬夏長青，間無雜木。」邢昺疏云：「本草謂之牡桂是也。」從郭説來看，此種最接近於今樟科植物肉桂 *Cinnamomum cassia*，至於説「華而不著子」，新華本草綱要認爲或是因該種花後幼果被果托包圍而產生的誤會。

[一] 復：底本無此字，據政和本草補。

75 桂　味甘、辛，大熱，有毒[一]。主溫中，利肝肺氣，心腹寒熱，冷疾，霍亂轉筋，頭痛腰痛，出汗，止煩止唾，欬嗽，鼻齆，能墮[二]胎，堅骨節，通血脉，理疏不足，宣導百藥，無所畏。久服神仙不老。生桂陽。二月、八[三]月、十月采皮，陰乾。得人參、麥門冬、甘草、大黄、黄芩，調中益氣。得茈胡、紫石英、乾地黄，療吐逆。按本經惟有箘桂、牡桂，而無此桂，用體大同小異，今俗用便有三種，以半卷多脂者單名桂，入藥最多，所用悉與前[四]説相應。仙經乃並有三種桂，常服食，以葱涕合和雲母蒸化爲[五]水者，正是此種耳。今出廣州湛、惠爲好，湘州、始興、桂陽縣即是小桂，亦有而不如廣州者。交州、桂州者形段小，多脂肉，亦好。經云，桂葉如柏葉澤黑，皮黄心赤。齊武帝時，湘州送桂樹以植芳林苑中。今東山有山桂皮，氣粗相類，而葉乖異，亦能凌冬，恐或是牡桂，時人多呼丹桂，正謂皮赤耳。北[六]方今重此，每食輒須，蓋禮所云姜桂以爲芬芳也。

【箋疏】

本草經有牡桂、菌桂，漢末已經不能分辨名實，所以名醫別錄另立「桂」條，此與在本草經消石、朴消以外，名醫別錄另立「芒消」條的原因近似。

唐以前文獻所談論的與「桂」有關的物種，幾乎都是樟科樟屬（*Cinnamomum*）植物。理由如下：呂氏春秋已經注意到「桂枝之下無雜木」，異物志也説「桂之灌生，必粹其類」，廣志云：「桂出合浦，其生必

[一] 有毒：政和本草作「有小毒」。
[二] 墮：底本作「隨」，據政和本草改。
[三] 八：底本作「七八」，據政和本草改。
[四] 前：底本無此字，據政和本草補。
[五] 爲：底本無此字，據政和本草補。
[六] 北：底本作「此」，據政和本草改。

高山之嶺，冬夏常青。其類自爲林，林間無雜樹。」夢溪筆談謂：「楊文公談苑記江南後主患清暑閣前草生，徐鍇令以桂屑布磚縫中，宿草盡死。」又引雷公炮炙論「桂釘木根，其木即死。」本草綱目云：「爾雅謂之梫者，能梫害他木也。」這是樟屬植物所含桂皮醛之類芳香物質，産生的植物排他現象。從桂的字形來看，説文云：「從木，圭聲。」酉陽雜俎續集卷九云：「大凡木脉皆一脊，唯桂葉三脊。」范成大桂海虞衡志志草木亦云：「凡木葉心皆一縱理，獨桂有兩文，形如圭，制字者意或出此。葉味辛甘，與皮無别，而加芳，美人喜咀嚼之。」吴其濬植物名實圖考説蒙自桂樹，「緑葉光勁，僅三勒道，面凹背凸，無細紋，尖方如圭，始知古人桂以圭名之説，的實有據」。按。古「桂」字之右文「圭」是否因象葉形而來，不可確知，但酉陽雜俎以降所討論的葉有三脊云云，的確是在描述樟屬植物的特徵三出葉脉，如本草圖經所繪「桂」藥圖，便十分强調其三出葉脉。此外，馬王堆三號墓出土的醫書中多處使用桂，而更幸運的是，一號墓出土有小片的桂，已除去麁皮（木栓層），經鑒定爲此屬植物浙樟 *Cinnamomum chekiangensis*。

76 天門冬

味苦、甘，**平、**大寒，無毒。**主治諸暴風濕偏痹，强骨髓，殺三蟲，去伏尸，**保定肺氣，去寒熱，養肌膚，益氣力，利小便，冷而能補。**久服輕身，益氣延年，**不飢。**一名顛勒。生奉高山谷。**二月、三月、七月、八月採根，暴乾。垣衣、地黄爲之使，畏曾青、青耳。奉高，太山下縣名也。今處處有，以高地大根味甘者爲好。張華博物志云：天門冬，逆捋有逆刺；若葉滑者名絺休，一名顛棘，可以浣縑，素白如絨，金城人名爲浣草。擘其根，溫湯中挼之，以浣衣勝灰。此非門冬，相似爾。按如此説，今人所採，皆是有刺者，本名顛勒，亦粗相似，以浣垢衣則淨。桐君藥錄又云：葉有刺，蔓生，五月花白，十月實黑，根連數十枚。如此殊相亂，而不復更有門冬，恐門冬自一種，不即是浣草耶。又有百部，根亦相類，但苗異爾。門冬蒸剝去皮，食之甚甘美，止飢。雖暴乾，猶脂潤難擣，必須薄切，暴於日中，或火烘之也。俗人呼苗爲棘刺，煮作飲乃宜人，而終非真棘刺爾。服天門冬，禁食鯉魚。

【箋疏】

爾雅釋草「髦，顛蕀」，郭璞注：「細葉有刺，蔓生，一名商蕀。廣雅云女木也。」檢廣雅「顛棘，女木也」，王念孫疏證：「御覽引孫炎注云：一名白棘。神農本草云：天門冬一名顛勒。勒、棘，古同聲，顛勒之作顛棘，若小雅斯乾『如矢斯棘』，韓詩『棘』作『朸』矣。名醫别錄云：營實，一名牛勒，一名山棘。亦與此同也。」據本草經天門冬「一名顛勒」，陶弘景引博物志云：「天門冬，逆捋有逆刺；若葉滑者，名絺休，一名顛棘，可以浣縑，素白如絨，金城人名爲浣草。擘其根，溫湯中挼之，以浣衣勝灰。此非門冬，相似爾。」又引桐君藥錄云：「葉有刺，蔓生，五月花白，十月實黑，根連數十枚。」儘管博物志説浣草非天門冬，陶弘景云：「按如此説，今人所採，皆是有刺者，本名顛勒，亦粗相似，以浣垢衣則淨。」又説：「如此殊相亂，而不復更有門冬，恐門冬自一種，不即是浣草耶。」但事實上，張華、陶弘景所稱的這種能浣衣的植物，很可能就是今百合科天門冬屬（Asparagus）植物，此屬植物的根富含甾體皂苷，具有降低水溶液表面張力作用，能使水溶液經振搖後産生大量而持久性的泡沫，古人正是利用此性質來浣衣。相對而言，新修本草解説更爲合理：「此有二種，苗有刺而澀者，無刺而滑者，俱是門冬。俗云顛刺、浣草者，形貌名之，雖作數名，終是一物。二根浣垢俱淨，門冬、浣草，互名之也。」但各書所指具體植物種，實未可知。其中有刺者或許即是今之正品天門冬 *Asparagus cochinchinensis*，至於無刺者則恐爲密齒天門冬 *Asparagus meioclados* 之類。

77 **麥門冬**爲君　**味甘，平**、微寒，無毒。**主治心腹結氣，傷[一]中傷飽，胃絡脉絶，羸瘦短氣，**身重目黄，心下支滿，虚勞客熱，口乾燥渴，止嘔吐，愈痿蹶，强陰益精，消穀調中，保神，定肺氣，安五藏，令人肥健，美顔色，有子。**久服輕身，不老不飢。**秦名羊韭，齊名愛韭，楚名馬韭，越名羊蓍，一名禹葭，一名禹餘粮。葉如韭，冬夏長生。**生函谷川谷**及堤阪肥土石間久廢處。二月、三月、八月、十月採，陰乾。地黄、車前爲之使，惡款東花、苦瓠，畏苦參、青蘘、青耳。函谷即秦關，而麥門冬異於羊韭之名矣。處處有，以四月採，冬月作實如青珠，根似穬麥，故謂麥門冬，以肥大者爲好。用之湯澤抽去心，不爾令人煩。斷穀家爲要。二門冬潤時並重，既燥即輕，一斤減四五兩爾。

【箋疏】

麥門冬乃因塊根似麥而得名，潛夫論思賢云：「(治疾)當得麥門冬，反得烝穬麥。」穬麥見名醫別錄，據齊民要術説即大麥一類，今人以裸麥 *Hordeum vulgare* var. *nudum* 當之。王符的意思是，時人以蒸熟的穬麥粒冒充麥門冬，言其相似也。故陶弘景云：「根似穬麥，故謂麥門冬，以肥大者爲好。」麥門冬葉與韭相似，故别名多與韭有關。由此推論，古代麥門冬應該是百合科沿階草屬(Ophiopogon)或山麥冬屬(Liriope)植物，今之麦冬 *Ophiopogon japonicus*、山麦冬 *Liriope spicata*，皆包含其中。

78 **朮**　**味苦**、甘，**溫**，無毒。**主治風寒濕痹，死肌痙疸，止汗除熱，消食。**主大風在身面，風眩頭痛，目淚出，消痰水，逐皮間風水結腫，除心下急滿及霍亂吐下不止，利腰臍間血，益津液，暖胃，消穀，嗜食。**作煎**

[一] 傷：底本作「腸」，據大觀本草改。

餌，久服輕身、延年、不飢。一名山薊，一名山薑，一名山連。生鄭山山谷、漢中、南鄭。二月、三月、八月、九月採根，暴乾。防風、地榆爲之使。鄭山即南鄭也，今處處有，以蔣山、白山、茅山者爲勝。十一月、十二月、正月、二月採好，多脂膏而甘。仙經云：亦能除惡氣，弭災疹。丸散煎餌並有法。其苗又可作飲，甚香美，去水。朮乃有兩種：白朮，葉大有毛而作椏，根甜而少膏，可作丸散用；赤朮，葉細無椏，根小苦而多膏，可作煎用。昔劉涓子挼取其精而丸之，名守中金丸，可以長生。東境朮大而無氣烈，不任用。今市人賣者，皆以米粉塗令白，非自然，用時宜刮去之。

【箋疏】

朮，古已有之，山海經中山經謂首山「其草多苿芫」，女几之山「其草多菊苿」。本草經朮一名山薊，爾雅亦云：「朮，山薊。」吳普本草一名山芥，一名天蘇，其中「天蘇」疑是「天薊」之訛，而「山芥」，也可能是「山薊」的異寫。據史記賈誼傳引服鳥賦云：「細故慸葪兮，何足以疑。」此句中「葪」，漢書引作「芥」，「葪」乃是「薊」的俗寫，見玉篇。顯然，早期文獻中「朮」幾乎都與「薊」聯繫在一起，故爾雅郭璞注云：「今朮似薊而生山中。」按，古書所稱「薊」一般指菊科薊屬（Cirsium）或刺兒菜屬（Cephalanoplos）或飛廉屬（Carduus）植物，形態與今用白朮、蒼朮所來源之蒼朮屬（Atractylodes）有所差別，但所指主要是菊科植物當無問題。本草經集注將朮分爲兩類，所言「以蔣山、白山、茅山者爲勝」者，原植物應該就是今之茅蒼朮 *Atractylodes lancea*；至於陶言「白朮」，未必是今之白朮 *Atractylodes macrocephala*，所言「東境朮」，更似此種。

79 女萎萎蕤 **味甘，平，**無毒。**主治中風暴熱，不能動搖，跌筋結肉，諸不足，**心腹結氣，虛熱濕毒，腰痛，莖中寒，及目痛，眥爛淚出。**久服去面黑䵟，好顏色，潤澤，輕身不老。**一名熒，一名地節，一名玉竹，一名馬薰。**生太山山谷及丘陵。**立春後採，陰乾。畏鹵鹹。按本經有女萎無萎蕤，別錄無女萎有萎蕤，而爲用正同，疑女萎即萎蕤也，惟名異爾。今處處有，其根似黃精而小異，服食家亦用之。今市人別用一種物，根形狀如續斷莖，味至苦，乃言是女青根，出荊州。今療下痢方多用女萎，而此都無止泄之說，疑必非也。萎蕤又主理諸石，人服石不調和者，煮汁飲之。

【箋疏】

陶弘景認爲，本草經女萎與名醫別錄萎蕤同是一物，故合並爲一條。據爾雅「熒，委萎」，郭璞注：「藥草也。葉似竹，大者如箭，竿有節。葉狹而長，表白裏青，根大如指，長一二尺，可啖。」吳普本草說：「葉青黃，相值如薑。」雷公炮炙論謂：「凡使，勿用鉤吻並黃精，其二物相似。萎蕤只是不同，有誤疾人。萎蕤節上有毛，莖斑，葉尖處有小黃點。」這種葳蕤爲百合科黃精屬植物，但與黃精 *Polygonatum sibiricum* 相比，葉互生，根狀莖較細，結節不明顯，根據證類本草所繪滁州葳蕤，大致可以認爲是玉竹 *Polygonatum odoratum* 或小玉竹 *Polygonatum humile*。玉竹花通常數朵簇生葉腋，花被筒狀，黃綠色至綠色，如瓔珞樣下垂，此或者就是葳蕤的詞源。李時珍在本草綱目萎蕤條釋名項也有類似的看法，他說：「按黃公紹古今韻會云：葳蕤，草木葉垂之貌。此草根長多鬚，如冠纓下垂之緌而有威儀，故以名之。凡羽蓋旌旗之纓緌，皆象葳蕤，是矣。」只是李時珍將葳蕤理解爲玉竹「根長多鬚」的寫照，似不及花序搖曳的樣子更加準確。

80 黃精　味甘，平，無毒。補中益氣，除風濕，安五藏。久服輕身延年，不飢。一名重樓，一名菟竹，一名雞格，一名救窮，一名鹿竹。生山谷。二月採根，陰乾。今處處有。二月始生，一枝多葉，葉狀似竹而短，根似萎蕤。萎蕤根如荻根及昌蒲，概節而平直；黃精根如鬼臼、黃連，大節而不平。雖燥，並柔軟有脂潤。俗方無用此，而爲仙經所貴。根、葉、華、實皆可餌服，酒散隨宜，具在斷穀方中。黃精葉乃與鉤吻相似，惟莖不紫、花不黃爲異，而人多惑之。其類乃殊，遂致死生之反，亦爲奇事。

【箋疏】

黃精一名重樓，應該是描述葉輪生的樣子，百合科植物黃精 *Polygonatum sibiricum* 爲藥用主流。至於陶弘景提到：「黃精葉乃與鉤吻相似，惟莖不紫、花不黃爲異，而人多惑之。其類乃殊，遂致死生之反，亦爲奇事。」雷公炮炙論亦云：「凡使，勿用鉤吻，真似黃精，只是葉有毛鉤子二個，是別認處，若誤服害人。黃精葉似竹葉。」本草圖經也說：「江南人說：黃精苗葉稍類鉤吻，但鉤吻葉頭極尖而根細。」考其出處，皆本於張華博物志：「黃帝問天老曰：天地所生，有食之令人不死者乎？天老曰：太陽之草名曰黃精，餌而食之，可以長生。太陰之草名曰鉤吻，不可食，入口立死。」這種鉤吻並非今所稱馬錢科植物胡蔓藤 *Gelsemium elegans*，或許是百部科植物金剛大 *Croomia japonica*，與黃精相似。

81 **青蘘　味甘，寒，**無毒。**主治五藏邪氣，風寒濕痹，益氣，補腦髓，堅筋骨。久服耳目聰明，不飢，不老，增壽。巨勝苗也。生中原川谷。**胡麻葉也。甚肥滑，亦可以沐頭，但不知云何服之。仙方並無用此法，正法當陰乾，擣爲丸散爾。既服其實，故不復假苗。五符巨勝丸方亦云「葉名青蘘，本生大宛，度來千年」爾。

【箋疏】

本草經既有胡麻，又有青蘘，胡麻是脂麻科植物脂麻 *Sesamum indicum* 的種子，青蘘爲其苗葉。胡麻條經文明言「葉名青蘘」，青蘘條亦説「巨勝苗也」，應該是同一植株的不同部分，何以分載兩條，且胡麻「生上黨川澤」，青蘘「生中原川谷」，何以分生兩地，皆不得而知者。

證類本草青蘘在卷二四米穀部上品胡麻之後，本條新修本草有注云：「青蘘，本經在草部上品中，既堪啖，今從胡麻條下。」故本草經集注新輯本將其恢復爲草木部上品。

82 **乾地黃**　**味甘**、苦，**寒**，無毒。**主治折跌絶筋，傷中，逐血痹，填骨髓，長肌肉。作湯除寒熱，積聚，除痹。**主治男子五勞七傷，女子傷中，胞漏，下血，破惡血，溺血，利大小腸，去胃中宿食，飽力斷絶，補五藏内傷不足，通血脉，益氣力，利耳目。**生者尤良。**

生地黃　大寒。主治婦人崩中血不止及産後血上薄心悶絶，傷身胎動下血，胎不落，墮墜踠折，瘀血，留血，衄鼻，吐血，皆擣飲之。**久服輕身不老。一名地髓，**一名芐，一名芑。**生咸陽川澤，**黃土地者佳。二月、八月採根，陰乾。得麥門冬、清酒良，惡貝母，畏無荑。

咸陽即長安也。生渭城者乃有子實，實如小麥，淮南七精散用之。中間以彭城乾地黃最好，次歷陽，今用江寧板橋者爲勝。作乾者有法，搗汁和蒸，殊用工意，而此直云陰乾，色味乃不相似，更恐以蒸爲失乎？大貴時乃取牛膝、萎蕤作之，人不能別。仙經亦服食，要用其華。又善生根，亦主耳暴聾、重聽。乾者黏濕，作丸散用，須烈日暴之，既燥則斤兩大減，一斤纔得十兩散爾，用之宜加量也。

【箋疏】

地黃以質沉重色黃可以染黃而得名，齊民要術卷五種地黃法言「訖至八月盡九月初，根成中染」。

本草圖經說：「二月生葉，布地便出似車前，葉上有皺紋而不光，高者及尺餘，低者三四寸，黃花似油麻花而紅紫色，亦有黃色者，其實作房如連翹，中子甚細而沙褐色。根如人手指，通黃色，粗細長短不常，二月、八月采根。」其原植物爲玄參科地黃 *Rehmannia glutinosa*，古今沒有變化。

本草經以乾地黃立條，本草經集注專門指出：「作乾者有法，擣汁和蒸，殊用工意。」本草綱目記其做法云：「本經所謂乾地黃者，即生地黃之乾者也。其法取地黃一百斤，擇肥者六十斤洗淨，曬令微皺。以揀下者洗淨，木臼中擣絞汁盡，投酒更擣，取汁拌前地黃，日中曬乾，或火焙乾用。」如此則是生地黃經加工處理後之乾燥品。唐宋又有蒸乾之法，本草圖經云：「今乾之法，取肥地黃三二十斤淨洗，更以揀去細根及根節瘦短者，亦得二三十斤，擣絞取汁，投銀銅器中，下肥地黃浸漉令浹，飯上蒸三四過，時時浸漉轉蒸訖，又暴使汁盡。其地黃當光黑如漆，味甘如飴糖，須瓷器内收之，以其脂柔喜暴潤也。」宋代開始，稱此種爲「熟地黃」，而將前一做法的「乾地黃」稱作「生地黃」。

83 **昌蒲**　**味辛，溫**，無毒。**主治風寒濕痹，欬逆上氣，開心孔，補五藏，通九竅，明耳目，出音聲**，主治耳聾，癰瘡，溫腸胃，止小便利，四支濕痹，不得屈伸，小兒溫瘧，身積熱不解，可作浴湯。**久服輕身**，聰耳目[一]，**不忘，不迷惑，延年**，益心智，高志不老。**一名昌陽。生上洛池澤及蜀郡嚴道。**一寸九節者良，露根不可用。五月、十二月採根，陰乾。秦膠、秦皮爲之使，惡地膽、麻黃。去節。上洛郡屬梁州，嚴道縣在蜀郡。今乃處處有，生石磧上，概節爲好。在下濕地大根者名昌陽，止主風濕，不堪服食。此藥甚去蟲並蚤虱，而今都不言之。真昌蒲葉有脊，一如劍刃，

[一] 聰耳目：大觀本草作「聰耳明目」。

四月、五月亦作小鼇華也。東間溪側又有名溪蓀者，根形氣色極似石上昌蒲，而葉正如蒲，無脊，俗人多呼此爲石上昌蒲者，謬矣。此止主欬逆，亦斷蚤蝨爾，不入服御用。詩詠多云蘭蓀，正謂此也。

【箋疏】

古代文獻中的昌蒲，應該是天南星科菖蒲屬（Acorus）物種，植株所含細辛醚（asarone）、菖蒲酮（acoramone）等有較好的殺蟲活性，可以用於防治稻飛蝨、稻葉蟬、稻螟蛉、蚜蟲、紅蜘蛛等蟲害，與淮南子説山訓「昌羊去蚤蝨」的説法一致。

本草經昌蒲一名昌陽，陶弘景説：「在下濕地大根者名昌陽，止主風濕，不堪服食。此藥甚去蟲並蚤虱，而今都不言之。真昌蒲葉有脊，一如劍刃，四月、五月亦作小鼇華也。」所指應該是植物菖蒲 *Acorus calamus*，此即後世所稱之水菖蒲或泥菖蒲，植物體高大，葉中脈明顯，即陶形容「有脊一如劍刃」者。名醫別錄則強調昌蒲「一寸九節者良」，此爲同屬石菖蒲 *Acorus tatarinowii*，這是後世菖蒲主流品種，平行葉脈，無中脈，根狀莖細小，有緊密環節。陶弘景還提到「溪蓀」云：「東間溪側又有名溪蓀者，根形氣色極似石上昌蒲，而葉正如蒲，無脊，俗人多呼此爲石上昌蒲者，謬矣。此止主欬逆，亦斷蚤蝨爾，不入服御用。詩詠多云蘭蓀，正謂此也。」此爲同屬植物茴香菖蒲 *Acorus macrospadiceus*。

84 **遠志**爲君　**味苦，溫，**無毒。**主治欬逆傷中，補不足，除邪氣，利九竅，益智慧，耳目聰明，不忘，強志，倍力，**利丈夫，定心氣，止驚悸，益精，去心下膈氣，皮膚中熱，面目黃。**久服輕身不老，**好顏色，延年。**葉**

名小草，主益精，補陰氣，止虛損，夢泄。一名棘菀，一名葽繞，一名細草。生太山及冤句川谷[一]。四月採根、葉，陰乾。得伏苓、冬葵、龍骨良，畏真珠、蜚廉、棃蘆、蠐螬，殺天雄、附子毒。按藥名無齊蛤，恐是百合。冤句縣屬兗州濟陰郡，今猶從彭城北蘭陵來。用之打去心取皮，今用一斤正得三兩皮爾，市者加量之。小草狀似麻黃而青。遠志亦入仙方藥用。

【箋疏】

説文「蒬，棘蒬也」，這是遠志的雅名。爾雅釋草「葽繞，蕀蒬」，郭璞注謂遠志「似麻黃，赤華，葉鋭而黃」，本草經集注也説「小草狀似麻黃而青」。麻黃的物種基本没有變化，爲麻黃科麻黃屬（Ephedra）植物，與今天遠志科遠志屬（Polygala）的差别甚大，何以牽連在一起，令人費解。故開寶本草批評説：「遠志莖葉似大青而小，比之麻黃，陶不識爾。」本草綱目則有調和之論，集解項李時珍説：「遠志有大葉、小葉兩種，陶弘景所説者小葉也，馬志所説者大葉也，大葉者花紅。」後世乃根據李時珍的意見，將小葉者考訂爲遠志科遠志 *Polygala tenuifolia*，大葉者爲卵葉遠志 *Polygalasibirica*。

85 **澤寫**[二] **味甘**、鹹，**寒**，無毒。**主治風寒濕痹，乳難，消水，養五藏，益氣力，肥健**，補虛損五勞，除五藏痞滿，起陰氣，止泄精、消渴、淋瀝，逐膀胱三膲停水。**久服耳目聰明，不飢，延年，輕身，面生光，能行水上。**扁鵲云：多服病人眼。**一名水瀉**，一名及瀉，**一名芒芋，一名鵠瀉。生汝南池澤。**五月、六月、八月採根，陰

〔一〕生太山及冤句川谷：循本草經集注體例，似當爲「生太山川谷及冤句」，以「生太山川谷」爲本草經文。

〔二〕澤寫：底本作「澤瀉」，據本草經集注序錄畏惡七情表改。

乾。畏海蛤、文蛤。

葉　味鹹，無毒。主治大風，乳汁不出，産難，強陰氣。久服輕身。五月採。

實　味甘，無毒。主治風痹、消渴，益腎氣，強陰，補不足，除邪濕。久服面生光，令人無子。九月採。汝南郡屬豫州，今近道亦有，不堪用，惟用漢中、南鄭、青弋，形大而長，尾間必有兩歧爲好。此物易朽蠹，常須密藏之。葉狹長，叢生諸淺水中。仙經服食斷穀皆用之，亦云身輕，能步行水上。

【箋疏】

説文「藚，水寫也」；詩經「言采其藚」，毛傳也説「藚，水舄也」，陸璣詩疏云：「今澤舄也。其葉如車前草大，其味亦相似，徐州廣陵人食之。」這種水舄即是澤瀉科植物澤瀉 *Alisma orientalis* 之類。但爾雅釋草「藚，牛脣」，郭璞注引毛傳「水蕮」之説，所描述形態卻與陸璣全然不同：「如續斷，寸寸有節，拔之可復。」按其所言，大約是木賊科植物問荊 *Equisetum arvense* 之類。爾雅釋草別有「蕍，蕮」，郭璞注：「今澤瀉。」如此方是澤瀉 *Alisma orientalis*。經書訓注異辭，實無足爲怪，至於本草書中的澤瀉，則爲澤瀉科澤瀉屬植物無疑。

86 **署預**　**味甘，溫，**平，無毒。**主治傷中，補虛羸，除寒熱邪氣，補中，益氣力，長肌肉，**主頭面遊風，風頭眼眩，下氣，止腰痛，補虛勞羸瘦，充五藏，除煩熱，強陰。**久服耳目聰明，輕身，不飢，延年。一名山芋，**秦、楚名玉延，鄭、越名土藷。**生嵩高山谷。**二月、八月採根，暴乾。紫芝爲之使，惡甘遂。今近道處處有，東山、南江皆多掘取食之以充粮，南康間最大而美，服食亦用之。

【箋疏】

山海經北山經「景山其草多藷藇」，郭璞注：「今江南單呼爲藷。」郝懿行疏：「即今之山藥也。」廣雅云：「玉延、藷藇，署預也。」見於本草，尚有諸署、山芋、土藷、修脆、兒草等名。按，此物「署豫」只是記音，文字則有「署預」「薯蕷」「薯蕷」「藷藇」多種，其實一也。至於「山藥」，則與「山芋」爲一音之轉，唐以前固然有此稱呼，但畢竟少用，唐宋時因薯蕷名稱太過複雜，更兼以避諱的緣故，稱呼頗爲不便，故宋元間逐漸統一以「山藥」爲本品的正名。

吳普本草、名醫別錄等雜記秦、楚、齊、越、鄭、趙諸異名，可見本品食用或藥用歷史在兩千年以上，且分佈廣泛。吳普本草描述植物形態云：「始生，赤莖細蔓，五月華白，七月實青黃，八月熟落。根中白皮黃，類芋。」其爲薯蕷科薯蕷屬（Dioscorea）植物當無問題。

87 **菊花** **味苦**、甘，**平**，無毒。**主治風頭**[一]**眩、腫痛，目欲脱，淚出，皮膚死肌，惡風，濕痹**，治腰痛去來陶陶，除胸中煩熱，安腸胃，利五脉，調四支。**久服利血氣，輕身，耐老，延年。一名節華**，一名日精，一名女節，一名女華，一名女莖，一名更生，一名周盈，一名傅延年，一名陰成。**生雍州川澤及田野。**正月採根，三月採葉，五月採莖，九月採花，十一月採實，皆陰乾。朮、苟杞根、桑根白皮爲之使。

菊有兩種：一種莖紫氣香而味甘，葉可作羹食者爲真；一種青莖而大，作蒿艾氣，味苦不堪食者名苦薏，非真。其華正相似，唯以甘、苦別之爾。南陽酈縣最多，今近道處處有，取種之便得。又有白菊，莖葉都相似，唯花白，五月取，亦主風眩，能令頭不白。仙經以菊爲妙用，但難多得，宜常服之爾。

[一] 頭：大觀本草此後多一「頭」字，則此句應標點作：主頭風、頭眩。

【箋疏】

早期菊花以黃色爲正，禮記月令云：「季秋之月，鞠有黃華。」植物學家認爲這就是今天的野菊花 *Dendranthema indicum*。此植物揮發油含量較高，苦味濃郁，漢代以來的服食家不取爲正品，博物志卷四云：「菊有二種，苗花如一，唯味小異，苦者不中食。」苦者即此苦菊花 *Dendranthema indicum*，陶弘景謂之苦薏，今藥用稱爲野菊花。與之相對的是甘菊花，即後來廣泛栽植的庭院植物菊花 *Dendranthema morifolium*。

抱朴子内篇云：「南陽酈縣山中有甘谷水，谷水所以甘者，谷上左右皆生甘菊，菊花墮其中，歷世彌久，故水味爲變。其臨此谷中居民，皆不穿井，悉食甘谷水，食者無不老壽，高者百四五十歲，下者不失八九十，無夭年人，得此菊力也。故司空王暢、太尉劉寬、太傅袁隗，皆爲南陽太守，每到官，常使酈縣月送甘谷水四十斛以爲飲食。此諸公多患風痺及眩冒，皆得愈，但不能大得其益，如甘谷上居民，生小便飲食此水者耳。」後漢書卷三十二注引荆州記也載有這段文字，唯「甘菊」作「芳菊」，從品種來看，也應該是菊花 *Dendranthema morifolium*。

88 甘草國老　**味甘，平，**無毒。**主治五藏六府寒熱邪氣，堅筋骨，長肌肉，倍力，金瘡尰，解毒，**溫中下氣，煩滿短氣，傷藏欬嗽，止渴，通經脉，利血氣，解百藥毒。爲九土之精，安和七十二種石，一千二百種草。**久服輕身延年。**一名蜜甘，一名美草，一名蜜草，一名蕗草。**生河西川谷，**積沙山及上郡。二月、八月除日採根，暴乾十日成。朮、乾柒、苦參爲之使，惡遠志，反甘遂、大戟、芫花、海藻。

河西、上郡不復通市，今出蜀漢中，悉從汶山諸夷中來。赤皮斷理，看之堅實者，是枹罕草，最佳。枹罕，羌地名。亦有火炙乾者，理多虛疏。又有如鯉魚腸者，被刀破，不復好。青州間亦有，不如。又有紫甘草，細而實，乏時可用。此草最爲衆藥之主，經方少不用者，猶如香中有沉香也。國老即帝師之稱，雖非君，爲君所宗，是以能安和草石而解諸毒也。

【箋疏】

甘草以滋味甘甜得名，説文云：「苷，甘草也。」廣雅云：「美丹，甘草也。」名醫別錄又有蜜甘、美草、蜜草諸名。甘草不僅味甘，又善解毒，名醫別錄稱「解百藥毒，爲九土之精，安和七十二種石，一千二百種草」，又名「國老」，陶弘景解釋説：「此草最爲衆藥之主，經方少不用者，猶如香中有沉香也。國老即帝師之稱，雖非君，爲君所宗，是以能安和草石而解諸毒也。」現代研究證實，甘草甜素（glycyrrhizin）水解釋放葡萄糖醛酸，可與含羧基、羥基毒物結合，減少其吸收，其腎上腺皮質激素樣作用，也增加機體對毒物的耐受能力。因此，儘管早期文獻中甘草品種難於確定，但視爲豆科甘草屬（Glycyrrhiza）中含甘草甜素的一類植物，應無問題。

89 **人參　味甘，微寒**、微溫，無毒。**主補五藏，安精神，定魂魄，止驚悸，除邪氣，明目，開心，益智，**治腸胃中冷，心腹鼓痛，胸脅逆滿，霍亂吐逆，調中，止消渴，通血脉，破堅積，令人不忘。**久服輕身延年。一名人銜，一名鬼蓋，**一名神草，一名人微，一名土精，一名血參。如人形者有神。**生上黨山谷**及遼東。二月、四月、八月上旬採根，竹刀刮，暴乾，無令見風。伏苓爲之使，惡溲疏，反藜蘆。

上黨郡在冀州西南，今魏國所獻即是。形長而黃，狀如防風，多潤實而甘，俗用不入服，乃重百濟者，形細而堅白，氣味薄於上黨。次用高麗，高麗即是遼東，形大而虛軟，不及百濟。百濟今臣屬高麗，高麗所獻，兼有兩種，止應擇取之爾，實用並不及上黨者。其爲藥切要，亦與甘草同功。而易蛀蚛，唯内器中密封頭，可經年不壞。人參生一莖直上，四五葉相對生，花紫色。高麗人作人參贊曰：「三椏五葉，背陽向陰。欲來求我，椵樹相尋。」椵樹葉似桐，甚大陰廣，則多生陰地。採作甚有法，今近山亦有，但作之不好。

【箋疏】

陶弘景引人參贊云：「三椏五葉，背陽向陰。欲來求我，椵樹相尋。」所言生境和植株形態，所指應該是五加科植物人參 *Panax ginseng*，這也是歷史上藥用人參的主流。但很長一段時間内，桔梗科黨參 *Codonopsis pilosula*、薺苨 *Adenophora trachelioides* 等，或以僞品，或以混淆品的方式裹夾在「人參」概念之中。

後世以人參爲滋補元陽之品，極言之如韓氏醫通云：「人參煉膏，回元氣於無何有之鄉，王道也。」而本草經僅謂其「補五藏，安精神，定魂魄」而已，至於「久服輕身延年」，亦屬泛泛之論，乃至唐以前仙家傳説中，亦罕有服食人參者。人參補益元氣之説既濫觴於金元，遂爲明清醫家之保守者所詬病，如神農本草經讀云：「今人輒云以人參回陽，此説倡自宋元以後，而大盛於薛立齋、張景岳、李士材輩，而李時珍本草綱目尤爲雜沓，學者必於此等書焚去，方可與言醫道。」

90 石斛　**味甘，平，**無毒。**主治傷中，除痹，下氣，補五藏，虚勞羸瘦，強陰，**益精，補内絶不足，平胃氣，長肌肉，逐皮膚邪熱痱氣，腳膝疼冷痹弱。**久服厚腸胃，輕身延年，**定志除驚。**一名林蘭，**一名禁生，一名杜蘭，一名石蓫。**生六安山谷**水傍石上。七月、八月採莖，陰乾。陸英爲之使，惡凝水石、巴豆，畏殭蠶、雷丸。今用石斛出始興，生石上，細實，桑灰湯沃之，色如金，形似蚱蜢髀者爲佳。近道亦有，次。宣城間生櫟樹上者名木斛，其莖形長大而色淺。六安屬廬江，今始安亦出木斛，至虛長，不入丸散，惟可爲酒漬、煮湯用爾。俗方最以補虛，療腳膝。

【箋疏】

歷代所言石斛大致都是蘭科石斛屬(Dendrobium)植物，但具體品種則因時代和産地而異。漢代石斛以六安出者爲道地，如范子計然謂「石斛出六安」，易林亦有「南巴六安，石斛戟天」之説。按，本草綱目拾遺云：「霍石斛，出江南霍山，形較釵斛細小，色黄而形曲不直，有成球者，彼土人以代茶茗，云極解暑醒脾，止渴利水，益人氣力，或取熬膏餉客。初未有行之者，近年江南北盛行之。」又引百草鏡：「石斛，近時有一種，形短只寸許，細如燈心，色青黄，咀之味甘，微有滑涎，係出六安州及潁州府霍山縣，名霍山石斛，最佳。咀之無涎者，係生木上，不可用。」又引范瑶初云：「霍山屬六安州，其地所産石斛，名米心石斛，以其形如累米，多節類竹鞭，乾之成團。他産者不能米心，亦不成團也。」六安霍山所出石斛爲霍石斛 *Dendrobium moniliforme*，或許就是早期石斛品種。

明代以來，醫藥家特别看重「金釵石斛」，本草綱目釋名項説：「其莖狀如金釵之股，故古有金釵石斛之稱。今蜀人栽之，呼爲金釵花。」集解項李時珍云：「石斛叢生石上。其根糾結甚繁，乾則白軟。其莖葉生皆青色，乾則黄色。開紅花。節上自生根鬚。人亦折下，以砂石栽之，或以物盛掛屋下，頻澆以水，經年不死，俗稱爲千年潤。」根據開紅花的特徵，結合所繪圖例，此種當爲金釵石斛 *Dendrobium nobile*。

91 石龍芮　**味苦，平，**無毒。**主治風寒濕痹，心腹邪氣，利關節，止煩滿，**平腎、胃氣，補陰氣不足，失精莖冷。**久服輕身，明目，不老，**令人皮膚光澤，有子。**一名魯果能，一名地椹，**一名石能，一名彭根，一名天豆。**生太山川澤**石邊。五月五日採子，二月、八月採皮，陰乾。大戟爲之使，畏蛇蜕、茱萸。今出近道，子形粗，似蛇牀子而扁，非真好者，人言是蓄菜子爾。東山石上所生，其葉芮芮短小，其子狀如葶藶，黄色而味小辛，此乃實是也。

【箋疏】

根據敦煌寫本本草經集注序録，石龍芮屬草部上品；從功效看，本草經「久服輕身，明目，不老」，名醫别録謂其無毒，「令人皮膚光澤，有子」，也符合上品藥的特徵；因此本草經森立之、尚志鈞、曹元宇、王筠默輯本都將石龍芮列爲上品。但今天認定的毛茛科植物石龍芮 *Ranunculus sceleratus*，全株含有毛茛苷、原白頭翁素等，有明顯刺激性，如南方主要有毒植物記載：「石龍芮全株有毒，人誤食後，嚴重者十餘小時内死亡。」這與本草經上品藥「多服、久服不傷人」不合。不特如此，名醫别録説：「五月五日採子，二月、八月採皮。」毛茛科石龍芮爲一年生草本，植株矮小，鬚根細短，莖皮、根皮都不可能採取，與本草記載顯然不合。

新修本草云：「今用者，俗名水堇，苗似附子，實如桑椹，故名地椹。」本草拾遺也同意此説：「水堇如蘇所注，定是石龍芮，更非别草。」唐代開始，石龍芮被確定爲毛茛科植物，因爲毒性明顯，新修本草於是將其移到了草部中品。

92 石龍蒭　**味苦，微寒，**微溫，無毒。**主治心腹邪氣，小便不利，淋閉，風濕，鬼注惡毒，**補内虚不足，痞滿，身無潤澤，出汗，除莖中熱痛，殺鬼注惡毒氣。**久服補虚羸，輕身，耳目聰明，延年。一名龍鬚，一名草**

續斷，一名龍珠，一名龍華，一名懸莞，一名草毒。九節多味者良。生梁州山谷濕地。五月、七月採莖，暴乾。

莖青細相連，實赤，今出近道水石處，似東陽龍鬚以作席者，但多節爾。

【箋疏】

石龍芻的別名甚多，多數都與「龍」有關，似淵源於黃帝升天傳說。古今注云：「孫興公問曰：世稱黃帝鑿峴山得仙，乘龍上天，群臣援龍鬚，鬚墜地而生草，世名曰龍鬚，有之乎？答曰：非也。有龍鬚草，一名縉雲草，故世人爲之傳，非也。」太平御覽九九四引遊名山志亦說：「龍鬚草惟東陽、永嘉有，永嘉有縉雲堂，意者謂鼎湖攀龍鬚時，有墜落化而爲草，故有龍鬚之稱。」石龍芻可以編織爲席，蜀本草圖經說：「莖如綖，叢生，俗名龍鬚草，今人以爲席者，所在有之。」

按，說文稱席草爲「莞」，謂「可以作席」，按照爾雅釋草「莞，苻蘺，其上萬」，郭璞注：「今西方人呼蒲爲莞蒲；萬謂其頭臺首也。今江東謂之苻蘺，西方亦名蒲。中莖爲萬，用之爲席。」此則香蒲科植物如水燭香蒲 *Typha angustifolia*、東方香蒲 *Typha orientalis* 之類。石龍芻亦可織席，爾雅名「䔰」，釋爲「鼠莞」，較莞蒲細弱，郭璞注：「亦莞屬也，纖細似龍須，可以爲席，蜀中出好者。」其原植物則是燈心草科野燈心草 *Juncus setchuensis* 之類。至於名醫別錄謂石龍芻「九節多味者良」，陶弘景說「今出近道水石處，似東陽龍鬚以作席者，但多節爾」，則似木賊科木賊 *Equisetum hyemale* 一類。

93 絡石 **味苦，溫**、微寒，無毒。**主治風熱，死肌，癰傷，口乾舌焦，癰腫不消，喉舌腫**，不通，水漿不下，大驚入腹，除邪氣，養腎，主治腰髖痛，堅筋骨，利關節。**久服輕身，明目，潤澤，好顏色，不老延年**，通神。

一名石鯪，一名石蹉，一名略石，一名明石，一名領石，一名懸石。生太山川谷，或石山之陰，或高山巖石上，或生人間。正月採。杜仲、牡丹爲之使，惡鐵落、昌蒲、貝母。不識此藥，仙俗方法都無用者，或云是石類。既云或生人間，則非石，猶如石斛等，繫石以爲名爾。

【箋疏】

本草經集注序錄作「落石」，據本條陶弘景説「繫石以爲名」，新修本草説「以其包絡石木而生，故名絡石」，故仍當以「絡石」爲正名。

新修本草描述説：「此物生陰濕處，冬夏常青，實黑而圓，其莖蔓延繞樹石側。若在石間者，葉細厚而圓短；繞樹生者，葉大而薄。人家亦種之，俗名耐冬，山南人謂之石血，療産後血結，大良。」本草綱目集解項李時珍云：「絡石貼石而生。其蔓折之有白汁。其葉小於指頭，厚實木強，面青背淡，澀而不光。有尖葉、圓葉二種，功用相同，蓋一物也。蘇恭所説不誤，但欠詳耳。」從描述看，絡石包括多種蔓生植物，攀援石上或木上。一般根據植物名實圖考的描述，以夾竹桃科白花藤 *Trachelospermum jasminoides* 爲主流，石血爲其變種 *Trachelospermum jasminoides* var. *heterophyllum*。

94 千歲虆汁　味甘，平，無毒。主補五藏，益氣，續筋骨，長肌肉，去諸痹。久服輕身不飢，耐老，通神明。一名虆蕪。生太山川谷。作藤生，樹如葡萄，葉如鬼桃，蔓延木上，汁白。今俗人方藥都不復識用此，仙經數處須之，而遠近道俗咸不識此，非甚是異物，正是未研訪尋識之爾。

【箋疏】

千歲蘽之「蘽」，據說文正寫當作「藟」。說文「藟，木也」，段玉裁注：「爾雅釋木『諸慮，山櫐』，郭曰：『今江東呼櫐爲藤。虎櫐，今虎豆，纏蔓林樹而生。』中山經『畢山，其上多櫐』，郭曰：『今虎豆、貍豆之屬。櫐一名縢。音耒。』按櫐者藟之省，其物在草木之間。近於草者，則爲艸部之藟，詩之藟也；近於木者，則爲木部之藟。釋木之山櫐、虎櫐也。縢、藤古今字。謂之縢者，可以爲緘縢也。藟之屬不一，統名之曰藟木。」歷代對千歲蘽的名實爭論甚大，一般認爲其原植物可能是葡萄科葛藟 *Vitis flexuosa*，蘡薁則是同屬之野葡萄 *Vitis bryoniifolia*。

95 龍膽 **味苦，寒**、大寒，無毒。**主治骨間寒熱，驚癎，邪氣，續絶傷，定五藏，殺蠱毒，**除胃中伏熱，時氣溫熱，熱泄下痢，去腸中小蟲，益肝膽氣，止驚惕。**久服益智不忘，輕身耐老。一名陵游。生齊朐山谷**及冤句。二月、八月、十一月、十二月採根，陰乾。貫衆爲之使，惡防葵、地黃。今出近道，吳興爲勝。狀似牛膝，味甚苦，故以膽爲名。

【箋疏】

本草圖經描述龍膽的植物特徵：「宿根黃白色，下抽根十餘本，類牛膝。直上生苗，高尺餘。四月生葉，似柳葉而細，莖如小竹枝，七月開花如牽牛花，作鈴鐸形，青碧色。冬後結子，苗便枯。」結合所繪信陽軍草龍膽、襄州草龍膽圖例，其原植物爲龍膽科條葉龍膽 *Gentiana manshurica* 或嚴龍膽 *Gentiana manshurica* var. *yanchowensis* 一類。

96 **牛膝**爲君　**味苦**、酸，**平**，無毒。**主治寒濕痿痹，四支拘攣，膝痛不可屈伸，逐血氣，傷熱火爛，墮胎，**治傷中少氣，男子陰消，老人失溺，補中續絶，填骨髓，除腦中痛及腰脊痛，婦人月水不通，血結，益精，利陰氣，止髮白。**久服輕身耐老。一名百倍。生河内川谷**及臨朐。二月、八月、十月採根，陰乾。惡螢火、龜甲、陸英，畏白前。　今出近道，蔡州者最良，大柔潤，其莖有節似牛膝，故以爲名也。乃云有雌雄，雄者莖紫色而節大爲勝爾。

【箋疏】

廣雅云：「牛莖，牛膝也。」此已暗示其得名的緣由，陶弘景解説甚詳：「其莖有節似牛膝，故以爲名也。」吴普本草描述牛膝「葉如藍，莖本赤」，文字雖然簡略，而特徵與今之莧科植物牛膝 *Achyranthes bidentata* 並無矛盾。由此確定，此即古代藥用牛膝之主流品種。據本草衍義「今西京作畦種，有長三尺者最佳」，可見北宋時期牛膝在河南已有廣泛種植，由此奠定懷牛膝的道地藥材地位。

陶弘景開始便提到牛膝有雌雄兩種，其説亦見於肘後方卷七，有云：「雄牛膝，莖紫色者是也。」本草圖經亦附和説云：「此有二種，莖紫節大者爲雄，青細者爲雌。」類似的説法亦見於日華子本草：「懷州者長白，近道蘇州者色紫。」外臺秘要卷四十張文仲療溪毒方亦用到「雄牛膝」。按，莧科植物中色素的變化較爲普遍，據研究，在四川野生牛膝品種，植株莖葉有呈紅色者，當地稱「紅牛膝」，但此植物實際上仍爲莧科牛膝 *Achyranthes bidentata*，而非别種，此或即陶弘景等所説的「雄牛膝」。

97 **杜仲**　**味辛**、甘，**平**、溫，無毒。**主治腰脊痛，補中，益精氣，堅筋骨，強志，陰下癢濕，小便餘瀝，**腳中酸，疼痛不欲踐地。**久服輕身能老。一名思仙，**一名思仲，一名木綿。**生上虞山谷，**又上黨及漢中。二月、五月、六月、九月採皮。惡蛇皮、玄參。上虞在豫州，虞、虢之虞，非會稽上虞縣也。今用出建平、宜都者[一]。狀如厚朴，折之多白絲爲佳。用之，薄削去上甲皮，横理切令絲斷也。

【箋疏】

杜仲之名不可考，本草綱目釋名説「昔有杜仲服此得道，因以名之」，恐怕是因爲思仙、思仲的别名附會而來，未見文獻出處，不敢輕信。廣雅釋草「杜仲，曼榆也」，曼榆亦不可考。名醫别録記其别名木棉，玉篇合寫作「櫋」，則是因爲枝葉内含有橡膠，折斷拉開可見多數細絲的緣故，此如古今注説：「杜仲，皮中有絲，折之則見。」由此確定其原植物爲杜仲科杜仲 *Eucommia ulmoides*，没有問題。又據本草經，杜仲「主腰脊痛」，藥性論説：「能治腎冷腎腰痛也。」按，「腎」專指腰痛，廣韻：「腎，腰忽痛也。」諸病源候論云：「腎腰者，謂卒然傷損於腰而致痛也。」

98 乾漆 **味辛，溫，無毒**、有毒。**主治絶傷，補中，續筋骨，填髓腦，安五藏，五緩六急，風寒濕**[二]**痹**，治欬嗽，消瘀血，痞滿，腰痛，女子疝瘕，利小腸，去蚘蟲。

生漆 **去長蟲。久服輕身能老。生漢中川谷。**夏至後採，乾之。半夏爲之使，畏雞子。今梁州漆最勝，益州亦有，廣州漆性急易燥。其諸處漆桶上蓋裹，自然有乾者，狀如蜂房，孔孔隔者爲佳。生漆毒烈，人以雞子白和服之去蟲，猶有齧[三]

[一] 者：底本作「朴者狀厚者」，據政和本草改。
[二] 濕：底本作「溫」，據政和本草改。
[三] 齧：底本作「㓞齒」，據政和本草改。

腸胃者，畏漆人乃致死。外氣亦能使身肉〔一〕瘡腫，自別有療法。仙方用蟹消之爲水，鍊服長生。

【箋疏】

漆樹爲漆樹科漆樹 *Toxicodendron vernicifluum*，是重要經濟植物，史記貨殖列傳説「陳夏千畝漆，齊魯千畝桑麻」等，「其人皆與千户侯等」。古代多有種植，本草圖經描述説：「木高三二丈，皮白，葉似椿，花似槐，子若牛李，木心黄。六月、七月以竹筒釘入木中取之。崔豹古今注曰，『以剛斧斫其皮開，以竹管承之，汁滴則成漆』是也。」生漆是常見的接觸性過敏原，可以引起過敏反應，此即陶説：「畏漆人乃致死，外氣亦能使身肉瘡腫。」證類本草引經驗方也專門叮囑：「怕漆人不可服。」

99 **卷柏**　**味辛**、甘，**溫**、平、微寒，無毒。**主治五藏邪氣，女子陰中寒熱痛，癥瘕，血閉，絶子**，止欬逆，治脱肛，散淋結，頭中風眩，痿蹶，強陰益精。**久服輕身和顔色**，令人好容體。**一名萬歲**，一名豹足，一名求股，一名交時。**生常山山谷**石間。五月、七月採，陰乾。今出近道，叢生石土上，細葉似柏，卷屈狀如雞足，青黄色。用之，去下近石有沙土處。

【箋疏】

卷柏爲卷柏科植物卷柏 *Selaginella tamariscina*、墊狀卷柏 *Selaginella pulvinata* 之類。卷柏的

〔一〕身肉：底本漫漶，據政和本草補。

根能自行從土壤分離，蜷縮似拳狀，隨風移動，遇水而榮，根重新再鑽到土壤裏尋找水份，耐旱力極強，在長期乾旱後只要根系在水中浸泡後就又可舒展生長。本草綱目釋名項説：「卷柏、豹足，象形也。萬歲、長生，言其耐久也。」謝靈運山居賦謂「卷柏萬代而不殞」，乃形容其生命力強盛，故又有別名九死還魂草、長生不死草。

100 細辛　味辛，溫，無毒。**主治欬逆，頭痛腦動，百節拘攣，風濕痹痛，死肌**，溫中下氣，破痰，利水道，開胸中，除喉痹，齆鼻，風癇，癲疾，下乳結，汗不出，血不行，安五藏，益肝膽，通精氣。**久服明目，利九竅，輕身長年。一名小辛。生華陰山谷。**二月、八月採根，陰乾。曾青、桑根白皮爲之使，反梨蘆，惡狼毒、山茱萸、黄耆，畏滑石、消石。今用東陽臨海者，形段乃好，而辛烈不及華陰、高麗者。用之去其頭節。人患口臭者，含之多效，最能除痰，明目也。

【箋疏】

細辛即是馬兜鈴科細辛屬（Asarum）植物沒有疑問，本草經謂細辛「生華陰山谷」，范子計然亦云：「細辛出華陰，色白者善。」所指的應該是華細辛 *Asarum sieboldii*，此爲細辛的主流正品。細辛與杜衡相混，本草圖經因此詳細描述杜衡的形態特徵，此爲同屬植物杜衡 *Asarum forbesii*，形狀形似，葉多爲腎狀心形，似馬蹄，故名馬蹄香。离骚「畦留夷與揭車兮，雜杜衡與芳芷」，所言杜衡即此。

101 獨活　味苦、甘，**平**、微溫，無毒。**主治風寒所擊，金瘡止痛，賁豚，癇痓，女子疝瘕。**治諸賊風，百節痛風無久新者。**久服輕身耐老。一名羌活，一名羌青，一名護羌使者**，一名胡王使者，一名獨搖草。此草得風不搖，無風自動。**生雍州川谷**，或隴西南安。二月、八月採根，暴乾。豚[一]實爲之使。藥名無豚實，恐是蠡實。此州郡縣並是羌活，羌活形細而多節軟潤，氣息極猛烈。出益州北部西川爲獨活，色微白，形虛大，爲用亦相似而小不如。其一莖直上，不爲風搖，故名獨活。至易蛀，宜密器藏之。

【箋疏】

列仙傳云：「山圖者隴西人也，少好乘馬，馬蹋之折腳。山中道人教令服地黄當歸羌活獨活苦參散，服之一歲而不嗜食，病癒身輕。」故事中獨活、羌活同時出現，顯然是兩物，而本草經以羌活爲獨活之别名，何以如此，實不得而知。本草經集注說：「此州郡縣並是羌地，羌活形細而多節，軟潤，氣息極猛烈。出益州北部西川爲獨活，色微白，形虛大，爲用亦相似，而小不如。」陶弘景所描述的羌活，與今羌活商品藥材「蠶羌」的特徵非常接近，蠶羌的原植物主要爲羌活 *Notopterygium incisum*，揮發油含量較高，與本草經集注所言「氣息極猛烈」相符。至於陶所稱的獨活，從藥材性狀和植物特徵分析，可能是傘形科獨活屬（Heracleum）植物，或即後世所稱的牛尾獨活一類。

102 茈胡爲君　**味苦，平**、微寒，無毒。**主治心腹，去腸胃中結氣，飲食積聚，寒熱邪氣，推陳致新**，除傷寒心下煩熱，諸痰熱結實，胸中邪逆，五藏間遊氣，大腸停積水脹及濕痹拘攣，亦可作浴湯。**久服輕身，明目，益精。一名地薫**，一名山菜，一名茹草，葉一名芸蒿，辛香可食。**生洪農川谷**及冤句。二月、八月採根，暴乾。

[一] 豚：本草經集注序錄畏惡七情表已改爲「蠡」，因本條陶弘景注釋仍以「豚實」立言，故保留「豚」字未改。

半夏爲之使，惡皂莢，畏女菀、梨蘆。今出近道，狀如前胡而強。博物志云：芸蒿，葉似邪蒿，春秋有白蒻，長四五寸，香美可食，長安及河内並有之。此茈胡療傷寒第一用。

【箋疏】

茈胡今通寫作「柴胡」。證類本草亦作「茈胡」，其後有小字注釋「柴字」；證類本草引本草圖經及所繪圖例，則皆作「柴胡」。按，「茈胡」之名甚古，急就篇云：「灸刺和藥逐去邪，黄芩伏苓礜茈胡。」武威醫簡中也寫作「茈胡」。茈胡名稱來歷不詳，本草綱目解釋説：「茈字有柴、紫二音。茈薑、茈草之茈皆音紫，茈胡之茈音柴。茈胡生山中，嫩則可茹，老則採而爲柴，故苗有芸蒿、山菜、茹草之名，而根名柴胡也。」聊備一説耳。

今用柴胡品種有南北兩類，皆是傘形科柴胡屬（Bupleurum）植物，北柴胡即竹葉柴胡 *Bupleurum chinense*，南柴胡爲狹葉柴胡 *Bupleurum scorzonerifolium*。但本草經、名醫别錄中的茈胡似乎不是此類。原因之一，本草經記茈胡功效「推陳致新」，名醫别錄也謂其主「大腸停積」，此皆形容瀉下通便作用，今用柴胡品種都没有近似於大黄、芒消的瀉下活性；原因之二，名醫别錄説茈胡「葉一名芸蒿，辛香可食」，吕氏春秋謂「菜之美者，華陽之芸」，皆言芸蒿是可食之物；據博物志説「芸蒿葉似邪蒿，春秋有白蒻」，亦不符柴胡屬植物特徵。故早期文獻茈胡的原植物只能懸疑待考。

103 防葵 **味辛**、甘、苦，**寒**，無毒。**主治疝瘕，腸泄，膀胱熱結，溺不下，欬逆，温瘧，癲癇，驚邪狂走，**治五藏虚氣，小腹支滿，臚脹，口乾，除腎邪，強志。**久服堅骨髓，益氣輕身。**中火者不可服，令人恍惚見鬼。一

名梨蓋，一名房慈，一名爵離，一名農果，一名利茹，一名方蓋。**生臨淄川谷**及嵩高、太山、少室。三月三日採根，暴乾。北信斷，今用建平間者。云本與狼毒同根，猶如三建，今其形亦相似，但置水中不沉爾，而狼毒陳久亦不能沉矣。

【箋疏】

本條證類本草作「防葵」，新修本草寫本卷十三秦椒條畏惡則作「房葵」，但據本草經集注序錄兼有兩種寫法，故仍從底本用「防葵」爲名。

本草經中防葵屬於「久服堅骨髓，益氣輕身」的上品藥。可據陶弘景説，防葵與狼毒同根而相似，但狼毒沉水，此則不沉。遂致後世異説紛紜，難於決斷。其實不僅陶弘景這樣説，此前博物志説「房葵與狼毒相似」；此後的雷公炮炙論也説：「凡使，勿誤用狼毒，縁真似防葵，而驗之有異，效又不同，切須審之，恐誤疾人。」新修本草對此不以爲然，所以孔志約在序言中批評陶弘景本草經集注「防葵狼毒妄曰同根」，即指此條。

防葵的植物形態歷代記載分歧較大，但沒有一種接近于瑞香科或者大戟科植物。吳普本草説：「莖葉如葵，上黑黃。二月生根，根大如桔梗，中紅白。六月花白，七月八月實白。」新修本草並敘述得名的縁由：「其根葉似葵花子根，香味似防風，故名防葵。」本草圖經云：「其葉似葵，每莖三葉，一本十數莖，中發一幹，其端開花，如葱花、景天輩而色白。根似防風，香味亦如之，根據時採者乃沉水。」從本草圖經所繪的「襄州防葵」藥圖看，似乎是一種傘形科植物。

防葵的名實不易確定，只能提出一些綫索。名醫別録專門指出：「(防葵)中火者不可服，令人恍惚見鬼。」李時珍也很注意這句話，本草綱目還引陳延之小品方作爲參證：「防葵多服令人迷惑，恍惚如狂。」在莨菪條李時珍又說：「莨菪、云實、防葵、赤商陸，皆能令人狂惑見鬼者，昔人未有發其義者，蓋此類皆有毒，能使痰迷心竅，蔽其神明，以亂其視聽故耳。」方以智物理小識卷十二也說：「莨菪子、云實、防葵、赤商陸、曼陀羅花，皆令人狂惑見鬼。」檢千金要方卷十四有治鬼魅之四物鳶頭散，用東海鳶頭（即由跋根）、黃牙石（一名金牙）、莨菪子、防葵四物，酒服方寸匕，專門說，「欲令病人見鬼，加防葵一分；欲令知鬼主者，復增一分，立有驗」。並補充說：「防葵、莨菪並令人迷惑恍惚如狂，不可多服。」令人恍惚見鬼顯然是指藥物的致幻作用，但究竟是何種植物，仍需研究。名醫別錄及吳普本草皆說防葵一名「利茹」，其讀音與藺茹相近，如果這種防葵也是大戟科大戟屬或瑞香科狼毒屬之某一植物，不排除其含有某種致幻成分。至於這種有致幻作用的「防葵」與本草經記載的防葵之間是何關係，尚不得而知。

104 **蓍實** **味苦**、酸、甘[一]，**平**、寒[二]，無毒。**主益氣，充肌膚，明目，聰慧先知。**主治陰痿，水腫[三]。**久服不飢，不老，輕身。生少室山谷。**一名穀實。所在有之。八月、九月採實，日乾，四十日成[四]。

葉[五] 味甘，無毒。主治小兒身熱，食不生肌，可作浴湯。又主治惡瘡，生肉。

樹皮 主逐水，利小便。

〔一〕甘：據木部楮實條補。

〔二〕寒：據木部楮實條補。

〔三〕主治陰痿水腫：據木部楮實條補。

〔四〕一名穀實……四十日成：底本作「八月九月採實日乾」，據政和本草卷十二楮實條改，新修本草寫本卷十二楮實條無「四十日成」四字。

〔五〕葉：此下以新修本草寫本卷十二楮實條爲底本。

莖　主治癮疹癢。單煮洗浴。

其皮白汁[一]　治[二]癬。此即今穀樹也。仙方採擣取汁和丹用，亦乾服，使人通神見鬼。南人呼穀紙，亦爲楮紙，作「褚」音。武陵人作穀皮衣，又甚[三]堅好爾。

【箋疏】

新修本草著實與楮實爲兩條，前者爲本草經藥在草部上品，後者爲名醫別錄藥在木部上品，證類本草同。據著實條蘇敬注云：「此草所在有之，以其莖爲筮。陶誤用楮實爲之。本經云味苦，楮實味甘，其楮實移在木部也。」揆其意思，乃是責備本草經集注誤將著實與楮實當作一物，於是從著實條中剝離出楮實條文。森立之本草經輯本有鑑於此，根據醫心方等資料，更認爲「著實」其實是「著實」之訛，並在本草經考異中分析說：「蘇敬偶睹誤作著之本，遂定爲著實。木部別造楮實條，以爲黑字之誤，半割此條文，參互錯綜，其文或與此條相同。是木部楮實條，全係蘇敬之手製新增也。且以此條墨字文及陶注移於彼，故此無別錄主治及陶注，其妄斷杜撰，可笑之甚也。」森立之的意思是說，在本草經集注中，著實、楮實實際是一條，標題或許是寫作「著實」，陶弘景按照楮實作注；後來蘇敬編新修本草，認爲這條的本草經文講的是著實，名醫別錄文講的是楮實，於是剝離成兩條，將陶注留在剝離出的楮實條下，安排在木部，只剩下著實的本草經文孤零零地留在草部。森立之此說確有道理。如此一來，輯復本草經

[一] 其皮白汁：政和本草作「皮間白汁」。

[二] 治：底本無此字，據政和本草補，原作「療」，循例改爲「治」。

[三] 甚：底本作「其」，據政和本草改。

集注著實與楮實應該合併爲一條。至於究竟是當初陶弘景弄錯了，將蓍草之實與楮樹（構樹）之實誤併在一條，還是後來蘇敬弄錯了，將完整的條文割裂爲兩部分，不得而知。新輯本將兩條試加歸併，聊以恢復本草經集注之舊觀。

蓍實爲蓍草之實，説文云：「蓍，蒿屬。生千歲，百莖。易以爲數。天子蓍九尺，諸侯七尺，大夫五尺，士三尺。」古人用蓍草占卜，故神秘如此，其原植物爲菊科高山蓍草 *Achillea alpina* 及同屬近緣品種。從本草經言蓍實能「聰慧先知」，大約是指此物。至於楮實則是桑科植物構樹 *Broussonetia papyrifera* 的果實。説文「楮」與「穀」互訓，故陶弘景謂「此即今穀樹也」。穀樹是造紙的重要原料，所以陶弘景注釋云云。

105 酸棗　**味酸，平，**無毒。**主治腹寒熱，邪結氣聚**[一]**，四支酸疼，濕痹，**煩心不得眠，臍上下痛，血轉久泄，虛汗煩[二]渴，補中，益肝氣，堅筋大骨，助陰氣，令人肥健。**久服安五**[三]**藏，輕身延年。生河東川澤。**八月採實，陰乾，四十[四]日成。惡防己。　今出東山間，云即是山棗樹子。子似武昌棗而味極酸，東人噉[五]之以醒睡，與此療不得眠，正反矣。

[一] 聚：底本無此字，據政和本草補。
[二] 煩：底本無此字，據政和本草補。
[三] 五：底本無此字，據政和本草補。
[四] 乾四十：底本作「卅」，據政和本草改。
[五] 噉：底本作「敢」，據政和本草改。

【箋疏】

爾雅釋木「樲，酸棗」，郭璞注：「樹小實酢，孟子曰『養其樲棗』。」本草經有酸棗，下品又有白棘一名棘針，後世注釋者對棗與酸棗，酸棗與白棘的關係頗爲糾結。按，酸棗即新修本草所説：「樹大如大棗，實無常形，但大棗中味酸者是。」爲鼠李科植物棗的變種 *Ziziphus jujuba* var. *spinosa*，較棗樹略矮小，多爲灌木狀，小枝成之字形，其托葉刺有直伸和彎曲兩種，核果較小，近球形或短距圓形。酸棗與白棘的關係，當以本草衍義所説較爲準確，即「小則爲棘，大則爲酸棗」。

106 **槐子**[一]　**味苦、酸、鹹，寒，**無毒。**主治五内邪氣熱，止涎唾，補絶傷，五痔，火瘡，婦人乳瘕。子藏急痛，**以七月七日取之，擣取汁，銅器盛之，日煎令可作丸，大如鼠矢，内竅中，三易乃[二]愈。又墮胎。久服明目，益氣，頭不白[三]，延年。

枝　主洗瘡，及陰囊下濕癢。

皮　主治爛瘡。

根　主治喉痹，寒熱。**生河南平澤。**可作神燭。景天爲之使。　槐子以多連者爲好。十月上巳日採之，新盆盛，合泥百日，皮爛爲水，核如大豆。服之令人腦滿，髮不白而長生。今[四]處處有。此云七月取，其子未堅，故擣絞取汁。

〔一〕槐子：底本作「槐實」，據本草經集注序録改。
〔二〕易乃：底本作「著」，據政和本草改。
〔三〕白：底本作「日」，據政和本草改。
〔四〕今：底本無此字，據政和本草補。

【箋疏】

本條新修本草、證類本草皆作「槐實」，本草經集注序錄則作「槐子」，且陶弘景注釋也由「槐子」引起，因改「槐子」爲正名。

爾雅釋木「櫰，槐，大葉而黑；守宮槐，葉晝聶宵炕」，郭璞注：「槐樹葉大色黑者名爲櫰。」又云：「槐葉晝日聶合而夜炕布者，名爲守宮槐。」槐樹是常見的庭院植物，其主要品種爲豆科槐 *Sophora japonica*。本草經未言槐子具有久服功效，名醫別錄補充說：「久服明目，益氣，頭不白，延年。」但據本草經集注序錄畏惡七情表，槐子在草木部上品，森立之本草經考注因此懷疑此處的「久服」字樣乃是本草經文竄入名醫別錄中者。

107 **枸杞　味苦，寒。**根大寒，子微寒，無毒。**主治五内邪氣，熱中，消渴，周痹，**風濕，下胸脅氣，客熱，頭痛，補内傷，大勞噓吸，堅筋骨，強陰，利大小腸。**久服堅筋骨，輕身能老，**耐寒暑。**一名杞根，一名地骨，一名苟忌，一名地輔，**一名羊乳，一名卻暑，一名仙人杖，一名西王母杖。**生常山平澤，**又諸丘陵阪岸上。冬採根，春夏採葉，秋採莖[一]、實，陰乾。今出堂邑，而[二]石頭烽火樓下最多。其葉可作羹，味小苦。俗諺云「去家千里，勿食羅摩、枸杞」，此言其補益精氣，強盛陰道也。羅摩一名苦丸，葉厚大作藤生，摘之有白乳[三]汁，人家多種之，可生啖，亦蒸煮食也。枸杞根、實，爲服食家用，其説乃甚美，仙人之杖，遠自有旨乎也。

〔一〕莖：底本無此字，據政和本草補。
〔二〕堂邑而：底本無此三字，據政和本草補。
〔三〕乳：底本無此字，據政和本草補。

【箋疏】

爾雅釋木「杞，枸檵」，郭璞注：「今枸杞也。」説文檵、杞皆訓作「枸杞也」。詩經四牡「集於苞杞」，陸璣疏云：「杞其樹如樗。一名苦杞，一名地骨。春生作羹茹，微苦。其莖似莓，子秋熟，正赤。莖葉及子，服之輕身益氣。」所描述的即是茄科枸杞 *Lycium chinense* 及同屬近緣植物，古今物種基本没有混淆。枸杞别名見於本草經、名醫别録，有杞根、地骨、枸忌、地輔、羊乳、卻暑、仙人杖、西王母杖等。

108 **菴蕳子**　**味苦，微寒**、微温，無毒。**主治五藏瘀血，腹中水氣，臚脹留熱，風寒濕痹，身體諸痛，**治心下堅，膈中寒熱，周痹，婦人月水不通，消食，明目。**久服輕身延年不老，**駏驉食之神仙。**生雍州川谷，**亦生上黨及道邊。十月採實，陰乾。荊子、薏苡爲之使。狀如蒿艾之類，近道處處有。仙經亦時用之，人家種此辟蛇也。

【箋疏】

文選司馬相如子虛賦有「菴閭軒于」，張揖注：「菴閭，蒿也，子可醫疾。」史記司馬相如列傳作「菴閭軒芋」，索隱引郭璞云：「菴閭，蒿。子可療病也。」此皆與陶弘景注「狀如蒿艾之類」相符。本草圖經云：「春生苗，葉如艾蒿，高三二尺；七月開花，八月結實，十月採，陰乾。」根據所繪圖例，原植物大致爲菊科菴蕳 *Artemisia keiskeana*，或同屬白苞蒿 *Artemisia lactiflora* 之類。

109 **薏苡人**　**味甘，微寒，**無毒。**主治筋急拘攣，不可屈伸，風濕痹，下氣，**除筋骨邪氣不仁，利腸胃，消水腫，令人能食。**久服輕身益氣。其根，下三蟲。一名解蠡，**一名屋菼，一名起實，一名贛。**生真定平澤**及田野。八月採實，採根無時。真定縣屬常山郡，近道處處有，多生人家。交阯者子最大，彼土呼爲韓珠。馬援大取將還，人讒以爲真珠也。實重累者爲良，用之取中人。今小兒病蛔蟲，取根煮汁糜食之，甚香，而去蛔蟲大效。

【箋疏】

本草拾遺將薏苡分爲兩類，本草綱目沿用其說，有云：「薏苡人多種之，二三月宿根自生，葉如初生芭茅，五六月抽莖，開花結實。有兩種：一種粘牙者，尖而殼薄，即薏苡也。其米白色如糯米，可作粥飯及磨麪食，亦可同米釀酒。一種圓而殼厚堅硬者，即菩提子也，其米少，即粳糯也。」救荒本草另列川穀條，謂：「苗高三四尺，葉似初生蜀秫葉微小，葉間叢開小黄白花，結子似草珠兒微小。」一般認爲禾本科植物川穀 *Coix lacryma-jobi* 是薏苡的野生種，薏苡 *Coix lacryma-jobi* var. *ma-yuen* 是其栽培變種。

後漢書馬援傳「常餌薏苡實，用能輕身省欲，以勝瘴氣」句李賢注引神農本草經云：「薏苡味甘，微寒。主風濕痹，下氣，除筋骨邪氣，久服輕身益氣。」與證類本草中的白字對勘，引文省略「主筋急拘攣，不可屈伸」，或許是節引的緣故，而「除筋骨邪氣」五字，證類本草作黑字名醫别録文。此究竟是李賢所據本草經版本不同，還是本草經集注到證類本草間傳本混淆，難於定論，録此備參。

110 車前子 **味甘**、鹹，**寒**，無毒。**主治氣癃，止痛，利水道小便，除濕痹**，男子傷中，女子淋瀝，不欲食，養肺，強陰益精。令人有子，明目療赤痛。**久服輕身耐老。**

葉及根 味甘，寒。主金瘡，止血，衄鼻，瘀血，血瘕，下血，小便赤，止煩下氣，除小蟲。**一名當道**，一名芣苢，一名蝦蟆衣，一名牛遺，一名勝舄。**生真定平澤**丘陵阪道中。五月五日採，陰乾。人家及路邊甚多，其葉擣取汁服，療泄精甚驗。子性冷利，仙經亦服餌之，令人身輕，能跳越岸谷，不老而長生也。韓詩乃言芣苢是木，似李，食其實，宜子孫，此爲謬矣。

【箋疏】

車前爲常見植物，常生在道旁，故有車前、當道諸名。陸璣詩疏説：「馬舄一名車前，一名當道。喜在牛迹中生，故曰車前、當道也。」按，車前别名甚多，「芣苢」是雅名，詩經「採採芣苢」即是此物。「車前」「當道」「牛遺」皆因生長環境而來；「牛舌」與「蝦蟆衣」應該都是葉子的寫照。至於「勝舄」「馬舄」「牛舄」之名，恐怕也與葉子的特徵有關。據廣雅「舄，履也」，車前科植物車前 *Plantago asiatica* 或平車前 *Plantago depressa* 或大車前 *Plantago major* 之類，卵形葉片，葉脉輪廓分明，與木履相似，因此得名。

111 蛇[一]**牀子**　**味苦**、辛、甘，**平**，無毒。**主治婦人陰中腫痛，男子陰痿，濕癢，除痹氣，利關節，癲癇，惡瘡**，溫中下氣，令婦人子藏熱，男子陰強。**久服輕身**，好顏色，令人有子。一名蛇粟，**一名蛇米**，一名虺牀，一名思益，一名繩毒，一名棗棘，一名牆蘼。**生臨淄川谷**及田野。五月採實，陰乾。惡巴豆、牡丹、貝母。　近道田野墟落間甚多。花、葉正似蘼蕪。

【箋疏】

爾雅釋草「盱，虺牀」郭璞注：「蛇牀也，一名馬牀，廣雅云。」蛇牀得名的緣由不詳，從别名看，蛇粟、

〔一〕蛇：底本作「虵」，據本草經集注序録畏惡七情表改。

蛇米、虺牀，應該都有蛇有關。本草綱目釋名說：「蛇虺喜臥於下食其子，故有蛇牀、蛇粟諸名。」本草崇原進一步發揮說：「蛇，陰類也。蛇牀子性溫熱，蛇虺喜臥於中，嗜食其子，猶山鹿之嗜水龜，潛龍之嗜飛鷰。」未見實證，恐皆屬想當然耳。

蛇牀與蘼蕪相似，古人常用來取譬。淮南子氾論訓云：「夫亂人者，芎藭之與藁本也，蛇牀之與麋蕪也，此皆相似者。」說山訓亦云：「蛇牀似麋蕪而不能芳。」博物志云：「蛇牀亂蘼蕪，薺苨亂人參。」本草經集注也謂其「花葉正似蘼蕪」。其原植物爲傘形科蛇牀 *Cnidium monnieri*，古今品種變化不大。

112 菟絲子 **味辛、**甘，**平，**無毒。**主續絶傷，補不足，益氣力，肥健。汁去面䵟，**養肌，強陰，堅筋骨，主莖中寒，精自出，溺有餘瀝，口苦燥渴，寒血爲積。**久服明目，輕身延年。一名菟蘆，**一名菟縷，一名蓎蒙，一名玉女，一名赤網，一名菟纍。**生朝鮮川澤**田野，蔓延草木之上，色黃而細爲赤網，色淺而大爲菟纍。九月採實，暴乾。得酒良，署預、松脂爲之使，惡雚菌。　宜丸不宜煮，田野墟落中甚多，皆浮生藍、紵麻、蒿上。舊言「下有茯苓，上生菟絲」，今不必爾。其莖挼以浴小兒，療熱痱用。其實，先須酒漬之一宿，仙經、俗方並以爲補藥。

【箋疏】

幾乎所有文獻都提到菟絲無根，名醫別錄謂其「蔓延草木之上」，本草經集注也說「田野墟落中甚多，皆浮生藍、紵麻、蒿上」。由此知菟絲即是旋花科菟絲子屬（Cuscuta）的寄生植物，完全沒有問題。田野常見的是菟絲子 *Cuscuta chinensis*，此當是「色黃而細」的赤網，至於「色淺而大爲菟纍」者，或是日本菟絲子 *Cuscuta japonica*。

菟絲雖有松蘿、女蘿、蔦蘿諸名，但與詩經「蔦與女蘿，施於松上」之「女蘿」爲同名異物，後者爲松蘿科松蘿 *Usnea diffracta* 之類，是與藻菌共生的地衣類植物。故陸璣詩疏説：「今菟絲蔓連草上生，黃赤如金，今合藥菟絲子是也，非松蘿。松蘿自蔓松上生，枝正青，與菟絲殊異事。」

113 **析冥子**[一]　**味辛，微溫**，無毒。**主明目，目痛淚出，除痹，補五藏，益精光**，治心腹腰痛。**久服輕身不老。一名蔑菥，一名大蕺，一名馬辛**，一名大薺。**生咸陽川澤**及道傍。四月、五月採，暴乾。得荊實、細辛良，惡乾薑、苦參。今處處有之，人乃言是大薺子，俗用甚稀。

【箋疏】

呂氏春秋任地云：「孟夏之昔，殺三葉而獲大麥。」高誘注：「三葉，薺、葶歷、菥蓂也。是月之季枯死，大麥熟而可獲。」薺菜、葶藶、菥蓂皆是十字花科植物。菥蓂也被認爲是薺菜之一種，故爾雅説「菥蓂，大薺」。本草綱目菥蓂條集解項説：「薺與菥蓂一物也，但分大、小二種耳。小者爲薺，大者爲菥蓂。菥蓂有毛，故其子功用相同，而陳士良之本草亦謂薺實一名菥蓂也。葶藶與菥蓂同類，但菥蓂味甘花白，葶藶味苦花黃爲異耳。或言菥蓂即甜葶藶，亦通。」

本草經集注謂「今人乃言是大薺子」，新修本草亦説：「爾雅云是大薺，然驗其味甘而不辛也。」這句話究竟是指菥蓂味甘，還是大薺味甘，表述不清。結合本草拾遺對蘇敬的批評：「大薺即葶藶，非菥蓂

[一] 析冥子：底本作「菥蓂子」，據本草經集注序録畏惡七情表改。

也。」因爲幾種葶藶子都有辛辣味，所以推測新修本草的原意，大約是指菥蓂「味甘而不辛」。但本草圖經卻將其理解爲「菥蓂味辛，大薺味甘」。菥蓂屬植物菥蓂 *Thlaspi arvense* 的種子含有芥子油苷，具有明顯辛辣刺激性；薺菜屬植物薺菜 *Capsella bursa-pastoris*，則不含此成分。此或許就是本草圖經所說「菥蓂味辛，大薺味甘」。

114 茺蔚子 **味辛**，甘，**微溫**、微寒，無毒。**主明目益精，除水氣**，治血逆大熱，頭痛心煩。**久服輕身。**

莖 主癮疹癢，可作浴湯。一名益母，一名益明，一名大札，一名貞蔚。**生海濱池澤。**五月採。今處處有。

葉如荏，方莖，子形細長，三棱。方用亦稀。

【箋疏】

詩經「中谷有蓷」，說文訓爲「萑」，毛傳釋爲「鵻」，都與鳥有關，或許是對該物種花冠形態的描摹。至於「蓷」的具體物種，一說爲菊科菴蕳，一說爲唇形科的茺蔚，後一種意見佔主流。但這種茺蔚究竟是唇形科的益母草 *Leonurus japonicus*，還是同科夏至草 *Lagopsis supina*，甚或同科之夏枯草 *Prunella vulgaris*，植物學家又有不同看法。

益母草之得名「益母」，當與其常用於產後諸疾有關。肘後方用益母草「治一切產後血病，並一切傷損」。新修本草也說：「下子死腹中，主產後血脹悶。」藥理研究證實，益母草屬(Leonurus)植物含益母草鹼(leonurine)，對妊娠子宮和產後子宮都有興奮作用，故可用於產後止血和子宮復舊，正與「益母」之說吻合。由此確定，茺蔚當以唇形科益母草 *Leonurus japonicus* 爲主流。

115　木香　**味辛，溫，**無毒。**主治邪氣，辟毒疫溫鬼，強志，主淋露，**治氣劣，肌中偏寒，主氣不足，消毒，殺鬼精物，溫瘧蠱毒，行藥之精。**久服不夢寤魘寐，**輕身致神仙。一名蜜香。**生永昌山谷。**此即青木香也。永昌不復貢，今皆從外國舶上來，乃云大秦國。以療毒腫，消惡氣，有驗。今皆用合香，不入藥用，惟制蛀蟲丸用之，常能煮以沐浴，大佳爾。

【箋疏】

木香一名蜜香，據本草拾遺木部有蜜香，謂其「生交州，大樹節如沉香」，並引異物志說：「樹生千歲，斫仆之，四五歲乃往看，已腐敗，惟中節堅貞是也。樹如椿。」從描述來看，這種植物應該是瑞香科沉香 *Aquilaria agallocha*。本草圖經沉香條也說：「交州人謂之蜜香。」木香本從永昌口岸到中國，南北朝時期「永昌不復貢，今皆從外國舶上來」。如陶弘景所言，舶來的木香叫做「青木香」。根據新修本草描述：「葉似羊蹄而長大，花如菊花，其實黃黑。」其原植物則是菊科木香 *Aucklandia lappa*，這也是後世「木香」藥材的主流品種。

116　地膚子　**味苦，寒，**無毒。**主治膀胱熱，利小便，補中，益精氣，**去皮膚中熱氣，散惡瘡疝瘕，強陰。**久服耳目聰明，輕身耐老，**使人潤澤。**一名地葵，**一名地麥。**生荊州平澤**及田野。八月、十月採實，陰乾。今田野間亦多，皆取莖苗爲掃帚。子微細，入補丸散用，仙經不甚須。

【箋疏】

爾雅釋草「葥，王蔧」，郭璞注：「王帚也，似藜，其樹可以爲埽蔧，江東呼之曰落帚。」陶弘景在本草經集注中說：「今田野間亦多，皆取莖苗爲掃帚。子微細，入補丸散用。」此即藜科植物地膚 *Kochia scoparia*，救荒本草有獨掃苗，亦是此種。至於鄭樵通志昆蟲草木略引爾雅「荓，馬帚」，說「即此也，今人亦用爲箒」。其說未妥，據爾雅此條郭璞注：「似蓍，可以爲埽彗。」其所指代的應該是鳶尾科蠡實 *Iris lactea* 之類，俗稱鐵掃帚者，與地膚不是一物。

117 蒺梨[一]子 **味苦、**辛，**溫、**微寒，無毒。**主治惡血，破癥結積聚，喉痹，乳難，**身體風癢，頭痛，欬逆傷肺，肺痿，止煩下氣，小兒頭瘡，癰腫陰㿉，可作摩粉。其葉主風癢，可煮以浴。**久服長肌肉，明目，輕身。一名旁通，一名屈人，一名止行，一名豺羽，一名升推，**一名即蕀，一名茨。**生馮翊平澤**或道傍。七月、八月採實，暴乾。

烏頭爲之使。多生道上而葉布地，子有刺，狀如菱而小。長安最饒，人行多著木屐。今軍家乃鑄鐵作之，以布敵路，亦呼蒺梨。易云「據於蒺梨」，言其凶傷。詩云「牆有茨，不可掃也」，以刺梗穢也。方用甚稀爾。

【箋疏】

「墻有茨」見詩經鄘風，今傳本皆作「茨」，毛傳：「茨，蒺藜也。」說文則引在「薺」字下，作「牆有薺」，釋作蒺藜。說文通訓定聲認爲：「薺即蒺藜之合音。」至於「茨」字，說文訓爲「以茅葦蓋屋」，但爾雅則釋爲蒺藜，名醫別錄亦記蒺藜「一名茨」。無論作「薺」作「茨」，根據爾雅郭璞注說蒺藜「布地蔓生，細葉，子有三角，刺人」，其所指代的物種都是蒺蔾科蒺蔾 *Tribulus terrestris*。蒺蔾的果實五角形近球形，由五

[一] 梨：底本作「蔾」，據本草經集注序錄畏惡七情表改。

個呈星狀排列的果瓣組成，每個果瓣上有木質化的棘刺，古代兵家模仿其形用金屬製作，用爲路障，稱爲「鐵蒺蔾」，故本草經集注説：「今軍家乃鑄鐵作之，以布敵路，亦呼蒺梨。」

118 白莫[一] **味甘，寒，**無毒。**主治寒熱，八疸，消渴，補中益氣。久服輕身延年。一名穀菜，**一名白草。**生益州山谷。**春採葉，夏採莖，秋採花，冬採根。諸方藥不用。此乃有蔛菜，生水中，人蒸食之。此乃生山谷，當非是。又有白草，葉作羹飲，甚療勞，而不用根、華。益州乃有苦菜，土人專食之，皆充健無病，疑或是此。

【箋疏】

陶弘景不識此物，本草經集注云云。新修本草乃以此爲鬼目草，有云：「此鬼目草也。蔓生，葉似王瓜，小長而五椏。實圓，若龍葵子，生青，熟紫黑，煮汁飲，解勞。」按，爾雅釋草「苻，鬼目」，郭璞注：「今江東有鬼目草，莖似葛，葉圓而毛，子如耳璫也，赤色叢生。」郭璞與蘇敬所描述鬼目草，显然就是今茄科植物白英 *Solanum lyratum*。宋書五行志云：「吴孫皓天紀三年八月，建業有鬼目菜生工黄狗家，依緣棗樹，長丈餘，莖廣四寸，厚三分。」應該也是此種之類。

新修本草以來本草文獻指稱的「白英」，應該就是茄科白英 *Solanum lyratum*，但白英含龍葵鹼，對消化道黏膜有較强刺激性，作用直觀，似不至於被古人認爲「無毒」；從功效來看，後世中醫多以白英爲清熱解毒之品，幾乎不涉及本草經記載的「補中益氣」，以及「久服輕身延年」；從植株形態看，白英爲蔓

[一] 莫：底本作「英」，據新修本草改，理由詳箋疏。

生草本，球形漿果成熟時紅色，十分醒目，名醫別錄言采葉、莖、花、根藥用，獨不言用果實，也不合情理；所以本草經白英可能另有其物。

森立之輯本本條改作「白莫」，本草經考異説：「『莫』原作『英』，今據本草和名正。李唐遺卷無作『白英』者。御覽作『槊菜一名白英』，全係宋校。」本草經考注進一步説：「『莫』原作『英』，訛。今據本草和名、醫心方、字類抄等正。李唐遺卷無一作『白英』者，證類有名未用鬼目下引拾遺『一名白幕』，是古本之僅存者。」檢核森立之所舉文獻，確實皆作「白莫」；不僅如此，新修本草寫本草部雖佚，但卷十八菜部尚有和寫本留存，寫本苦菜條陶弘景注「上卷上品白英下已注之」句中「白英」仍寫作「白莫」；故知新修本草確實是以「白莫」立條，由此上溯本草經集注原文應該也是「白莫」。

循「白莫」之名，曹元宇輯本草經引詩經「言采其莫」，陸璣疏：「莫莖大如箸，赤節，節一葉，似柳葉，厚而長，有毛刺。今人繰以取繭緒。其味酢而滑，始生可以爲羹，又可生食。五方通謂之酸迷，冀州人謂之乾絳，河汾之間謂之莫。」認爲白莫可能是蓼科酸模 *Rumex acetosa* 之類。曹説證據雖然未足，仍可備一家之言。

119 白蒿　**味甘，平，**無毒。**主治五藏邪氣，風寒濕痹，補中益氣，長毛髮令黑，療心懸，少食常飢。久服輕身，耳目聰明，不老。生中山川澤。**二月採。蒿類甚多，而俗中不聞呼白蒿者，方藥家既不用，皆無復識之，所主療既殊佳，應更加研訪。服食七禽散云「白兔食之仙」，與前庵蕳子同法爾。

【箋疏】

「蒿」是菊科蒿屬（Artemisia）植物的通名，爾雅釋草「蘩之醜，秋爲蒿」，郭璞注：「醜，類也。春時各有種名，至秋老成，皆通呼爲蒿。」所以晏子說：「蒿，草之高者也。」析言之則有蔞蒿、莪蒿、蔞蒿、青蒿、茵陳蒿、馬先蒿之類，白蒿也是其中之一。

陶弘景不識白蒿，表示：「蒿類甚多，而俗中不聞呼白蒿者，方藥家既不用，皆無復識之。」新修本草說：「此蒿葉麁於青蒿，從初生至枯，白於衆蒿，欲似細艾者，所在有之也。」開寶本草引別本云：「葉似艾，葉上有白毛麁澀，俗呼爲蓬蒿。」其原植物可能是菊科蓬蒿即大籽蒿 *Artemisia sieversiana* 之類。

120 茵陳蒿[一] **味苦，平、**微寒，無毒。**主治風濕，寒熱，邪氣，熱結，黄疸，**通身發黄，小便不利，除頭熱，去伏瘕。**久服輕身，益氣耐老，**面白悦長年。白兔食之仙。**生太山**及丘陵坡岸上。五月及立秋採，陰乾。

今處處有，似蓬蒿而葉緊細，莖冬不死，春又生。惟入療黄疸用。仙經云「白蒿，白兔食之仙」，而今茵蔯乃云此，恐是誤爾。

【箋疏】

茵陳蒿之得名，本草拾遺說：「苗細經冬不死，更因舊苗而生，故名因陳，後加蒿字也。」按如此說，其本名當作「因陳」。太平御覽引本草經作「因塵蒿」，引吳普本草亦作「因塵」，蓋作陳舊、陳腐之意，「陳」與「塵」相通用。書盤庚中「陳于兹」句，孔穎達疏：「古者陳塵同也，故陳爲久之義。」如證類本草榆

[一] 陳：底本作「蔯」，據本草經集注序錄改。

皮條引食療本草謂榆仁可作醬食之，「塵者尤良」，爲醫書中使用實例。本草經考注認爲，「因陳」乃與漢書食貨志「太倉之粟陳陳相因，充溢露積於外，腐敗不可食」同義，形容新舊枝條交疊「滿地相亂，因陳然也」。

至於廣雅釋草「因塵，馬先也」，恐指馬先蒿，與茵陳蒿同名異物。根據本草經説茵陳主「黃疸，通身發黃」，傷寒論茵陳蒿湯治療「一身面目俱黃」，結合藥理學和資源學研究，這種茵陳蒿，當是菊科蒿屬的某一類含有茵陳香豆素等利膽成分的植物，如今用之正品茵陳蒿 *Artemisia capillaris*。

121 漏蘆 **味苦**、鹹，**寒**、大寒，無毒。**主治皮膚熱，惡瘡，疽痔，濕痹，下乳汁，**止遺溺，熱氣瘡癢如麻豆，可作浴湯。**久服輕身益氣，耳目聰明，不老延年。一名野蘭。生喬山山谷。**八月採根，陰乾。喬山應是黃帝所葬處，乃在上郡，今出近道亦有。療諸瘻疥，此久服甚益人，而服食方罕用之。今市人皆取苗用之。俗中取根，名鹿驪根，苦酒摩，以療瘡疥。

【箋疏】

廣雅釋草云：「飛廉、屚蘆、伏豬，木禾也。」本草經飛廉與漏蘆各是一條，飛廉一名飛輕，名醫別錄添「一名漏蘆，一名天薺，一名伏豬，一名伏兔，一名飛雉，一名木禾」；漏蘆即本條，僅言「一名野蘭」。檢飛廉條陶弘景云：「處處有，極似苦芺，惟葉下附莖，輕有皮起似箭羽，葉又多刻缺，花紫色。俗方殆無用，而道家服其枝莖，可得長生，又入神枕方。今既別有漏蘆，則非此別名爾。」顯然，別名漏蘆之飛廉與漏蘆爲同名異物。

古代漏蘆品種異常複雜，涉及菊科、玄參科、薔薇科、毛茛科的多種植物，本草圖經繪單州漏蘆、沂州漏蘆、秦州漏蘆、海州漏蘆四幅圖例，差異非常大，所以蘇頌感歎説：「一物而殊類若此，醫家何所適從？」他根據舊説，描述漏蘆「莖葉似白蒿，有莢，花黄，生莢端，莖若箸大，其子作房，類油麻房而小，七八月後皆黑，異於衆草」，認爲所繪單州漏蘆圖例較爲接近，但具體品種仍難考訂。

122 茜根　味苦，寒，無毒。**主治寒濕風痹，黄疸，補中，**止血，内崩，下血，膀胱不足，踒跌，蠱毒。久服益精氣，輕身。可以染絳。一名地血，一名茹藘，一名茅蒐，一名蒨。**生喬山川谷。**二月、三月採根，暴乾。畏鼠姑。此則今染絳茜草也。東間諸處乃有而少，不如西多。今俗、道、經方不甚服用，此當以其爲療少而豐賤故也，詩云「茹藘在阪」者是。

【箋疏】

爾雅釋草「茹藘，茅蒐」，郭注云：「今之蒨也，可以染絳。」説文「蒐，茅蒐，茹藘。人血所生，可以染絳。從艸從鬼。」據段玉裁説，此爲會意字，注云：「人血所生者，釋此字所以從鬼也。」茜草色赤，所以傳説是人血所化，名醫别録别名地血也是此意，説文繫傳乃云：「今醫方家謂蒐爲地血，食之補血是也。」周禮秋官云：「庶氏掌除毒蠱，以攻説禬之，嘉草攻之。」所謂「嘉草攻之」，注家説以藥草熏殺，按照本草拾遺的意見，使用的藥草即是蘘荷與茜根。之所以用茜根，大約是緣於巫術思維，以其色紅似血，故能「補血」，故能「主蠱毒」也。

茜根在本草經集注序録畏惡七情表中即列上品，其後新修本草、證類本草亦在草部上品，但從現存本草經文來看，與上品藥定義差距甚遠，因此懷疑「久服益精氣輕身」一句本爲本草經文，後竄亂成名醫別錄文者。

123 肉從容[一] **味甘**、酸、鹹，**微溫**，無毒。**主治五勞七傷，補中。除莖中寒熱痛，養五藏，強陰，益精氣，多子，婦人癥瘕**，除膀胱邪氣，腰痛，止痢。**久服輕身。生河西山谷**及代郡鴈門。五月五日採，陰乾。代郡鴈門屬并州，多馬處便有，言是野馬精落地所生。生時似肉，以作羊肉羹，補虛乏極佳，亦可生噉。芮芮河南間至多。今第一出隴西，形扁廣，柔潤，多花而味甘；次出北國者，形短而少花；巴東建平間亦有，而不如也。

【箋疏】

肉蓯蓉是列當科寄生植物，如肉蓯蓉 *Cistanche deserticola*、鹽生肉蓯蓉 *Cistanche salsa*、沙蓯蓉 *Cistanche sinensis* 之類。肉蓯蓉莖肉質，葉鱗片狀螺旋狀排列，形狀近似男性生殖器，五雜組乃言，「其形柔潤如肉，塞上無夫之婦時就地淫之」。本草經謂肉蓯蓉「強陰，益精氣，多子」，藥性論說其「壯陽，日御過倍」，五雜組言「此物一得陰氣，彌加壯盛，采之入藥，能強陽道，補陰益精」等，大致都是因爲外形比附而來。

124 忍冬 **味甘，溫**，無毒。**主治寒熱身腫。久服輕身**，長年益壽。十二月採，陰乾。今處處皆有，似藤生，

[一] 肉從容：底本作「肉蓯蓉」，據本草經集注序錄改。

凌冬不凋，故名忍冬。人惟取煮汁以釀酒，補虛療風。仙經少用，此既長年益壽，甚可常採服。凡易得之草，而人多不肯爲之，更求難得者，是貴遠賤近，庸人之情乎？

【箋疏】

本條證類本草著録爲名醫別録藥，新輯本據太平御覽卷九九三引本草經「忍冬，味甘，久服輕身」，將其取爲本草經藥。按，忍冬又稱金銀花，新修本草云：「此草藤生，繞覆草木上，苗莖赤紫色，宿者有薄白皮膜之。其嫩莖有毛，葉似胡豆，亦上下有毛，花白蘂紫。」其原植物當爲忍冬科忍冬屬（Lonicera）多種植物。

125 王不留行　**味苦**、甘，**平**，無毒。**主治金瘡，止血，逐痛出刺，除風痹内寒**，止心煩，鼻衄，癰疽，惡瘡，瘻乳，婦人難産。**久服輕身耐老，增壽。生太山山谷**，二月、八月採。今處處有。人言是蓼子，亦不爾。葉似酸漿，子似菘子，而多入癰瘻方用之。

【箋疏】

王不留行，古今品種頗有不同。本草經集注云「葉似酸漿，子似菘子」，蜀本草圖經謂「葉似菘藍等，花紅白色，子殼似酸漿，實圓黑似菘子，如黍粟」者，似爲茄科酸漿 *Physalis alkekengi* 一類，本草圖經繪江寧府王不留行即似此。本草圖經又提到有「河北生者，葉圓花紅，與此小別」，所繪成德軍王不留行可能是蓼科蓼屬（Polygonum）植物。明確爲石竹科麥藍菜 *Vaccaria segetalis* 的王不留行，應以明代救荒本草記載最早。

126 藍實 **味苦，寒，**無毒。**主解諸毒，殺蠱蚑、注鬼、螫毒。久服頭不白，輕身。**其葉汁殺百藥毒，解狼毒、射罔毒，其莖葉可以染青。**生河内平澤。**此即今染䌤碧所用者。至解毒，人卒不能得生藍汁，乃浣䌤布汁以解之亦善。以汁塗五心，又止煩悶。尖葉者爲勝，甚療蜂螫毒。

【箋疏】

藍是古代植物源性染料，詩經采綠「終朝采藍，不盈一襜」，所采之「藍」，即作色素用者。故説文云：「藍，染青草也。」「青」亦與「藍」有關，荀子勸學云：「青取之于藍而青于藍。」史記三王世家引傳亦云：「青采出於藍而質青于藍。」名醫別錄説藍之莖葉「可以染青」，就是這個意思。

含靛藍的植物甚多，古代不同時地所言的藍亦非一種，或依據爾雅「葴，馬藍」，郭璞注：「今大葉冬藍也。」邢昺疏：「今爲澱者是。」遂認爲本草經藍實爲十字花科菘藍 *Isatis indigotica* 的果實，其説恐有問題。東漢藍作爲經濟植物大量種植，太平御覽卷九九六引謝承後漢書云：「弘農楊震字伯起，常種藍自業，諸生恐震年大，助其功傭，震喻罷之。」又引趙岐藍賦序云：「余就醫偃師，道經陳留，此境人皆以種藍染紺爲業，藍田彌望，黍稷不殖，慨其遺本念末，遂作賦焉。」這種藍之果實，應即本草經之藍實。另據齊民要術序引東漢仲長統語：「斯何異蓼中之蟲，而不知藍之甘乎。」此能證明東漢之「藍」確爲蓼科之蓼藍 *Polygonum tinctorium*，而非其他。蓼藍主要分佈於北方地區，這與弘農楊震種藍、趙岐道經陳留見藍田彌望，本草經説「藍實生河内平澤」皆相符合。

127 天名精　**味甘，寒，**無毒。**主治瘀血，血瘕欲死，下血，止血，利小便，除小蟲，去痹，除胸中結熱，止煩渴，逐水大吐下。久服輕身，耐老。一名麥句薑，一名蝦蟆藍，一名豕首，**一名天門精，一名玉門精，一名彘顱，一名蟾蜍蘭，一名覲。**生平原川澤，**五月採。垣衣爲之使。　此即今人呼爲豨薟，亦名豨首。夏月擣汁服之，以除熱病。味至苦而云甘，恐或非是。

【箋疏】

天名精，別名甚多，爾雅釋草「茢薽，豕首」，郭璞注：「本草曰彘顱，一名蟾蜍蘭。今江東呼豨首，可以熁蠶蛹。」豕首是上古常見植物，故古人用作特徵物種以指示物候，呂氏春秋任地引后稷曰「豨首生而麥無葉」，高誘注：「豨首，草名也。至其生時，麥無葉，皆成熟也。」

本草經集注云：「此即今人呼爲豨薟，亦名豨首。」豨薟是菊科豨薟屬植物，如豨薟 *Siegesbeckia orientalis*、腺梗豨薟 *Siegesbeckia pubescens* 等，新鮮植株具特殊臭味，因此名字中有「豨」字。陶弘景的意思是，天名精一名豕首，又名彘顱，當與豨薟同屬一類。新修本草則不同意此看法，有云：「豨薟苦而臭，名精乃辛而香，全不相類也。」後世多根據新修本草的描述，將天名精的原植物確定爲菊科天名精 *Carpesium abrotanoides*。

128 蒲黃　**味甘，平，**無毒。**主治心腹膀胱寒熱，利小便，止血，消瘀血。久服輕身，益氣力，延年神仙。生河東池澤，**四月採。　此即蒲釐花上黃粉也，伺其有，便拂取之，甚療血，仙經亦用此。

【箋疏】

陶弘景謂蒲黃「即蒲釐花上黃粉也，伺其有，便拂取之，甚療血，仙經亦用此」。爾雅釋草云：「莞，苻蘺；其上蒚。」郭璞注：「今西方人呼蒲爲莞蒲；蒚，謂其頭臺首也。今江東謂之苻蘺，西方亦名蒲。中莖爲蒚，用之爲席。」按，蒲釐是香蒲科植物如水燭香蒲 *Typha angustifolia*、東方香蒲 *Typha orientalis* 之類，蒲黃則是其花粉。

129 **香蒲　味甘，平，**無毒。**主治五藏心下邪氣，口中爛臭，堅齒，明目，聰耳。久服輕身，耐老。一名睢、**一名醮。**生南海池澤。**方藥不復用，俗人無採，彼土人亦不復識者。江南貢菁茅，一名香茅，以供宗廟縮酒，或云是薰草，又云是鷰麥，此蒲亦相類爾。

【箋疏】

說文「蒲，水草也，可以作席」，詩經韓奕「其蔌維何，維筍及蒲」，所言「蒲」，即是香蒲，爲香蒲科植物如水燭香蒲 *Typha angustifolia*、東方香蒲 *Typha orientalis* 之類，嫩芽可食，與筍同爲菜蔬類。本草圖經記其食法：「（香蒲）春初生嫩葉，未出水時，紅白色茸茸然。周禮以爲菹，謂其始生，取其中心入地大如匕柄，白色，生噉之，甘脆。以苦酒浸，如食笋，大美，亦可以爲鮓，今人罕復有食者。」本草綱目集解項補充說：「采其嫩根，瀹過作鮓，一宿可食。亦可煠食、蒸食及曬乾磨粉作餅食。詩云『其蔌伊何，惟筍及蒲』，是矣。」

130 蘭草　味辛，平，無毒。**主利水道，殺蠱毒，辟不祥，**除胸中痰澼。**久服益氣，輕身，不老，通神明。一名水香。生大吴池澤。**四月、五月採。方藥、俗人并不復識用。大吴即應是吴國爾，太伯所居，故呼大吴。今東間有煎澤草，名蘭香，亦或是此也。生濕地。李云「是今人所種，似都梁香草」。

【箋疏】

説文「蘭，香草也」，徐鍇按：「本草『蘭葉皆似澤蘭，方莖，蘭員莖、白華、紫萼，皆生澤畔，八月華』。楚辭曰：『浴蘭湯兮沐芳華。』本草『蘭草辟不祥』，故潔齋以事大神也。」段注：「易曰『其臭如蘭』，左傳曰『蘭有國香』，説者謂似澤蘭也。」按，本草經蘭草與澤蘭爲兩條，經書及詩騷比興則止言蘭，注釋家糾結不清。蘭依説文訓爲香草，乃泛指菊科澤蘭屬(Eupatorium)多種植物，與後世所言蘭蕙，即蘭科觀賞植物蕙蘭 *Cymbidium faberi* 無關。本草經入藥，則將「蘭」析分爲蘭草與澤蘭兩種，一般認爲蘭草是佩蘭 *Eupatorium fortunei*，澤蘭則是同屬 *Eupatorium japonicum* 一類。故注釋家將經傳中的「蘭」訓爲澤蘭，謂「二物同名」，並無不妥；但采入藥品，則二者各是一物。

131 雲實　味辛、苦，**溫，**無毒。**主治泄痢腸澼，殺蟲蠱毒，去邪惡結氣，止痛，除寒熱，**消渴。**花　主見鬼精物，多食令人狂走。**殺精物，下水。燒之致鬼。**久服輕身通神明，**益壽。一名員實，一名雲英，一名天豆。**生河間川谷。**十月採，暴乾。今處處有。子細如葶藶子而小黑，其實亦類莨菪。燒之致鬼，未見其法術。

【箋疏】

新修本草説雲實「叢生澤傍，高五六尺，葉如細槐，亦如苜蓿，枝間微刺」，蜀本草圖經也説：「葉似細槐，花黄白，其莢如大豆，實青黄色，大若麻子。」本草綱目描述更詳：「此草山原甚多，俗名粘刺。赤莖中空，有刺，高者如蔓，其葉如槐。三月黄花，纍然滿枝。莢長三寸許，狀如肥皂莢，内有子五六粒，正如鵲豆，兩頭微尖，有黄黑斑紋，厚殻白仁，咬之極堅，重有腥氣。」後人乃結合植物名實圖考所繪圖例，將其原植物考訂爲豆科雲實 *Caesalpinia decapetala*。但本草經謂雲實花「主見鬼精物，多食令人狂走」，名醫别録説「燒之致鬼」，這些描述也見於莨菪子、麻蕡等具有明確致幻作用的藥物項下。

李時珍注意到這一現象，本草綱目莨菪條發明項説：「莨菪、雲實、防葵、赤商陸皆能令人狂惑見鬼，昔人未有發其義者。蓋此類皆有毒，能使痰迷心竅，蔽其神明，以亂其視聽故耳。」又舉例説：「唐安禄山誘奚契丹，飲以莨菪酒，醉而坑之。又嘉靖四十三年二月，陝西游僧武如香，挾妖術至昌黎縣民張柱家，見其妻美。設飯間，呼其全家同坐，將紅散入飯内食之。少頃舉家昏迷，任其姦污。復將魘法吹入柱耳中。柱發狂惑，見舉家皆是妖鬼，盡行殺死，凡一十六人，並無血迹。官司執柱囚之。十餘日，柱吐痰二碗許。聞其故，乃知所殺者皆其父母兄嫂妻子姊侄也。柱與如香皆論死。世宗肅皇帝命榜示天下。觀此妖藥，亦是莨菪之流爾。方其痰迷之時，視人皆鬼矣。」但迄今爲止，未見豆科雲實屬植物含有致幻物質的報告，因此恐怕不是本草經所提到的物種。可堪注意的是，太平御覽卷九九二引吴氏本草經説雲實「葉如麻，兩兩相值，高四五尺，大莖空中，六月花」，與新修本草的描述並不相似，本草經集注也説雲實「子細如葶藶子而小黑，其實亦類莨菪」。或許本草經雲實乃是莨菪一類的植物，所含莨菪鹼、東莨菪鹼具有致幻作用。

132 徐長卿　味辛，溫，無毒。**主治鬼物百精，蠱毒，疫疾，邪惡氣，溫瘧。久服強悍輕身，**益氣延年。**一名鬼督郵。生太山山谷**及隴西。三月採。鬼督郵之名甚多，今俗用徐長卿者，其根正如細辛，小短扁扁爾，氣亦相似。今狗脊散用鬼督郵，當取其強悍宜腰腳，所以知是徐長卿，而非鬼箭、赤箭。

【箋疏】

本草經有徐長卿，又有石下長卿，後者被新修本草退入「有名未用」中，證類本草在卷三十。石下長卿條說：「石下長卿，味咸，平，有毒。主鬼注，精物，邪惡氣，殺百精，蠱毒，老魅注易，亡走，啼哭，悲傷恍惚。一名徐長卿。生隴西池澤山谷。」石下長卿與徐長卿條文内容大同小異，且明言「石下長卿一名徐長卿」，吳普本草則説「徐長卿一名石下長卿」，陶弘景對此亦感疑惑，注釋説：「此又名徐長卿，恐是誤爾。方家無用，此處俗中皆不復識也。」因二者功效相近，故本草綱目合併爲一條，釋名項李時珍説：「徐長卿，人名也，常以此藥治邪病，人遂以名之。」名醫別録於有名未用復出石下長卿條，云一名徐長卿。陶弘景注云『此是誤爾，方家無用，亦不復識』。今考二條功療相似，按吳普本草云『徐長卿一名石下長卿』，其爲一物甚明，但石間生者爲良。前人欠審，故爾差舛。」從陶弘景注釋來看，儘管其對此二條有所疑惑，但在本草經集注中兩物依然各自一條。

新修本草描述徐長卿的形態：「此藥葉似柳，兩葉相當，有光潤，所在川澤有之。根如細辛，微粗長，而有臊氣。」蜀本草圖經補充説：「七月八月著子，似蘿摩子而小，九月苗黄，十月凋。」其原植物當爲蘿摩科徐長卿 *Cynanchum paniculatum*。

133 升麻 **味甘**、苦，**平**、微寒，**無毒**。**主解百毒，殺百精老物殃鬼，辟溫疫，瘴氣，邪氣，蠱毒**，入口皆吐出。中惡腹痛，時氣毒癘，頭痛寒熱，風腫諸毒，喉痛口瘡。**久服不夭**，輕身長年。**一名周麻。生益州山谷。**二月、八月採根，日乾。舊出寧州者第一，形細而黑，極堅實，頃無復有。今惟出益州，好者細削，皮青綠色，謂之雞骨升麻；北部間亦有，形又虛大，黃色；建平間亦有，形大味薄，不堪用。人言是落新婦根，不必爾。其形自相似，氣色非也。落新婦亦解毒，取葉挼作小兒浴湯，主驚忤。

【箋疏】

在所有版本的證類本草中，升麻整條都被刻成黑字名醫別錄文，甚至上溯到新修本草，升麻可能也是按名醫別錄藥計數。孫星衍注意到，吳普本草謂升麻「神農甘」，故認爲神農本草經應載此藥，且太平御覽卷九九零升麻條引有本草經云云，遂據太平御覽輯錄經文，但刪去末句「生益州」。森立之亦認同此意見，在本草經考異中專門説明理由：「此條原黑字，按御覽引本草經有升麻條，其文載證類之半，及一名，是全白字原文，故今據御覽自證類中分析拔出，以復舊觀。」

漢書地理志益州郡有收靡縣，李奇注：「靡，音麻。即升麻，殺毒藥所出也。」續漢書郡國志寫作「牧靡」，引李奇注：「靡音麻。出升麻。」從字形來看，「收」與「牧」相似，很可能是傳寫之誤，二者應該是一正一訛。究竟原文是「牧靡」，訛成「收靡」，再轉音成「升麻」；還是原文是「收靡」，亦作「升麻」，訛寫成「牧靡」？因爲早期文獻中「牧靡」與「收靡」兩見，故説法有二。一説「牧靡」是「牡麻」之音轉，即大麻科大麻 *Cannabis sativa* 的雄性植株；多數學者則認爲「收靡」爲藥物升麻，即毛茛科植物升麻 *Cimicifuga foetida*。今以後説爲妥當，還可結合本草記載補充證據。文獻強調「收（牧）靡」是一種解毒藥，如水經注卷三六：「繩水又東，涂水注之。水出建寧郡之牧靡南山。縣山並即草以立名。山在縣東北烏句山南五百里，山生牧靡，可以解毒，百卉方盛，鳥多誤食烏喙，口中毒，必急飛往牧靡山，啄牧靡以解毒也。」此則與本草謂升麻「主解百毒」，各種毒物毒氣「入口皆吐出」的功效相吻合。

134 旋花　味甘，溫，無毒。**主益氣，去面皯黑色，媚好。其根　味辛，主腹中寒熱邪氣，利小便。久服不飢，輕身。一名筋根花，一名金沸，**一名美草。**生豫州平澤。**五月採，陰乾。東人呼爲山薑，南人呼爲美草。根似杜若，亦似高良薑。腹中冷痛，煮服甚效。作丸散服之，辟穀止飢。近有人從南還，遂用此術與人斷穀，皆得半年、百日不飢不瘦，但志淺嗜深，不能久服爾。其葉似薑，花赤色，殊辛美，子狀如豆蔻，此旋花之名，即是其花也。今山東甚多。

【箋疏】

本草經有旋花，又有旋覆花，前者一名金沸，後者一名金沸草，於是糾結交錯，衆説紛紜。按照今天植物學家的意見，旋花爲旋花科打碗花屬植物旋花 *Calystegia sepium* 之類，旋覆花爲菊科旋覆花 *Inula japonica* 之類。旋花是纏繞草本，旋覆花是直立草本，形態差别極大，古代本草學家未能目睹真實物種，僅從文字推考，遂致糾纏不清。

至於陶弘景謂「東人呼爲山薑」，據本草經集注描述形態云：「其葉似薑，花赤色，殊辛美，子狀如豆蔻，此旋花之名，即是其花也。今山東甚多。」此則既非旋花科旋花，亦非菊科旋覆花，乃是薑科山薑屬（Alpinia）植物，故新修本草批評説：「陶所證真山薑爾。」

135 蠡實　味甘，平、**溫**，無毒。**主治皮膚寒熱，胃中熱氣，風寒濕痹，堅筋骨，令人嗜食**，止心煩滿，利大小便，長肌膚肥大。**久服輕身。**

花、葉　去白蟲，治喉痹，多服令人溏泄。一名荔實，**一名劇草，一名三堅，一名豕首。生河東川谷。**五月採實，陰乾。方藥不復用，俗無識者。天名精亦名豕首也。

【箋疏】

月令「荔挺出」乃是仲冬之候，諸家辯論不休。根據名醫別錄蠡實一名荔實，說文云：「荔，草也，似蒲而小，根可以作刷。」廣雅釋草云：「馬薤，荔也。」新修本草一語道破：「此即馬藺子也。」本草圖經描述說：「葉似薤而長厚，三月開紫碧花，五月結實作角子，如麻大而赤色有棱，根細長，通黃色，人取以爲刷。三月採花，五月採實，並陰乾用。」故知蠡實即是荔草之實，原植物爲鳶尾科馬藺 *Iris pallasii* var. *chinensis*。

136 水萍　味辛、酸，**寒**，無毒。**主治暴熱身癢，下水氣，勝酒，長鬚髮，止消渴**，下氣。以沐浴，生毛髮。**久服輕身。一名水花**，一名水白，一名水蘇。**生雷澤池澤。**三月採，暴乾。此是水中大萍爾，非今浮萍子。藥錄云「五月有花，白色」，即非今溝渠所生者。楚王渡江所得，非斯實也。

【箋疏】

「萍」與「蘋」爲兩類。說文「苹，蓱也，無根，浮水而生者」，此即陶弘景言「浮萍子」，新修本草所稱之

「水上小浮萍」，原植物爲浮萍科青萍 *Lemna minor*、紫萍 *Spirodela polyrhiza* 一類。蘋是爾雅、説文所言的「大萍」，陶弘景謂本草經水萍即此。本草經集注云：「此是水中大萍爾，非今浮萍子。藥録云『五月有花，白色』，即非今溝渠所生者。」本草拾遺也説：「大者曰蘋，葉圓闊寸許，葉下有一點如水沫，一名芣菜。」這種「蘋」顯然是一種水生有花植物，應該是水鱉科植物水鱉 *Hydrocharis dubia*，本草圖經所描繪的水萍即此。柳宗元的詩句「春風無限瀟湘意，欲採蘋花不自由」，蘋花即是水鱉所開的白花，又呼作「白蘋花」。

137 姑活[一] **味甘，溫，**無毒。**主治大風邪氣，濕痹寒痛。久服輕身，益壽耐老。一名冬葵子。生河東。**

方藥亦無用此者，乃有固活丸，即是野葛一名爾。此又名冬葵子，非葵菜之冬葵子，療體乖異。

【箋疏】

姑活由新修本草退入有名未用中，僅補充一句：「別録一名雞精也。」新輯本根據經文「久服輕身，益壽耐老」，列在草木部上品。按，陶弘景已不識姑活，故注釋云云，其所言「固活」，乃是鉤吻的別名，名醫別録云：「折之青烟出者名固活。」因爲鉤吻本草經別名野葛，所以陶弘景也不肯定固活丸中所用的究竟是鉤吻（野葛），還是姑活；同樣的道理，水經注引神農本草提到「地有固活、女疏、銅芸、紫苑之族」，也未必就是此處的姑活。

〔一〕姑活：此條以新修本草寫本卷二十爲底本。

138 翹根[一] **味甘，寒**、平，有小毒。**主下熱氣，益陰精，令人面悅好，明目。久服輕身，耐老。**以作蒸飲酒病人。**生嵩高平澤。**二月、八月採。方藥不復用，俗無識者。

【箋疏】

翹根由新修本草退入有名未用中，新輯本根據經文「久服輕身耐老」，列在草木部上品。按，傷寒論「傷寒瘀熱在裏，身必黃，麻黃連軺赤小豆湯主之」，處方中用到連軺，通常認爲是連翹根，本草綱目謂即本草經之翹根，因此將翹根合併入連翹條。釋名項李時珍說：「連軺亦作連苕，即本經下品翹根是也。唐蘇恭修本草，退入有名未用中，今並爲一。」此一家之言，不足爲據者。

139 屈草[二] **味苦，微寒，**無毒。**主治胸脅下痛，邪氣，腸間寒熱，陰痹。久服輕身益氣，耐老。生漢中川澤，**五月採。方藥不復用，俗無識者。

【箋疏】

屈草由新修本草退入有名未用中，新輯本根據經文「久服輕身益氣，耐老」，列在草木部上品。

[一] 翹根：此條以新修本草寫本卷二十爲底本。
[二] 屈草：此條以新修本草寫本卷二十爲底本。

140 牡荊實　味苦，溫，無毒。主除骨間熱，通利胃氣，止欬，下氣。生河間、南陽、宛朐山谷，或平壽都鄉高堤岸上，牡荊生田野。八月、九月採實，陰乾。防風爲之使，惡石膏。河間、宛朐、平壽並在北，南陽在西。論蔓荊，即應是今作杖捶之荊，而復非見。其子殊細，正如小麻子，色青黃，荊子實小大如〔一〕此也。牡荊子乃出北方，如烏豆大，正圓黑。仙術多用牡荊，今人都無識之者。李當之藥錄乃注溲疏下云：「溲〔二〕疏一名陽櫨，一名牡荊，一名空疏，皮白中空，時有節。子似枸杞子，赤色，味甘苦，冬月熟。俗乃無識者。當此實是真，非人籬域陽櫨也。」按如此説，溲疏主療與牡荊都不同，其形類乖異，恐乖實理。而仙方用牡荊，云能通神見鬼，非唯其實，乃枝葉並好。又云：「有荊樹必枝枝相對，此是牡荊；有不對者，即非牡荊。」既爲父〔三〕，則不應有子，如此並莫詳虛實，須更博訪乃詳之爾。

【箋疏】

按照段玉裁的意見，説文荊與楚爲轉注，廣雅釋木云：「楚，荊也。」荊的種類亦多，儘管廣雅言「牡荊，曼荊也」，本草則分作兩條。蔓荊實載本草經，牡荊則載名醫別錄。

涉及蔓荊、牡荊的名實，陶弘景表示「莫詳虛實」，蜀本草批評他「匪惟不別蔓荊，亦不知牡荊爾」，通常以新修本草的意見爲準。關於牡荊，新修本草説：「此即作棰杖荊是也。實細，黃色，莖勁作樹，不爲蔓生，故稱之爲牡，非無實之謂也。」本草綱目集解項李時珍説：「牡荊處處山野多有，樵采爲薪。年久不樵者，其樹大如碗也。其木心方，其枝對生，一枝五葉或七葉。葉如榆葉，長而尖，有鋸齒。五月杪間

〔一〕如：底本無此字，據政和本草補。
〔二〕溲：底本無此字，據政和本草補。
〔三〕父：政和本草作「牡」。

開花成穗，紅紫色。其子大如胡荽子，而有白膜皮裹之。蘇頌云葉似蓖麻者，誤矣。有青、赤二種：青者爲荊，赤者爲楛。嫩條皆可爲筥囤。古者貧婦以荊爲釵，即此二木也。」按此意見，這種枝幹粗大的牡荊爲馬鞭草科植物黃荊 *Vitex negundo*，灌木或小喬木，小枝方形，葉對生，掌狀五出複葉，小葉邊緣有鋸齒，圓錐花序頂生及側生。至於蔓荊，新修本草說：「蔓荊苗蔓生，故名蔓荊。生水濱，葉似杏葉而細，莖長丈餘，花紅白色。」按其所言，則是與牡荊同屬的植物蔓荊 *Vitex trifolia*，及其變種單葉蔓荊 *Vitex trifolia* var. *simplicifolia* 之類。

141 秦椒　味辛，溫，生溫熟寒，有毒。**主治風邪氣，溫中，除寒痹，堅齒長髮，明目，**治喉痹，吐逆，疝瘕，去老血，產後餘[一]疾，腹痛，出汗，利五藏。**久服輕身，好顏[二]色，能老增年，通神。生太山川谷**及秦嶺上，或琅邪。八月、九月採實。惡栝樓、防葵，畏雌黃。今從西來。形似椒而大，色黃黑，味亦頗有椒氣，或呼爲大椒。又云即今樛樹子，而樛子是豬椒，恐謬。

【箋疏】

爾雅釋木「檓，大椒」，郭璞注：「今椒樹叢生，實大者名檓。」本草經有秦椒、蜀椒，二者的關係歷代文獻糾結不清。范子計然云：「蜀椒出武都，赤色者善；秦椒出天水、隴西，細者善。」至本草圖經亦含

〔一〕餘：底本作「除」，據政和本草改。
〔二〕顏：底本無此字，據政和本草補。

混其說，蜀椒條云：「蜀椒，生武都川谷及巴郡，今歸、峽及蜀川、陝洛間人家多作園圃種之。高四五尺，似茱萸而小，有針刺。葉堅而滑，可煮飲食，甚辛香。四月結子，無花，但生於葉間，如小豆顆而圓，皮紫赤色，八月采實，焙乾。此椒江淮及北土皆有之，莖實都相類，但不及蜀中者皮肉厚、腹裏白、氣味濃烈耳。服食方單服椒紅補下，宜用蜀椒也。」秦椒條云：「秦椒，生泰山川谷及秦嶺上或琅邪，今秦、鳳及明、越、金、商州皆有之。初秋生花，秋末結實，九月、十月采。」本草圖經秦椒條繪有越州秦椒和歸州秦椒，蜀椒條繪有蜀椒，從圖例來看，秦椒、蜀椒間似無特別之差別。故當以本草衍義之論較爲合理：「秦椒，此秦地所實者，故言秦椒。大率椒株皆相似，秦椒但葉差大，椒粒亦大而紋低，不若蜀椒皺紋高爲異也。然秦地亦有蜀種椒。如此區別。」言下之意，秦椒、蜀椒本是一種，皆是芸香科花椒 *Zanthoxylum bungeanum*，産地不同而稍有區別。

142 蔓荆實　**味苦**、辛，**微寒**、平、溫，無毒。**主治筋骨間寒熱，濕痹，拘攣，明目堅齒，利九竅，去白蟲、**長蟲，主治風頭痛，腦鳴，目淚出，益氣。**久服輕身能老**，令人光[一]澤，脂緻，長鬚髮。**小荆實亦等。生益州**[二]。　惡烏頭、石膏。　小荆即應是牡荆。牡荆子大於蔓荆子，而反呼爲小荆，恐或以樹形爲言，復不知蔓荆樹若高大耳。

【箋疏】

新輯本牡荆實與蔓荆實的排列順序乃根據本草經集注序錄畏惡七情表而來，牡荆在前，蔓荆在後，

[一] 光：底本作「蔓」，據政和本草改。
[二] 生益州：政和本草無此三字。

中間還插入秦椒；新修本草則調整爲蔓荆實與牡荆實前後連續，秦椒移在中品。從陶弘景注釋來看，詳於牡荆而略於蔓荆，確實是牡荆實居蔓荆實之前。至於蔓荆實的名實討論，詳牡荆實條。

143 女貞實　味苦、甘，**平**，無毒。**主補中，安五藏，養精神，除百疾。久服肥健，輕身不老。生武陵川谷**，立夏[一]採。葉茂盛，凌冬不凋，皮青[二]肉白，與秦皮爲表裏。其樹以[三]冬生而可愛，諸處時有。仙經亦服食之，俗方不復用，市人亦無識者。

【箋疏】

山海經東山經「又東二百里曰太山，上多金玉楨木」，郭璞注：「女楨也，葉冬不凋。」漢書引司馬相如子虛賦「豫章女貞」，顏師古注：「女貞樹冬夏常青，未嘗凋落，若有節操，故以名焉。」本草圖經描述説：「其葉似枸骨及冬青，木極茂盛，凌冬不凋，花細青白色。九月而實成，似牛李子。立冬採實，暴乾。」結合所繪女貞實圖例，所指代的應該就是木犀科植物女貞 *Ligustrum lucidum*，或同屬近緣植物。

144 蕤核　味甘，溫、微寒，無毒。**主治心腹邪結氣，明目，目痛赤傷[四]，淚出**，治目腫眥爛，齆鼻，破心

〔一〕夏：政和本草作「冬」。
〔二〕青：底本無此字，據政和本草補。
〔三〕以：底本作「似」，據政和本草改。
〔四〕目痛赤傷：政和本草作「目赤痛傷」。

下結淡痞氣。**久服輕身益氣，不飢。生函谷川谷及巴西。**七月採實。今從北方來，云出彭城間。形如烏豆大，圓而扁，有文理，狀似胡桃桃核〔一〕。今人皆合殼用爲分兩，此乃應破取人秤之。醫方唯以療眼，仙經以合守中丸也。

【箋疏】

「蕤」是草木花下垂的樣子，或說爲草木繁盛的樣子，本草經蕤核涉及的物種，依説文正寫作「桵」或「棫」，皆訓作「白桵」。爾雅釋木「棫，白桵」，郭璞注：「桵，小木，叢生有刺，實如耳璫，紫赤可啖。」西京賦「梓棫楩楓」句薛綜注：「棫，白蕤也。」可見「桵」寫作「蕤」，也是淵源有自。白桵的植物特徵以本草圖經描述最詳，其略云：「其木高五七尺，莖間有刺。葉細似枸杞而尖長，花白，子紅紫色，附枝莖而生，類五味子。六月成熟，五月、六月採實，去核殼陰乾。」救荒本草蕤核樹條略同，結合兩書所繪圖例，可確定其原植物爲薔薇科單花扁桃木 *Prinsepia uniflora*。

145 **辛夷**　**味辛，溫，**無毒。**主治五藏身體寒熱〔二〕，風頭腦痛，面䵟，**溫中解肌，利九竅，通鼻塞〔三〕涕出，治面腫引〔四〕齒痛，眩冒，身洋洋〔五〕如在車船之上者，生鬚髮，去白蟲。**久服下氣，輕身明目，增年能老。**可作

〔一〕似胡桃桃核：底本作「形胡桃」，據政和本草改。
〔二〕熱：底本作「風」，據政和本草改。
〔三〕塞：底本作「寒」，據政和本草改。
〔四〕引：底本作「弘」，據政和本草改。
〔五〕洋洋：政和本草作「兀兀」。

膏藥。用之去中心及外毛，毛射入肺，令人欬。**一名辛矧，一名喉**[一]**桃，一名房木。生漢中川谷。**九月採實，暴乾。芎窮爲之使，惡五石脂，畏昌蒲、黄連、石膏、黄環。今出丹陽近道。形如桃子，小時氣辛香，即離騷所呼辛夷者也。

【箋疏】

九歌「乘赤豹兮從文狸，辛夷車兮結桂旗」，注：「辛夷，香草也。言山鬼出入乘赤豹從神狸，結桂與辛夷以爲車旗，言有香潔也。」本草經「一名辛矧，一名侯桃，一名房木」，陶弘景注：「今出丹陽近道，形如桃子，小時氣辛香，即離騷所呼辛夷者。」

一般而言，辛夷泛指木蘭科木蘭屬（Magnolia）多種植物，但在唐宋詩歌中多指花冠爲紅色或紅紫色的物種。如王維辛夷塢説「木末芙蓉花，山中發紅萼」，白居易題靈隱寺紅辛夷花戲酬光上人説「紫粉筆含尖火焰，紅胭脂染小蓮花」，皮日休揚州看辛夷花説「應爲當時天女服，至今猶未放全紅」，陸游東園小飲説「高枝濯濯辛夷紫，密葉深深躑躅紅」。但也包括白花者，白居易代春贈説「山吐晴嵐水放光，辛夷花白柳梢黄」，王安石書堂説「辛夷花發白如雪，萬國春風慶曆時」。

從本草記載來看，宋代特别強調以紫色者入藥，如本草圖經云：「木高數丈，葉似柿而長。正月二月生花，似著毛小桃子，色白帶紫，花落無子，至夏復開花，初出如筆，故北人呼爲木筆花。」本草衍義更説：「有紅、紫二本，一本如桃花色者，一本紫者，今入藥當用紫色者。」所指代的物種可能是紫花玉蘭 *Magnolia liliiflora*、望春玉蘭 *Magnolia biondii*、武當木蘭 *Magnolia sprengeri* 之類。正因爲此，晚近

[一] 喉：政和本草作「侯」。

乃以這類花冠帶紫色者爲「辛夷」。

146 蘇合　味甘，溫，無毒。主辟惡，殺鬼精物，溫瘧，蠱毒，癇痓，去三蟲，除邪，不夢忤魘眯[一]，通神明[二]。久服輕身長年。生中臺川谷。俗傳云是師子矢，外國說不爾。今皆從西域來，真者雖別，亦不復入藥，唯供合好香耳。

【箋疏】

蘇合香是外來香料，其來歷衆說不一。法苑珠林卷三六蘇合香條雜引諸書，續漢書曰：「大秦國合諸香煎其汁謂之蘇合。」廣誌曰：「蘇合香出大秦國，或云蘇合國。國人採之，笮其汁以爲香膏，乃賣其滓與賈客。或云：合諸香草，煎爲蘇合，非自然一種物也。」傅子曰：「西國胡言，蘇合香者，獸所作也，中國皆以爲怪。」所謂「獸所作」，大約就是「獅子屎」的委婉說法。按，蘇合香爲金縷梅科植物蘇合香樹 *Liquidambar orientalis* 分泌的樹脂。集韻云：「棪，木名，膠可和香爲蘇合。」其說則近之。

147 **榆皮　味甘，平，**無毒。**主治大小便不通，利水道，**除邪氣，腸胃邪熱氣，消腫。性滑利。**久服輕身不飢，其實尤良。**治小兒頭瘡痂[三]疕。

華　主小兒癇，小便不利，傷熱。**一名零榆。生潁川山谷。**二月採皮，取白暴乾，八月採實，並勿令中

[一] 不夢忤魘眯：政和本草作「令人無夢魘」。
[二] 通神明：政和本草在「久服」兩字後。
[三] 痂：底本無此字，據政和本草補。

濕，濕則傷人。此即今榆樹耳，剝取皮，刮除上赤，亦可臨時用之。性至滑利。初生莢[一]，人以作糜羹輩，令人睡眠，嵇公所謂「榆令人瞑」也。斷穀乃屑其皮，並檀皮服之，即所謂不飢者也。

【箋疏】

榆是榆科榆屬（Ulmus）多種植物的泛稱，一般將 *Ulmus pumila* 訂名爲榆樹，此即爾雅釋木「榆，白枌」，郭璞注「枌榆先生葉，卻著莢，皮色白」者。博物志言「啖榆則眠不欲覺」，嵇康養生論因此説：「豆令人重，榆令人瞑，合歡蠲忿，萱草忘憂，愚智所共知也。」

[一] 莢：底本作「葉」，據政和本草改。

本草經集注・第四草木部中品

華陽陶隱居撰

當歸 **防風** **秦艽** **黃耆** **吳茱萸** **黃芩** **黃連** **五味** **決明子** **營實** **白兔藿** **勺藥** **桔梗** **芎窮** **蘼蕪** **藁本** **麻黃** **葛根** 前胡 **知母** 大青 **貝母** **栝樓** **丹參** **景天** **厚朴** **玄參** **沙參** **苦參** **續斷** **竹葉** **枳實** **山茱萸** **桑根白皮** **松蘿** **白棘** 棘刺花 **狗脊** **萆解** 菝葜 **石韋** **通草** **瞿麥** **敗醬** **木蘭** **秦皮** **橘柚** **白芷** **杜若** 杜衡 **桑上寄生** **黃蘗** **白微** **支子** **合歡** **衛矛** 沉香 **紫葳** **蕪荑** **紫草** **紫菀** **白鮮** **薇銜** **枲耳實** **茅根** **百合** **酸漿** **王孫** **爵牀** 白前 百部根 薺苨 高良薑 惡實 莎草根 大小薊根 薰草 蘘草 船虹 **王瓜** **馬先蒿** 牡蒿 **莨菪子** 艾葉 井中苔及萍 垣衣 **海藻** **昆布** 葒草 陟釐 **乾薑** 嬰桃

（本草經六十九種，名醫別錄二十三種）

148 **當歸** **味甘**、辛，**溫**、大溫，無毒。**主治欬逆上氣，溫瘧寒熱洗洗在皮膚中，婦人漏下，絶子，諸惡瘡瘍，金瘡。煮飲之。**溫中止痛，除客血内塞，中風，痓汗不出，濕痹，中惡，客氣虚冷，補五藏，生肌肉。**一名乾歸。生隴西川谷。**二月、八月採根，陰乾。惡蕳茹，畏昌蒲、海藻、牡蒙。

今隴西叨陽黑水當歸，多肉少枝，氣香，名馬尾當歸，稍難得；西川北部當歸，多根枝而細；歷陽所出，色白而氣味薄，不相似，呼爲草當歸，闕少時乃用之，方家有云真當歸，正謂此，有好惡故也。俗用甚多，道方時須爾。

【箋疏】

當歸古名「薜」，爾雅釋草「薜，山蘄」，郭璞注：「廣雅曰：山蘄，當歸。當歸今似蘄而粗大。」至於當歸得名的緣由，陳承重廣補注神農本草并圖經解釋說：「氣血昏亂者服之即定，即使氣血各有所歸，則可以於産後備急，於補虛速效，恐聖人立當歸之名，必因此出矣。」其說或非，當歸在古代恐怕也如蘼蕪、辟芷之類，是騷人詠歎起興的香草之一，取思歸之意，如崔豹古今注云：「相招贈之以文無，文無亦名當歸也。」以當歸隱喻歸來，文獻屢見不鮮，三國志吴志太史慈傳云：「曹公聞其名，遺慈書，以篋封之。發省無所道，但貯當歸。」晉書五行志云：「魏明帝太和中，姜維歸蜀，失其母。魏人使其母手書呼維令反，並送當歸以譬之。維報書曰：良田百頃，不計一畝，但見遠志，無有當歸。」在這些故事中都以「當歸」寄寓回歸之意。

本草圖經認爲：「當歸芹類也，在平地者名芹，生山中而粗大者名當歸也。」蘇頌之說雖然受到本草綱目批評：「當歸本非芹類，特以花葉似芹，故得芹名。」但古代當歸爲傘形科物種，應該没有問題，具體物種則很混亂。蓋當歸得名既有所取譬，則各地皆有以類似香草稱作「當歸」者，陶弘景注釋已揭示當時品種混亂情況，其中至少提到了三種當歸，有黑水所出馬尾當歸、西川北部當歸以及歷陽所出的草當歸，其中産於安徽的所謂「歷陽當歸」雖在當時有「草當歸」「真當歸」諸名，但陶弘景對其内在品質持懷疑態度，本草經集注序錄專門說：「江東已來，小小雜藥多出近道，氣力性理不及本邦。假令荆、益不通，則全用歷陽當歸、錢塘三建，豈得相似？所以療病不及往人，亦當緣此故也。」直到明代，如本草綱目所說「今陝、蜀、秦州、汶州諸州人多栽蒔爲貨，以秦歸頭圓、尾多色紫，氣香肥潤者名馬尾歸，最勝他處」，傘形科當歸屬植物當歸 *Angelica sinensis* 乃成爲藥用主流。

又有可注意者，太平御覽卷九八九引博物志云：「神農經曰：下藥治病，謂大黃除實，當歸止痛。」此亦見陶弘景「包綜諸經」之前，若干神農本草經傳本並行，面貌各異。張華所引之本，當歸在下品，所記功效有「止痛」二字；陶弘景整理本則在中品，將「溫中止痛」視爲名醫別錄文。

149 防風　味甘、辛，**溫**，無毒。**主治大風，頭眩痛，惡風，風邪，目盲無所見，風行周身，骨節疼痹，煩滿**，脅痛脅風，頭面去來，四支攣急，字乳，金瘡，內痙。**久服輕身。**

葉　主治中風熱汗出。**一名銅芸**，一名茴草，一名百枝，一名屛風，一名蕳根，一名百蜚。**生沙苑川澤及**邯鄲、琅邪、上蔡。二月、十月採根，暴乾。惡乾薑、梨蘆、白斂、芫花，殺附子毒。郡縣無名沙苑。今第一出彭城、蘭陵，即近琅邪者，鬱州互市亦得之；次出襄陽、義陽縣界，亦可用，即近上蔡者。惟實而脂潤，頭節堅如蚯蚓頭者爲好。俗用療風最要，道方時用。

【箋疏】

防風因功效得名，陶弘景謂「俗用療風最要」，本草經集注列療風通用藥第一名，名醫別錄記其別名「屛風」，皆是此意。新唐書許胤宗傳云：「胤宗仕陳爲新蔡王外兵參軍，王太后病風不能言，脉沉難對，醫家告術窮。胤宗曰：餌液不可進。即以黄耆、防風煮湯數十斛，置牀下，氣如霧，熏薄之，是夕語。」此即日華子本草言防風「治三十六般風」者。

又，防風一名「茴草」，集韻云：「茴，藥草防風葉也。一曰茴香。」本草經考注解釋說：「蓋回者，花爲傘狀，衆萼相繞回之義。」可注意的是，新修本草說：「（防風）子似胡荽而大，調食用之，香。」酉陽雜俎說：「青州防風子可亂畢撥。」對此李時珍大爲不解，在華撥條提出疑問：「華茇氣味正如胡椒，其形長一二寸，防風子圓如胡荽子，大不相侔也。」不特如此，白孔六帖引金鑾密記說「白居易在翰林，賜防風粥一甌，食之口香七日」，今天所用的傘形科防風 *Saposhnikovia divaricata*，無論根還是種子，都沒有這樣濃烈的香氣，也不能如新修本草所說「調食用之」。或許這種一名茴草的防風，就是傘形科植物小茴香 *Foeniculum vulgare*，或同屬近緣植物。

150 秦朻[一]膠字 **味苦**、辛，**平**、微溫，無毒。**主治寒熱邪氣，寒濕風痹，肢節痛，下水，利小便，**療風無問久新，通身攣急。**生飛烏山谷。**二月、八月採根，暴乾。昌蒲爲之使。飛烏或是地名，今出甘松、龍洞、蠶陵，長大黃白色爲佳。根皆作羅文相交，中多銜土，用之熟破除去。方家多作「秦膠」字，與獨活療風常用，道家不須爾。

【箋疏】

秦朻，今通寫作「秦艽」。按，此「艽」字在文獻中寫法各異。據證類本草所引新修本草的意見：「本作札，或作糾、作膠，正作艽也。」所引蕭炳四聲本草說：「本經名秦瓜。」日華子本草說：「又名秦瓜。」而本草經集注序錄療風通用寫作「秦膠」，畏惡七情表作「秦朻」。孫星衍本草經輯本則寫作「秦芁」，解釋說：「按說文云『茻，艸之相丩者』，玉篇作芁，居包切，云秦芁藥，艽同。」本草經原本是否如孫星衍所說寫作「秦芁」，或未必然，但從語源學角度分析，孫的意見確實是正確

[一] 朻：底本作「艽」，據本草經集注序錄畏惡七情表改。

的。如陶弘景說「(秦艽)根皆作羅文相交」，龍膽科秦艽 *Gentiana macrophylla*、麻花秦艽 *Gentiana straminea*、粗莖秦艽 *Gentiana crassicaulis* 等，鬚根多條，扭結或粘結成一個圓柱形的根，此即秦艽得名的本意，指根糾結交纏的樣子，直到今天，秦艽還有「麻花秦艽」「左扭」「左擰」等俗名。故如孫星衍的意見，說文丩部的「𦱐」字，很可能就是秦艽的本字。說文：「𦱐，艸之相丩者。从茻从丩。丩亦聲。」段玉裁說「艸相糾繚，故从茻丩，不專謂秦𦬸也」，未必準確。玉篇將「𦱐」簡化爲「𦬸」。可能「𦱐」或「𦬸」太不常見，形符兼音符的「丩」被訛寫成了「九」，於是本義爲「遠荒」的「艽」成了此藥的正式名稱。至於新修本草說「本作札」，恐怕是「本作朻」的訛寫，與「𦬸」意思相同。至於「秦瓜」「秦爪」，恐怕也是糾結的「糾」字的異體訛變而成。

151 黃耆　**味甘，微溫**，無毒。**主治癰疽，久敗瘡，排膿止痛，大風癩疾，五痔鼠瘻，補虛，小兒百病，**婦人子藏風邪氣，逐五藏間惡血，補丈夫虛損，五勞羸瘦，止渴，腹痛，泄利，益氣，利陰氣。生白水者冷補。其莖葉療渴及筋攣、癰腫、疽瘡。**一名戴糝，**一名戴椹，一名獨椹，一名芰草，一名蜀脂，一名百本。**生蜀郡山谷，**白水、漢中，二月、十月採，陰乾。惡龜甲。　第一出隴西叨陽，色黃白，甜美，今亦難得；次用黑水宕昌者，色白，肌膚麁，新者亦甘，溫補；又有蠶陵白水者，色理勝蜀中者而冷補。又有赤色者，可作膏貼用，消癰腫。俗方多用，道家不須。

【箋疏】

黃耆，後世俗寫作黃芪，又有添形符作黃蓍者。本草綱目釋名云：「耆，長也。黃耆色黃，爲補藥之長，故名。今俗通作黃芪，或作蓍者，非矣。蓍乃蓍龜之蓍，音尸。」考五十二病方疽病方正寫作「黃蓍」，馬繼興解釋說：「上古音著與耆均脂部韻。著爲書母，耆爲群母，此二字在古籍中也多互通。如楚辭九懷『耆蔡兮踴躍』，楚辭補注引文選『耆』作『著』。又，耆與芪上古音均群母紐，芪爲支部韻，耆爲脂部韻。故芪與耆通假。」如此，則作黃耆、黃著皆通。

早期黃耆原植物信息不足，但從産地來看，黃耆産地主要集中在四川、甘肅、陝西一帶，如本草經說「生蜀郡山谷」，名醫別錄謂出「白水、漢中」，太平御覽卷九九一引秦州記云：「隴西襄武縣出黃耆。」陶弘景則按産地及藥材形狀將黃耆分爲三類，從描述來看，此三地所産黃耆存在明顯的品質差別。按，川陝甘寧地區有多種豆科黃芪屬（Astragalus）植物，除膜莢黃芪 *Astragalus membranaceus* 外，尚有多花黃芪 *Astragalus floridus*、梭果黃芪 *Astragalus ernestii*、塘谷耳黃芪 *Astragalus tongolensis*、金翼黃芪 *Astragalus chrysopterus* 等，則知六朝時期藥用黃芪主要來源於黃芪屬多種植物。又據梁書諸夷列傳天監五年鄧至國「遣使獻黃耆四百斤」，南史同。所謂「鄧至國」，據梁書云：「居西涼州界，羌別種也。」其地在今甘肅西部，揆其所出，大約也是以上諸種黃芪之一。

152 吴茱萸　味辛，溫、大熱，有小毒。**主溫中下氣，止痛，欬逆，寒熱，除濕，血痹，逐風邪，開腠理，去**淡冷，腹内絞痛，諸冷實不消，中惡，心腹痛，逆氣，利五藏。

根　殺三蟲。

根白皮　殺蟯蟲，治喉痹，欬逆，止泄注，食不消，女子經産餘血，治白癬。**一名藙。生上谷川谷**及冤句。九月九日採，陰乾。蓼實爲之使，惡丹參、消石、白惡，畏紫石英。　此即今食茱萸，礼記亦名藙，而俗中呼爲藙子。當是不識藙字，藙字似蔱字，仍以相傳。其根南行、東行者爲勝。道家去三尸方亦用之。

【箋疏】

文獻往往單稱茱萸，而本草經則有山茱萸和吴茱萸兩種。説文云：「萸，茱萸，茮屬。」爾雅釋木「椒榝醜，莍」，郭璞注：「莍，萸子聚生成房貌。今江東亦呼莍。榝似茱萸而小，赤色。」所謂「聚生成房」，當是吴茱萸蓇葖果果瓣稍分離的様子，由此確定，「茱萸」主要指吴茱萸。原植物是芸香科吴茱萸 *Evodia rutaecarpa*，或同屬近缘物種。

本條陶弘景注「礼記名藙」云云。按，礼記内則「三牲用藙」，鄭玄注：「藙，煎茱萸也。漢律會稽獻焉。爾雅謂之榝。」陸德明釋文：「似茱萸而實赤小。」則茱萸亦稱「榝」，故新修本草批評説：「爾雅釋木云：『椒榝醜，梂。』陸氏草木疏云：『椒，榝屬。』亦有榝名，陶誤也。」

153 黄芩　**味苦，平**、大寒，無毒。**主治諸熱，黄疸，腸澼泄利，逐水，下血閉，惡瘡，疽蝕，火瘍**，治熱，胃中熱，小腹絞痛，消穀，利小腸，女子血閉，淋露下血，小兒腹痛。**一名腐腸**，一名空腸，一名内虚，一名黄文，一名經芩，一名妒婦。其子主腸澼膿血。**生秭歸川谷**及寃句。三月三日採根，陰乾。山茱萸、龍骨爲之使，惡葱實，畏丹參、牡丹、梨蘆。秭歸屬建平郡，今第一出彭城，鬱州亦有之。圓者名子芩爲勝，破者名宿芩，其腹中皆爛，故名腐腸，惟取深色堅實者爲好。俗方多用，道家不須。

【箋疏】

按照説文正寫，「𦬇，黄𦬇也」，段玉裁注：「本艸經、廣雅皆作黄芩，今藥中黄芩也。」又，「芩，草也」，段注：「小雅『呦呦鹿鳴，食野之芩』，傳曰：『芩，艸也。』陸璣云：『芩艸莖如釵股，葉如竹，蔓生澤中下地鹹處，爲草真實，牛馬皆喜食之。』按如陸說，則非黄芩藥也。許君黄荃字從金聲，詩野芩字從今聲，截然分别，他書亂之，非也。」如此則中藥黄芩正寫當作黄荃，但東漢初黄芩藥名基本已寫如「黄芩」字，這有武威醫簡文字爲證。

黄芩别名甚多，本草經一名腐腸，吴普本草、名醫别録又名空腸、内虚等，廣雅釋草云：「菟葿、黄文、内虚，黄芩也。」陶弘景説：「圓者名子芩爲勝，破者名宿芩，其腹中皆爛，故名腐腸，惟取深色堅實者爲好。」按，黄芩以根入藥，藥材有條芩與枯芩兩種，一般認爲生長年限較短者根圓錐形，飽滿堅實，内外黄色，外表有絲瓜網紋，此即陶説的「子芩」「黄文」之名亦由此而來。年限過長則藥材體大而枯心甚或空心，内色棕褐，陶説「宿芩」，别名「腐腸」「空腸」「内虚」皆本於此，由此證明從本草經以來藥用黄芩品種變化不大，基本都是唇形科黄芩屬(Scutellaria)植物。

154 黄連　味苦，寒、微寒，無毒。**主治熱氣，目痛眥傷泣出，明目，腸澼，腹痛，下利，婦人陰中腫痛，**五藏冷熱，久下泄澼膿血。止消渴，大驚，除水利骨，調胃厚腸，益膽，治口瘡。**久服令人不忘。一名王連。生巫陽川谷**及蜀郡、太山，二月、八月採。黄芩、龍骨、理石爲之使，惡菊花、芫花、玄參、白鮮，畏欵冬，勝烏頭，解巴豆毒。巫陽在建平。今西間者色淺而虚，不及東陽、新安諸縣最勝；臨海諸縣者不佳。用之當布裹挼去毛，令如連珠。俗方多療下利及渴，道方服食長生。

【箋疏】

黄連爲毛茛科植物，品種古今變化不大，主流品種有三：黄連 *Coptis chinensis*、三角葉黄連 *Coptis deltoidea* 和雲連 *Coptis teeta*，商品上依次稱爲味連、雅連和雲連。漢晉之際巴蜀是黃連的主要產地，不僅本草言「黃連生巫陽川谷及蜀郡、太山」，范子計然也說：「黃連出蜀郡，黃肥堅者善。」左思蜀都賦謂「風連莚蔓於蘭皋」，風連即黃連，莚蔓即蔓延，形容黃連生長茂盛，劉逵注「風連出岷山，一曰出廣都山」，廣都在今四川成都雙流區。川產黃連主要是黃連 *Coptis chinensis* 和三角葉黃連 *Coptis deltoidea*。

證類本草黃連居草部上品之下，上溯至千金翼方卷二之新修本草目錄，黃連仍在上品，但本草經集注序錄殘卷之畏惡七情表黃連則在草部中品，由此證明黃連在神農本草經中原屬中品，新修本草調整爲上品。再看本草經所記黃連功效，只說「久服令人不忘」，並沒有輕身長生等字樣，亦符合中品藥的定義，因此，森立之、尚志鈞、王筠默、馬繼興的本草經輯本將黃連列在中品，自有其合理性。但有意思的是，抱朴子內篇仙藥記仙藥之上者，其中有黃連；不僅如此，江淹黃連頌也說：「黃連上草，丹砂之次，禦孽辟妖，長靈久視。驂龍行天，馴馬匝地。鴻飛以儀，順道則利。」如本草經集注序錄所言，陶弘景時代本草經傳本甚多，不僅藥數參差，而且「三品混糅」。比較可能的情況是，葛洪、江淹所見本，黃連確實屬於上品，而陶弘景整理定本則是中品，新修本草再根據別傳本將黃連修訂爲上品。

155 **五味**[一]　**味酸，溫，**無毒。**主益氣，欬逆上氣，勞傷羸瘦，補不足，強陰，益男子精，**養五藏，除熱，生陰中肌。一名會及，一名玄及。**生齊山山谷**及代郡。八月採實，陰乾。從容爲之使，惡萎蕤，勝烏頭。　今第一出高

[一] 五味：底本作「五味子」，據本草經集注序錄皆作「五味」改。

麗，多肉而酸甜；次出青州、冀州，味過酸，其核並似豬腎；又有建平者少肉，核形不相似，味苦，亦良。此藥多膏潤，烈日暴之，乃可擣篩，道方亦須用。

【箋疏】

說文「菋，荎藸也」，爾雅釋草「菋，荎藸」，郭璞注：「五味也，蔓生，子叢在莖頭。」本草圖經描述說：「春初生苗，引赤蔓於高木，其長六七尺，葉尖圓似杏葉，三四月開黄白花，類小蓮花，七月成實，如豌豆許大，生青熟紅紫。」按其所言，應該就是木蘭科五味子 *Schisandra chinensis* 及同屬近緣植物。五味子因其果實五味具足而得名，新修本草謂「五味，皮肉甘酸，核中辛苦，都有鹹味，此則五味具也」，即是此意。本草經考注有論云：「凡草木之實味之多，無過之者，故名『味』，後從艸作『菋』。」

有意思的是，爾雅釋木又重出「菋，荎藸」條。郝懿行注意到，齊民要術卷十引皇覽冢記說：「孔子塚塋中樹百，皆異種，魯人世世無能名者。人傳言：孔子弟子異國人，持其國樹來種之。故有柞、枌、雒離、女貞、五味、毚檀之樹。」太平御覽卷九百九十引聖賢塚墓記亦說：「孔子墓上五味樹。」如此則別有木本之五味。按，五味子既以具足五味得名，自然界能滿足此條件者當然不止木蘭科五味子一類，不排除某類木本植物的莖葉花實也因爲五味具足而得「五味」之名。更可注意的是，本草經、名醫別錄所記藥物別名，一般都會包括此物雅名，即見於說文、爾雅的名稱，獨五味子僅言別名會及、玄及，而没有提到菋或荎藸。故也不排除將「菋，荎藸」釋爲五味，只是郭璞一家之言。

156 決明子 **味鹹**、苦、甘，**平**、微寒，無毒。**主治青盲，目淫膚，赤白膜，眼赤痛，淚出，**治唇口青。**久服**

益精光，輕身。生龍門川澤。石決明生豫章。十月十日採，陰乾百日。著實爲之使，惡大麻子。龍門乃在長安北，今處處有。葉如茳芏，子形似馬蹄，呼爲馬蹄決明。用之當擣碎。又别有草決明，是萋蒿子，在下品中也。

石決明　味鹹，平，無毒。主治目障翳痛，青盲。久服益精，輕身。生南海。俗云是紫貝，定小異，亦難得。又云是鰒魚甲，附石生，大者如手，明耀五色，内亦含珠。人今皆水漬紫貝以熨眼，頗能明。此一種本亦附見在決明條，甲既是異類，今爲副品也。

【箋疏】

爾雅釋草：「薢茩，英光。」郭璞注：「英明也，葉黄鋭，赤華，實如山茱萸。」邢疏云：「藥草英明也，一名英茪，一名英明。」這一段文字一直被引在本草決明子條後，但從郭璞的描述來看，似非豆科 Cassia 屬植物。另據廣雅「羊蹢躅，英光也」，「英明，羊角也」。其所謂「英光」或許是杜鵑花科 Rhododendron 屬植物，而廣雅「英明」方爲本草之決明子。但即便如此，本草經之決明子也未必是今天所用的小決明 *Cassia tora*、決明 *Cassia obtusifolia*，或望江南 *Cassia occidebtalis* 之類。

一般而言，因功效得名的藥物同名異物現象最爲嚴重，即以決明子爲例，本品因能明目得名，吴普本草決明子一名草決明，一名羊明，本草經青葙子亦名草決明，名醫别録又附録石決明，即陶弘景所言「附見在決明條」者。新修本草乃將石決明從決明子條中分出，安排在卷十六蟲魚部。

至於石決明，如新修本草云：「此物是鰒魚甲也，附石生，狀如蛤，唯一片無對，七孔者良。今俗用者，紫貝全别，非此類也。」所謂「鰒魚」，説文「鰒，海魚名」，段玉裁注：「郭注三倉曰：鰒似蛤，一偏著石。廣志曰：鰒無鱗，有殼，一面附石。細孔雜雜，或七或九。本草曰：石決明一名鰒魚。」石決明是鮑魚科多種鮑魚的殼，所謂「孔」，指殼上通透的呼水孔口，能符合七孔、九孔者，主要有皺紋盤鮑 *Haliotis discus*、雜色鮑 *Haliotis diversicolor*。

157 營實 **味酸，溫**、微寒，無毒。**主治癰疽，惡瘡，結肉，跌筋，敗瘡，熱氣，陰蝕不瘳，利關節。**久服輕身益氣。

根 止泄利腹痛，五藏客熱，除邪逆氣，疽癩，諸惡瘡，金瘡傷撻，生肉復肌。**一名牆薇，一名牆麻，一名牛棘，**一名牛勒，一名薔蘼，一名山棘。**生零陵川谷**及蜀郡。八月、九月採，陰乾。營實即是牆薇子，以白花者爲良。根亦可煮釀酒，莖、葉亦可煮作飲。

【箋疏】

營實是薔薇科植物野薔薇 *Rosa multiflora* 之類的果實。本草經集注云：「營實即是牆薇子，以白花者爲良。」嘉祐本草引蜀本圖經也說：「即薔薇也。莖間多刺，蔓生，子若杜棠子，其花有百葉、八出、六出，或赤、或白者，今所在有之。」

爾雅釋草「蘠蘼，虋冬」，郭璞注：「門冬，一名滿冬，本草云。」說文亦云：「蘠，蘠蘼，虋冬也。」檢本草經天門冬別名顛勒，没有「一名蘠蘼」，反倒是營實條名醫別錄提到別名「蘠蘼」。李時珍在天門冬條釋名項按語說：「蘠蘼乃營實苗，而爾雅指爲虋冬，蓋古書錯簡也。」本草綱目的意見確有道理，但錯簡則未必，爾雅義疏直接將「蘠蘼，虋冬」解釋爲薔薇，郝懿行說：「説文云『蘠蘼，虋冬也』，即今薔薇。本草『營實一名墻薇，一名墻麻』，別錄『一名薔蘼』。蘼、麻、虋聲相轉，蘼、薇古音同也。」至於「虋冬」

「滿冬」「門冬」，郝懿行進一步引申：「郭引本草『一名滿冬』，今本草無『滿冬』之名，蓋古本有之也。虋、滿聲亦相轉。釋文又引中山經『條谷之山，其草多芍藥、亹冬』，郭注以亹今作門爲俗。按，門借聲，亹俗作耳。」按照郝懿行的意見，山海經中山經中的亹冬也是薔薇，而非通常說的天門冬，此又可以備一說者。

158 **白兔藿　味苦，平，**無毒。**主治蛇虺、蜂蠆、猘狗、菜、肉、蠱毒，鬼注，**風注，諸大毒不可入口者，皆消除之。又去血，可末着痛上，立消。毒入腹者，煮飲之即解。**一名白葛。生交州山谷。**此藥療毒，莫之與敵，而人不復用，殊不可解。都不聞有識之者，想當似葛爾。須別廣訪交州人，未得委悉。

【箋疏】

從功效看，白兔藿乃是作用強大的解毒藥，本草經謂其能主「蛇、虺、蜂、蠆、猘狗、菜、肉、蠱毒、鬼注」，名醫別錄補充說「諸大毒不可入口者，皆消除之」，「毒入腹者，煮飲之即解」。其解毒範圍，幾乎涵蓋古人能認知的所有類型生物毒素，所以陶弘景說：「此藥療毒，莫之與敵。」

陶弘景不識此物，遺憾地表示：「都不聞有識之者，想當似葛爾。須別廣訪交州人，未得委悉。」後人根據新修本草說「此草荆襄間山谷大有，苗似蘿摩，葉圓厚，莖俱有白毛，與衆草異，蔓生，山南俗謂之白葛，用療毒有效」，認爲可能是蘿藦科牛皮消 *Cynanchum auriculatum* 之類。但從名稱來看，本品名「藿」，據文選李善注引說文釋作「豆之葉也」。豆葉通常爲三出複葉，別名之「葛」也是三出複葉，而牛皮消則爲單葉，似難吻合。故也有研究認爲，白兔藿或許是豆科葛屬物種，結合産地交廣，將原植物推定

爲越南葛藤 *Pueraria montana*。

159 勺[一]藥 **味苦**、酸，**平**、微寒，有小毒。**主治邪氣腹痛，除血痹，破堅積，寒熱疝瘕，止痛，利小便，益氣**，通順血脉，緩中，散惡血，逐賊血，去水氣，利膀胱、大小腸，消癰腫，時行寒熱，中惡，腹痛、腰痛。一名白木，一名餘容，一名犁食，一名解倉，一名鋋。**生中岳川谷**及丘陵。二月、八月採根，暴乾。須丸爲之使，惡石斛、芒消，畏消石、鱉甲、小薊，反梨蘆。今出白山、蔣山、茅山最好，白而長大，餘處亦有而多赤，赤者小利。俗方以止痛，乃不減當歸。道家亦服食之，又煮石用之。

【箋疏】

山海經中多處提到芍藥，如繡山「其草多芍藥、芎藭」，條谷之山「其草多芍藥、門冬」，勾檷之山「其草多芍藥」，洞庭之山「其草多葌、蘪蕪、芍藥、芎藭」。郭璞注：「芍藥一名辛夷，亦香草之屬。」廣雅釋草「攣夷，芍藥也」，王念孫疏證說：「攣夷即留夷。攣、留聲之轉也。張注上林賦云：留夷，新夷也。新與辛同。王逸注楚辭九歌云：辛夷，香草也。」這種「一名辛夷」的芍藥，是否即是今天毛茛科植物芍藥 *Paeonia lactiflora*，並沒有強有力的證據。詩經溱洧中「維士與女，伊其相謔，贈之以芍藥」，注釋家也糾結於此「芍藥」是調和之劑還是香草。這篇詩屬於鄭風，描述的是春秋時期鄭國（在今河南境）三月上巳的活動場景，單從花期來看，這種芍藥似乎也不是今天所言的毛茛科植物芍藥。

[一] 勺：底本作「芍」，據本草經集注序錄改。

本草經成書於漢代，所涉及藥物的別名、功用，多數能與當時流行的經傳相通。芍藥條則例外，包括名醫別錄在內，都没有提到別名辛夷、攣夷之類；包括陶弘景在內，注釋家也没有談起「天下至美」的芍藥之醬。可值得注意的是，芍藥條名醫別錄記其別名「白木」，太平御覽卷九九〇引吴普本草「一名白朮」，據廣雅釋草「白茮，牡丹也」。如此推測「白木」當爲「白朮」之訛。牡丹亦稱「木芍藥」，其原植物爲毛茛科芍藥屬的 *Paeonia suffruticosa* 没有爭議，由此反推本草經之芍藥應該也是同屬之 *Paeonia lactiflora*。

160 桔梗　**味辛**、苦，**微溫**，有小毒。**主治胸脅痛如刀刺，腹滿腸鳴幽幽，驚恐悸氣**，利五藏腸胃，補血氣，除寒熱風痹，溫中消穀，療喉咽痛，下蠱毒。一名利如，一名房圖，一名白藥，一名梗草，一名薺苨。**生嵩高山谷**及冤句。二八月採根，暴乾。節皮爲之使，畏白及、龍膽、龍眼。近道處處有，葉名隱忍。二三月生，可煮食之。桔梗療蠱毒甚驗，俗方用此，乃名薺苨。今別有薺苨，能解藥毒，所謂亂人參者便是。非此桔梗，而葉甚相似，但薺苨葉下光明、滑澤、無毛爲異，葉生又不如人參相對者爾。

【箋疏】

桔梗作爲藥物的淵源甚古，莊子、戰國策中皆用來舉例。莊子徐無鬼説：「藥也，其實堇也，桔梗也，雞壅也，豕零也，是時爲帝者也。」注：「藥有君臣，此數者，視時所宜，迭相爲君，何可勝言。」意思是説，藥無貴賤，根據情況，都可以成爲處方中的君藥。這與素問至真要大論「主病之謂君」的意見相合，而非本草經僵硬地強調「上藥爲君」。蘇軾周教授索枸杞因以詩贈錄呈廣倅蕭大夫詩「雞壅桔梗一稱帝，董也雖尊等臣僕」，即用此典故。戰國策齊策云：「今求柴胡、桔梗於沮澤，則累世不得一焉。及之睪黍、梁父之陰，則車而載耳。」此則言桔梗、柴胡的生境爲山谷而非川澤，與本草經所記一致。說文云：「桔，桔梗也。」針對「桔」字從木，段玉裁解釋：「桔梗草類，本草經在草部，而字從木者，草亦木也。」名醫別錄記桔梗一名薺苨，陶弘景專門解釋云：「桔梗療蠱毒甚驗，俗方用此，乃名薺苨。今別有薺苨，能解藥毒，所謂亂人參者便是。非此桔梗，而葉甚相似，但薺苨葉下光明、滑澤、無毛爲異，葉生又不如人參相對者爾。」新修本草補充說：「薺苨、桔梗，又有葉差互者，亦有葉三四對者，皆一莖直上；葉既相亂，惟以根有心、無心爲別爾。」按，桔梗爲桔梗科植物桔梗 *Platycodon grandiflorus*，薺苨爲同科沙參屬植物薺苨 *Adenophora trachelioides*。本草綱目集解項李時珍說：「桔梗、薺苨乃一類，有甜苦二種，故本經桔梗一名薺苨，而今俗呼薺苨爲甜桔梗也。」薺苨長於解毒，故名醫別錄又言桔梗一名白藥，恐是專門指甜桔梗一名薺苨，一名白藥。

161 穹窮[一] **味辛，溫，**無毒。**主治中風入腦，頭痛，寒痹，筋攣緩急，金瘡，婦人血閉，無子，**除腦中冷動，面上游風去來，目淚出，多涕唾，忽忽如醉，諸寒冷氣，心腹堅痛，中惡，卒急腫痛，脅風痛，溫中內寒。一名胡窮，一名香果，其葉名蘼蕪。**生武功川谷、**斜谷西嶺。三月、四月採根，暴乾。白芷爲之使，惡黃連。今惟出歷陽，節大莖細，狀如馬銜，謂之馬銜芎藭。蜀中亦有而細，人患齒根血出者，含之多差。苗名蘼蕪，亦入藥，別在下說。俗方多用，道家時須爾。胡居士云：武功去長安二百里，正長安西，與扶風狄道相近；斜谷是長安西嶺下，去長安一百八十里，山連接七百里。

[一] 穹窮：底本作「芎藭」，據本草經集注序錄改。

【箋疏】

「芎」，説文正寫作「营」，從艸宮聲，「营藭，香草也」，或體從「弓」作「芎」。按，「营」不見於經傳，山海經及漢賦多作「芎藭」，武威醫簡三處用此，皆寫作「弓窮」。至於本草經集注序錄寫作「穹窮」，亦見於史記司馬相如列傳「穹窮昌蒲」，因此據改。

芎藭是傘形科植物，早期來源複雜，産地不同，物種各異，因此常在「芎」字前冠以地名以示區別。如名醫別錄提到芎藭的別名「胡窮」，吳普本草謂其「或生胡無桃山陰」，所以本草綱目釋名説：「以胡戎者爲佳，故曰胡藭。」此外則有京芎、台芎、撫芎、雲芎等，而最著名者爲川芎。本草圖經説：「今關陝、蜀川、江東山中多有之，而以蜀川者爲勝。」並繪有「永康軍芎藭」，宋代永康軍即是四川都江堰市，也是今天川芎的道地産區。隨著川産芎藭道地性的形成，「川芎」一詞甚至成爲芎藭的代名詞，而不一定特指川産的芎藭，其物種也固定爲傘形科川芎 *Ligusticum chuanxiong*。

162 蘼蕪　味辛，溫，無毒。**主治欬逆，定驚氣，辟邪惡，除蠱毒，鬼注，去三蟲。久服通神。**主治身中老風，頭中久風，風眩。**一名薇蕪，**一名茳蘺，芎藭苗也。**生雍州川澤**及冤句。四月、五月採葉，暴乾。今出歷陽，處處亦有，人家多種之。葉似蛇牀而香，騷人藉以爲譬，方藥用甚稀。

【箋疏】

蘼蕪與芎藭的關係歷來兩説，本草經中芎藭與蘼蕪各是一條，名醫別錄則補充説：「芎藭，其葉名蘼蕪。」又云：「蘼蕪，一名茳蘺，芎藭苗也。」且不論魏晉名醫們的意見是否正確，但在漢代文獻中芎藭、蘼蕪肯定分指兩種植物，證據有三：本草經記芎藭產地爲「武功川谷」，而蘼蕪產地爲「雍州川澤」，並不相同。史記司馬相如列傳「穹窮昌蒲，江離麋蕪」句，司馬貞索隱詳引諸家注説以後，作結論説：「則芎藭、藁本、江離、蘼蕪並相似，非是一物也。」淮南子氾論訓云：「夫亂人者，芎藭之與藁本也，蛇牀之與麋蕪也，此皆相似者。」此皆見芎藭、蘼蕪不是一物。本草經所稱的蘼蕪只能大致推測爲傘形科植物。至於五十二病方兩處用到「麋蕪本」，即蘼蕪的根，似不能徑以芎藭釋之。

魏晉開始，不特醫家，各種注説皆視芎藭、江離、蘼蕪爲一物，博物志卷四云：「芎藭，苗名江離，根曰芎藭。」史記索隱引藥對云：「麋蕪一名江離，芎藭苗也。」山海經郭璞注：「芎藭一名江蘺。」後漢書馮衍傳「攢射干雜蘼蕪兮」句李賢注：「蘼蕪似蛇牀而香，其根即芎藭也。」這種根名芎藭苗爲蘼蕪的植物，應該也是傘形科植物，但未必就是今天的川芎 *Ligusticum chuanxiong*。

163 **藁本** **味辛**、苦，**溫**、微溫、微寒，無毒。**主治婦人疝瘕，陰中寒腫痛，腹中急，除風頭痛，長肌膚，悦顏色**，辟霧露，潤澤，療風邪彈曳，金瘡，可作沐藥面脂。

實 主風流四支。**一名鬼卿，一名地新**，一名微莖。**生崇山山谷。**正月、二月採根，暴乾，三十日成。惡蔄茹。

俗中皆用芎藭根鬚，其形氣乃相類，而桐君藥錄説芎藭苗似藁本，論説花實皆不同，所生處又異。今東山別有藁本，形氣甚相似，惟長大爾。

【箋疏】

淮南子氾論訓云：「夫亂人者，芎藭之與藁本也，蛇牀之與麋蕪也，此皆相似。」故歷代本草家頗注意藁本與芎藭的區別，如本草經集注說：「俗中皆用芎藭根鬚，其形氣乃相類，而桐君藥錄說芎藭苗似藁本，論說花實皆不同，所生處又異。今東山別有藁本，形氣甚相似，惟長大爾。」新修本草云：「藁本莖葉根味與芎藭小別，以其根上苗下似藁根，故名藁本。」從本草圖文來看，歷代所用應該主要是伞形科藁本屬植物，當以藁本 *Ligusticum sinense* 爲主流。

164 麻黃　味苦，溫、微溫，無毒。**主治中風傷寒頭痛，溫瘧，發表出汗，去邪熱氣，止欬逆上氣，除寒熱，破癥堅積聚**，五藏邪氣緩急，風脅痛，字乳餘疾，止好唾，通腠理，疏傷寒頭疼，解肌，泄邪惡氣，消赤黑斑毒。不可多服，令人虛。一名卑相，**一名龍沙**，一名卑鹽。**生晉地**及河東。立秋採莖，陰乾令青。厚朴爲之使，惡辛夷、石韋。　今出青州、彭城、滎[一]陽、中牟者爲勝，色青而多沫。蜀中亦有，不好。用之折除節，節止汗故也。先煮一兩沸，去上沫，沫令人煩。其根亦止汗，夏月雜粉用之。俗用療傷寒，解肌第一。

【箋疏】

麻黃載於本草經，武威醫簡亦有使用，傷寒雜病論用之尤多，本草經謂其功能「發表出汗，止欬逆上氣」，在使用上，陶弘景提出「先煮一兩沸，去上沫，沫令人煩」，以上描述正與麻黃鹼發汗、平喘、中樞興奮及心血管活性相吻合，由此知古用麻黃即是含麻黃鹼的麻黃科麻黃屬(Ephedra)植物。

酉陽雜俎續集卷九最早描述麻黃的植物形態：「麻黃莖端開花，花小而黃，簇生，子如覆盆子，可

[一] 滎：底本作「榮」，據大觀本草改。

食。至冬枯死如草，及春卻青。」麻黃種子呈漿果狀，假花被發育成革質假種皮，包圍種子，最外面爲紅色肉質苞片，多汁可食，俗稱「麻黃果」，在常見麻黃屬植物中，惟有草麻黃 *Ephedra sinica* 的雌球花單生枝頂，最與段成式說「莖端開花」相符，其餘各種花皆生於節上。

165 葛根　味甘，平，無毒。**主治消渴，身大熱，嘔吐，諸痹，起陰氣，解諸毒，**治傷寒中風頭痛，解肌發表出汗，開腠理，療金瘡，止痛脅風痛。

生根汁　大寒。治消渴，傷寒壯熱。

葛穀　主下利十歲已上。

葉　主治金瘡，止血。

花　主消酒。**一名雞齊根，**一名鹿藿，一名黃斤。**生汶山川谷。**五月採根，曝乾。殺治葛、巴豆、百藥毒。

即今之葛根，人皆蒸食之。當取入土深大者，破而日乾之。生者擣取汁飲之，解溫病發熱。其花并小豆花乾末，服方寸匕，飲酒不知醉。南康、廬陵間最勝，多肉而少筋，甘美，但爲藥用之，不及此間爾。五月五日日中時，取葛根爲屑，療金瘡斷血爲要藥，亦療瘧及瘡，至良。

【箋疏】

葛在上古是重要的經濟作物，纖維可以紡布，根葉則供食用，此即周書所言：「葛，小人得其葉以爲羹，君子得其材以爲絺綌，以爲君子朝廷夏服。」本草主要以根入藥，兼用其花、實、葉。葛的種類復雜，大致都是豆科葛屬植物。陶弘景已經注意到葛根食用與藥用品種的不同，本草經集注云：「即今之葛根，人皆蒸食之。當取入土深大者，破而日乾之。生者擣取汁飲之，解溫病發熱。其花並小豆花乾末，服方寸匕，飲酒不知醉。南康、廬陵間最勝，多肉而少筋，甘美，但爲藥用之，不及此間爾。」雖無植物特徵的記載，但大意説江西南康、廬陵所出葛根，味甘美宜於食用，「此間」當指陶弘景所在的茅山一帶，入藥佳而食用非宜。按野葛 *Pueraria lobata* 根中黄酮類物質含量可達 12%，有豆腥氣，滋味不佳，而甘葛藤 *Pueraria thomsonii* 根中黄酮類物質遠較野葛低，一般在 2% 左右，至於食用葛 *Pueraria edulis*，含量更可低至 1%。因此，藥用葛根的確應該以 *Pueraria lobata* 爲主流。

166 前胡　味苦，微寒，無毒。主治痰滿，胸脅中痞，心腹結氣，風頭痛，去痰實，下氣。治傷寒寒熱，推陳致新，明目，益精。二月、八月採根，暴乾。半夏爲之使，惡皂莢，畏梨蘆。前胡似茈胡而柔軟，爲療殆欲同，而本經上品有茈胡而無此，晚來醫乃用之，亦有畏惡，明畏惡非盡出本經也。此近道皆有，生下濕地，出吳興者爲勝。

【箋疏】

不解前胡因何得名，唐韻以「湔」爲前胡的專名，廣韻因之，也説：「湔，湔葫。」本草綱目亦表示「名義未解」。按，陶弘景以來諸家即以柴胡作比，本草經謂柴胡「主治心腹，去腸胃中結氣，飲食積聚，寒熱邪氣，推陳致新」，名醫別錄説前胡「治傷寒寒熱，推陳致新」，確實如陶弘景所言「前胡似茈胡而柔軟，爲療殆欲同」者。可能最初前胡只是柴胡之別種，名稱用「前」加以區別。「前」可通「翦」，周禮春官「木路，前樊鵠纓」，鄭玄注：「前，讀爲緇翦之翦。翦，淺黑也。木路無龍勒，以淺黑飾韋爲樊。」如此則前胡似指根色「外黑裏白」（日華子本草），或外皮「蒼黑」（雷公炮炙論）。還有一種可能，以「湔」爲正字，指川西都江堰以下湔水流域所出者。

167 **知母　味苦，寒，**無毒。**主治消渴熱中，除邪氣，肢體浮腫，下水，補不足，益氣，**治傷寒，久瘧，煩熱，脅下邪氣，膈中惡及風汗，內疸。多服令人泄。**一名蚳母，一名連母，一名野蓼，一名地參，一名水參，一名水浚，一名貨母，一名蝭母，**一名女雷，一名女理，一名兒草，一名鹿列，一名韭逢，一名兒踵草，一名東根，一名水須，一名沈燔，一名蕁。**生河內川谷。**二月、八月採根，曝乾。今出彭城。形似菖蒲而柔潤，葉至難死，掘出隨生，須枯燥乃止。甚療熱結，亦主瘧熱煩也。

【箋疏】

知母別名極多，說文云：「芪，芪母也。」廣雅釋草云：「芪母、兒踵，東根也。」與此相關的名稱還有知母、蚳母、蝭母、提母、⿱艹是母等，據王念孫疏證說：「芪、⿱艹是、知、蝭、蚳、提，古聲並相近也。」說文云：「蕁，芜藩也。」或從爻作「薚」，徐鍇按云：「本草即知母藥也，形似昌蒲而柔潤，葉至難死，掘出隨生，須枯燥乃止，味苦寒，一名蝭母。」爾雅釋草「薚，莐藩」，郭璞注：「生山上，葉如韭。一曰提母。」名醫別錄知母一名沈燔，一名蕁，用爾雅意；一名兒草，一名兒踵草，用廣雅意。其原植物應該就是百合科知母 *Anemarrhena asphodeloides* 之類，古今品種基本無變化。

168 大青　味苦，大寒，無毒。主治時氣頭痛，大熱口瘡。三四月採莖，陰乾。療傷寒方多用此，本經又無。今出東境及近道。長尺許，紫莖。除時行熱毒爲良。

【箋疏】

大青即後世常用之「大青葉」，名醫別錄僅用其莖，新修本草乃言「用葉兼莖」。根據本草綱目的描述，大青「高二三尺，莖圓，葉長三四寸，面青背淡，對節而生，八月開小花，紅色成簇，結青實大如椒顆，九月色赤」，其原植物當是馬鞭草科大青 *Clerodendrum cyrtophyllum*。至於藍實條名醫別錄說「其莖葉可以染青」，而本條陶弘景則言大青「本經所無」，這是早期「藍」的來源未包括馬鞭草科大青的緣故。

169 **貝母　味辛、苦，平、**微寒，無毒。**主治傷寒煩熱，淋瀝、邪氣、疝瘕，喉痹，乳難，金瘡風痙，**治腹中結實，心下滿，洗洗惡風寒，目眩項直，欬嗽上氣，止煩熱渴，出汗，安五藏，利骨髓。**一名空草，**一名藥實，一名苦花，一名苦菜，一名商草，一名勤母。**生晉地。**十月採根，暴乾。厚朴、白微爲之使，惡桃花，畏秦椒，礜石、莽草，反烏頭。今出近道。形似聚貝子，故名貝母。斷穀，服之不飢。

【箋疏】

詩經載馳「陟彼阿丘，言採其蝱」，毛傳云：「蝱，貝母也。」又云：「採其蝱者，將以療疾。」爾雅言「莔，貝母」，說文同。段玉裁注云：「釋艸、說文作莔。『莔』，正字；『蝱』，假借字也。」廣雅云：「貝父，藥實也。」按，「父」、「母」可以互用，如手足之「母指」亦稱「父指」，則「貝母」「貝父」爲一物。

貝母以根的特徵得名，「貝」正形容其小根如聚貝狀，但其地上部分的形態特徵古代卻有兩說。陸璣詩疏云：「蝱，今藥草貝母也。其葉如栝樓而細小，其子在根下如芋子，正白，四方連纍相著，有分解也。」按其所形容，這種植物當是葫蘆科土貝母 *Bolbostemma paniculatum*。郭璞注爾雅云：「根如小貝圓而白花，葉似韭。」其說略接近百合科植物，但與今用之貝母屬(Fritillaria)物種，如暗紫貝母 *Fritillaria unibracteata*、卷葉貝母 *Fritillaria cirrhosa*、梭砂貝母 *Fritillaria delavayi*、浙貝母 *Fritillaria thunbergii* 等相去甚遠。

170 栝樓[一] **味苦，寒，**無毒。**主治消渴，身熱煩滿，大熱，補虛安中，續絶傷，**除腸胃中痼熱，八疸，身面黃，唇乾口燥，短氣，通月水，止小便利。**一名地樓，**一名果蠃，一名天瓜，一名澤姑。

實 名黃瓜，主治胸痹，悅澤人面。

莖、葉 治中熱傷暑。**生洪農川谷**及山陰地，入土深者良，生鹵地者有毒。二月、八月採根，曝乾，三十日成。苟杞爲之使，惡乾薑，畏牛膝、乾漆，反烏頭。 出近道，藤生，狀如土瓜而葉有叉。毛詩云「果蠃之實，亦施于宇」，其實今以雜作手膏用。根入土六七尺，大二三圍者，服食亦用之。

【箋疏】

本草圖經云：「栝樓生洪農山谷及山陰地，今所在有之。實名黃瓜，詩所謂『果蓏之實』是也。根亦名白藥，皮黃肉白。三四月内生苗，引藤蔓，葉如甜瓜葉，作叉，有細毛。七月開花，似葫蘆花，淺黃色。實在花下，大如拳，生青，至九月熟，赤黃色。二月、八月採根，刮去皮，曝乾，三十日成。其實有正圓者，有鋭而長者，功用皆同。」此即葫蘆科植物栝樓 *Trichosanthes kirilowii*，爲常見物種。

[一] 栝樓：底本作「栝樓根」，據本草經集注序錄改。

171 丹參　味苦，微寒，無毒。**主治心腹邪氣，腸鳴幽幽如走水，寒熱積聚，破癥除瘕，止煩滿，益氣**，養血，去心腹痼疾，結氣，腰脊強，腳痹，除風邪留熱。久服利人。**一名郄蟬草**，一名赤參，一名木羊乳。**生桐柏山川谷及太山**。五月採根，暴乾。畏鹹水，反梨蘆。此桐柏山是淮水源所出之山，在義陽，非江東臨海之桐柏也。今近道處處有。莖方有毛，紫花，時人呼爲逐馬。酒漬飲之療風痹。道家時有用處，時人服多眼赤，故應性熱；今云微寒，恐爲謬矣。

【箋疏】

丹參因根赤色得名，故名醫别錄又名「赤參」，吴普本草並載其形態云：「莖葉小方，如荏有毛，根赤，四月華紫，三月五月採根陰乾。」荏即白蘇，陶弘景亦說：「莖方有毛，紫花，時人呼爲逐馬。」按其描述，應該就是唇形科丹參屬（Salvia）植物，古今品種變化不大。所謂「逐馬」，乃與莨菪子條說「走及奔馬」一樣，形容腳力健壯，所以四聲本草云：「酒浸服之，治風軟腳，可逐奔馬，故名奔馬草。」鄭樵通志則說：「俗謂之逐馬，言驅風之快也。」

172 景天　味苦、酸，平，無毒。**主治大熱火瘡，身熱煩，邪惡氣**，諸蠱毒，痂疕，寒熱風痹，諸不足。**花　主女人漏下赤白，輕身明目**。久服通神不老。**一名戒火**，一名火母，一名救火，一名據火，**一名慎火。生太山川谷**。四月四日、七月七日採，陰乾。今人皆盆盛養之於屋上，云以辟火。葉可療金瘡止血，以洗浴小兒，去煩熱，驚氣。廣州城外有一樹，云大三四圍，呼爲慎火樹。江東者甚細小。方用亦稀。其花入服食。衆藥之名，此最爲麗。

【箋疏】

景天爲常見物種，本草圖經云：「春生苗，葉似馬齒而大，作層而上，莖極脆弱。夏中開紅紫碎花，秋後枯死，亦有宿根者。」此即景天科植物景天 *Sedum erythrostictum*。傳説種植景天可以辟火，此俗不知因何而來，荆楚歲時記云：「春分日，民並種戒火草於屋上。」景天的别名如戒火、火母、救火、據火、慎火，皆與此有關，可見歷史悠久。又因爲辟火，所以搗涂治療各種與「火」有關的瘡癤腫毒，比如丹毒、赤游丹之類，體徵上可見皮膚紅斑、紅綫的感染性淋巴管炎等疾病。

173 厚朴 **味苦，溫**、大溫[一]，無毒。**主治中風，傷寒，頭痛，寒熱，驚悸[二]，氣血痹，死肌，去三蟲**，溫中益氣，消淡下氣，治霍乱及腹痛，脹滿，胃中冷逆，胸中嘔逆不止，泄利，淋露，除驚，去留熱，止[三]煩滿，厚腸胃。一名厚皮，一名赤朴。其樹名榛，其子名逐折[四]。治鼠瘻，明目，益氣。**生交趾**、宛朐。三月、九月、十月採皮，陰乾。乾薑爲之使，惡澤寫、寒水石、消石。 今出建平、宜都。極厚、肉紫色爲好，殼薄而白者不如。用之削去[五]上甲錯皮。俗方多用，道家不須也。

【箋疏】

説文「朴」與「樸」爲兩字。「朴，木皮也」；「樸，木素也」。徐鍇云：「今藥有厚朴，一名厚皮，是木之

〔一〕大溫：底本無此二字，據政和本草補。
〔二〕悸：底本無此字，據政和本草補。
〔三〕止：政和本草作「心」。
〔四〕折：底本作「楊」，據政和本草改。
〔五〕削去：底本作「失」，據政和本草改。

皮也；古質樸字多作樸。」

早期文獻對厚朴原植物的描述比較含混，難於確定品種，本草經、名醫別錄載其産地有二：交趾、宛朐，宛句在今山東菏澤，未見山東省有木蘭科厚朴 *Magnolia officinalis* 分佈的記載，或是指其他植物。值得注意者，名醫別錄還提到厚朴「其樹名榛，其子名逐折」，並説逐折的功效是：「療鼠瘻，明目，益氣。」而名醫別錄有名未用中又重出逐折條云：「逐折，殺鼠，益氣，明目。一名百合、厚實。生木間，莖黄，七月實黑，如大豆。」對比功效，兩處的「逐折」應該同是一物，而逐折條陶弘景注釋卻説：「杜仲子亦名逐折。」這究竟是「逐折」條的文字竄入厚朴條，還是漢代所用的厚朴本來就是樺木科植物榛的樹皮，不得而知，但名醫別錄説逐折「七月實黑如大豆」，應該不是木蘭科植物。

174 玄參　**味苦**、鹹，**微寒**，無毒。**主治腹中寒熱積聚，女子産乳餘疾，補腎氣，令人目明**，主治暴中風，傷寒身熱，支滿狂邪，忽忽不知人，溫瘧洒洒，血瘕，下寒血，除胸中氣，下水，止煩渴，散頸下核，癰腫，心腹痛，堅癥，定五藏。久服補虚，明目，強陰益精。**一名重臺**，一名玄臺，一名鹿腸，一名正馬，一名咸，一名端。**生河間川谷**及宛句。三月、四月採根，暴乾。惡黄耆、乾薑、大棗、山茱萸，反梨蘆。今出近道，處處有。莖似人參而長大，根甚黑，亦微香。道家時用，亦以合香。

【箋疏】

廣雅釋草云：「鹿腸，玄參也。」本草經名重臺，名醫別錄則有玄臺、鹿腸、正馬、咸、端諸名。太平御覽卷九九一引吳普本草對玄參的形態頗有記載：「玄參一名鬼藏，一名正馬，一名重臺，一名鹿腹，一名端，一名玄臺。二月生，葉如梅毛，四四相值，似芍藥，黑莖，莖方，高四五尺，華赤，生枝間，四月實黑。」其中「葉如梅毛」句，疑爲「葉如梅有毛」。從描述來看比較接近於玄參科華北玄參 *Scrophularia moellendorffii* 和北玄參 *Scrophularia buergeriana* 之類，而「重臺」的別名似乎是形容華北玄參疏離的頂生穗狀花序。

175 **沙參** **味苦，微寒，**無毒。**主治血積驚氣，除寒熱，補中，益肺氣，**治胃痹心腹痛，結熱邪氣，頭痛，皮間邪熱，安五藏，補中。**久服利人。一名知母，**一名苦心，一名志取，一名虎鬚，一名白參，一名識美，一名文希。**生河内川谷**及冤句般陽續山，二月、八月採根，暴乾。惡防己，反梨蘆。今出近道。叢生，葉似枸杞，根白實者佳。此沙參并人參是爲五參，其形不盡相類，而主療頗同，故皆有參名。又有紫參，正名牡蒙，在下[一]品。

【箋疏】

本條據證類本草引文說：「此沙參并人參是爲五參，其形不盡相類，而主療頗同，故皆有參名。又有紫參，正名牡蒙，在中品。」按，本草經集注序錄畏惡七情表紫參在下品，新修本草將之調整爲中品，可能因此將「下」字修改爲「中」。再從語言邏輯來看，沙參在中品沒有問題，如果紫參也在中品，似乎沒有必要特別對「在中品」予以強調。

本草經載有六種以「參」爲名的藥物，陶弘景之所以將紫參屏除在外，乃是以前五種對應五行的緣

[一] 下：底本作「中」，據本草經集注序錄畏惡七情表，紫參在下品，因據改。

故。沙參一名白參，一名北沙參，五行屬金，故經言「益肺氣」。本草圖經描述沙參的形態云：「苗長一二尺以來，叢生崖壁間，葉似枸杞而有叉牙，七月開紫花，根如葵根，筯許大，赤黄色，中正白實者佳。」其原植物與今用南沙參即桔梗科植物輪葉沙參 *Adenophora tetraphylla* 或沙參 *Adenophora stricta* 基本一致。

176 苦參　味苦，寒，無毒。**主治心腹結氣，癥瘕積聚，黄疸，溺有餘瀝，逐水，除癰腫，補中，明目止淚，**養肝膽氣，安五藏，定志益精，利九竅，除伏熱腸澼，止渴，醒酒，小便黄赤，治惡瘡、下部䘌，平胃氣，令人嗜食，輕身。**一名水槐，一名苦蘵，**一名地槐，一名菟槐，一名驕槐，一名白莖，一名虎麻，一名岑莖，一名祿白，一名陵郎。**生汝南山谷**及田野。三月、八月、十月採根，暴乾。玄參爲之使，惡貝母、漏盧、菟絲子，反梨蘆。今出近道處處有。葉極似槐樹，故有槐名，花黄，子作莢，根味至苦惡。病人酒漬飲之多差。患疥者，一兩服亦除，蓋能殺蟲。

【箋疏】

本草圖經云：「苦參生汝南山谷及田野，今近道處處皆有之。其根黄色，長五七寸許，兩指粗細。三五莖並生，苗高三二尺已來。葉碎青色，極似槐葉，故有水槐名，春生冬凋。其花黄白，七月結實如小豆子。」苦參古今品種變化不大，豆科植物苦參 *Sophora flavescens* 一直是藥用主流。

苦參藥用歷史悠久，史記扁鵲倉公列傳云：「齊中大夫病齲齒，臣意灸其左大陽明脈，即爲苦參湯，日嗽三升，出入五六日，病已。得之風，及臥開口，食而不嗽。」所描述的應該是齲齒症狀，治療用苦參湯，乃與苦參所含苦參鹼、氧化苦參鹼對引致齲齒的厭氧菌之殺菌作用有關。

177 續斷 **味苦**、辛，**微溫**，無毒。**主治傷寒，補不足，金瘡，癰傷，折跌，續筋骨，婦人乳難**，崩中漏血，金瘡血內漏，止痛，生肌肉及踠傷，惡血，腰痛，關節緩急。**久服益氣力。一名龍豆，一名屬折**，一名接骨，一名南草，一名槐。**生常山山谷。**七月、八月採，陰乾。地黃爲之使，惡雷丸。按桐君藥錄云：續斷生蔓延，葉細，莖如荏，大根本黃白有汁，七月、八月採根。今皆用莖葉，節節斷，皮黃皺，狀如雞腳者，又呼爲桑上寄生。恐皆非真。時人又有接骨樹，高丈餘許，葉似蒴藋，皮主療金瘡，有此接骨名，疑或是。而廣州又有一藤名續斷，一名諾藤，斷其莖，器承其汁飲之，療虛損絶傷；用沐頭，又長髮。折枝插地即生，恐此又相類。李云是虎薊，與此大乖，而虎薊亦自療血爾。

【箋疏】

因功效得名的藥物在不同時期，甚至同一時期不同地域品種有別，續斷算是典型。續斷因能治「金瘡、癰傷、折跌，續筋骨」得名。別名「接骨」，直接描述功效；又名「屬折」，説文「屬，連也」，廣雅「屬，續也」，也是「續斷」的意思。

續斷在漢代爲常用中藥，五十二病方、武威醫簡中皆見使用，急就篇亦記有藥名。從別名來看，本草經「一名龍豆」，名醫別錄「一名槐」。考廣雅：「裒，續斷」，王念孫疏證：「槐與裒同。」則本草經、名醫別錄的續斷似乎是指一種豆科植物。至於陶弘景注引桐君藥錄謂續斷「葉細莖如荏」，按「荏」即唇形科白蘇，此科特徵之一爲莖方形、葉對生。這種細葉、方莖、蔓生的續斷，不詳所指。或許亦是唇形科植物。陶弘景又説：「而廣州又有一藤名續斷，一名諾藤，斷其莖，器承其汁飲之，療虛損絶傷，用沐頭，又長髮。折枝插地即生，恐此又相類。」這種藤本的續斷，直到清代仍見記載，李調元南越筆記卷十四記嶺南藤類有數百種之多，其中「有涼口藤，狀若葛，葉如枸杞，去地丈餘，絶之更生，中含清水，渴者斷取飲之甚美，沐髮令長。一名斷續藤，常飛越數樹以相繞」。李調元描述的這種斷續藤，其莖中有水，絶之更生，沐髮令長等情況，與陶弘景説「廣州有藤名續斷」完全一致，可證爲一物。又考海藥本草含水藤條引交州記云：「生嶺南及諸海山谷，狀若葛，葉似枸杞，多在路，行人乏水處，便吃此藤，故以爲名。」本草綱目拾遺買麻藤條引粤志云：「買麻藤，其莖中多水，渴者斷而飲之，滿腹已，餘水尚淋漓半日。」由此證明，陶弘景所稱「諾藤」，即買麻藤科植物買麻藤 *Gnetum parvifolium*。

唐宋之間，續斷品種混亂更加嚴重，涉及品種至少包括唇形科、菊科多種植物，如本草圖經所繪越州續斷，非常接近菊科大薊 *Cirsium japonicum*。明代開始，續斷藥用品種漸漸統一，四川成爲道地産區，如本草蒙筌説「陝蜀最盛」，本草綱目説「今人所用從川中來」，結合滇南本草描述説：「續斷，一名鼓槌草，又名和尚頭。」又云：「鼓槌草，獨苗對葉，苗上開花似槌。」一般認爲，別名「鼓槌草」「和尚頭」，是對其球形頭狀花序的形容，故定其爲川續斷科的川續斷 *Dipsacus asper*，這才是今天藥用之主流。

178 **竹葉**筆[一]竹葉　**味辛**[二]，**平**、大寒，無毒。**主治欬逆上氣，溢筋，惡瘍，殺小蟲**，除煩熱，風痓，喉痹，嘔逆。

根　**作湯，益氣，止渴，補虚下**[三]**氣**，消毒。

汁　**主治風痓痹**。

[一] 筆：底本作「芹」。

[二] 辛：政和本草作「苦」。

[三] 下：底本無此字，據政和本草補。

實　**通神明，輕身益氣。生益州。**

淡竹葉　味辛，平、大寒。主治胸中淡熱，欬逆上氣。

其瀝　大寒。治暴中風，風〔一〕痹，胸中大熱，止煩悶。

其皮茹　微寒。治嘔啘，溫氣，寒熱，吐血，崩中，溢筋。

苦竹葉及瀝　治口瘡，目痛，明目〔二〕，通利九竅。

竹筍　味甘，無毒。主治消渴，利水道，益氣。可久食。乾筍燒服，治五痔血。竹類甚多，此前一條云是篁〔三〕竹，次用淡、苦耳。又一種薄殼者名甘竹葉，最勝。又有實中竹、筀〔四〕竹，又有篁竹，並以筍爲佳，於葉無用。凡取〔五〕竹瀝，唯用淡竹耳。竹實出藍田，江東乃有花而無實，故鳳鳥不至；而頃來斑斑有實，狀如小麥，堪可爲飯。

【箋疏】

本草經以竹葉立條，本草經集注將篁竹葉、淡竹葉、苦竹葉併入，其中「篁竹葉」接在本草經「竹葉」標題之後，表示本草經竹葉及其下之根、實，皆是篁竹之葉、根、實。「淡竹葉」另起，包括瀝、皮茹；「苦竹葉」另起，作「苦竹葉及瀝」，包括竹筍。陶弘景對此有專門説明：「竹類甚多，此前一條云是篁竹，次

〔一〕風：底本無此字，據政和本草補。

〔二〕目痛明目：底本作「明眼痛」，據政和本草改。

〔三〕篁：底本作「篁」，據政和本草改。

〔四〕筀：政和本草作「篁」。

〔五〕取：底本無此字，據政和本草補。

用淡、苦耳。又一種薄殼者名甘竹葉，最勝。又有實中竹、筀竹，並以笋爲佳，於葉無用。」

本條包括禾本科竹亞科的多種植物，本草圖經云：「篁竹、淡竹、苦竹，本經並不載所出州土，今處處有之。竹之類甚多，而入藥者惟此三種，人多不能盡別。」一般認爲，篁竹約是桂竹 *Phyllostachys bambusoides* 之類，淡竹爲 *Phyllostachys nigra* var. *henonis*，苦竹爲 *Pleioblastus amarus*。

179 枳實　**味苦**、酸，**寒**、微寒[一]，無毒。**主治大風在皮膚中如麻豆苦癢，除寒熱，熱結，止利，長肌肉，利五藏，益氣輕身**，除胸脅淡癖，逐停水，破結實，消脹滿，心下急，痞痛，逆氣，脅風痛，安胃氣，止溏泄，明目。**生河内川澤。**九月、十月採，陰乾。今處處有。採破令乾，用之除中核，微炙令香。亦如橘皮，以陳者爲良。枳樹枝莖及皮，治水脹，暴風骨節疼急。枳實俗方多用，道家不須。

【箋疏】

早期枳實品種，據本草經説「生河内川澤」，其地在今河南武陟縣，從分佈來看，應該是指芸香科枸橘 *Poncirus trifoliate*；如本草圖經所繪之成州枳實、汝州枳殼，皆三出複葉，枝上有長大的扁刺，應該就是枸橘。但宋代實際使用的枳實、枳殼品種，似乎並不是圖像所見的枸橘。本草圖經説：「近道所出者，俗呼臭橘，不堪用。」所謂「近道」，指首都汴梁（今河南開封）附近，由芸香科植物的分佈看，這一帶也只有枸橘，即蘇頌認爲不堪用的「臭橘」。而本草圖經描述枳實、枳殼藥材，特别提到「皆以翻肚如盆口

[一] 微寒：底本無此二字，據政和本草補。

唇狀」，這應該是同科植物酸橙 *Citrus aurantium*。後來本草品匯精要所繪汝州枳殼，即是此種。

180 **山茱萸　味酸，平、**微溫，無毒。**主治心下邪氣，寒熱，溫中，逐寒溫濕痹，去三蟲，**腸胃風邪，寒熱疝瘕，頭腦風，風氣去來，鼻塞，目黃，耳聾，面皰，溫中，下氣，出汗，強陰益精，安五[一]藏，通九竅，止小便利。**久服輕身，**明目，強力，長年。**一名蜀棗，**一名雞足，一名思益，一名魃實。**生漢中山谷**及琅邪、宛朐、東海承縣。九月、十月採實，陰乾。蓼實爲之使，惡桔梗、防風、防己。　今出近道諸山中。大樹，子初熟未乾，赤色，如胡蘈子，亦可噉；既乾後，皮甚薄，當合核爲用爾。

【箋疏】

山茱萸本草經一名蜀棗，太平御覽引作「蜀酸棗」，本草綱目亦作「蜀酸棗」，李時珍解釋說：「今人呼爲肉棗，皆象形也。」入藥用其果肉部分，因此又名「棗皮」。本草圖經云：「今海州亦有之。木高丈餘，葉似榆，花白。子初熟未乾赤色，似胡蘈子，有核，亦可噉；既乾，皮甚薄。九月、十月採實，陰乾。」此即山茱萸科山茱萸 *Cornus officinalis*。

181 **桑根白皮　味甘，寒，**無毒。**主治傷中，五勞六極，羸瘦，崩中，脉絶，補虛益氣，**去脈[二]中水氣，止

[一] 五：底本無此字，據政和本草補。
[二] 脈：政和本草作「肺」。

唾血，熱渴，水腫，腹滿，臚脹，利水道，去寸白。可以縫金創。採無時。出土上者殺人。續斷、桂、麻子爲之使。

葉　主除寒熱，出汗。

汁　解蜈蚣毒。

桑耳　味甘，有毒。**黑者主女子漏下赤白汁，血病**[一]**，癥瘕積聚，腹**[二]**痛，陰陽寒熱，無子**，月水不調。其黃熟陳白者，止久泄，益氣，不飢。其[三]金色者，治澼痹[四]飲，積聚，腹痛，金創。一名桑菌，一名木麥。

五木耳　名檽，益氣不飢，輕身強志。生犍爲山谷[五]**。**六月多雨時採木耳，即暴乾。東行桑根乃易得，而江邊多出土，不可輕信。桑耳，斷穀方云木檽，又呼爲桑上寄生。此云五木耳，而不顯四者是何木。案[六]，老桑樹生燥耳，有黃、赤、白者；又多雨時亦生軟濕者，人採以作葅，皆無復藥用。

【箋疏】

桑樹是重要經濟作物，習見物種，種類繁多。爾雅釋木云「桑辨有葚，梔」，邢昺疏引犍爲舍人注云：「桑樹一半有葚半無葚，爲梔。」桑樹有雌雄異株，亦有雌雄同株者，此或以雌雄異株者爲「梔」。又云「女桑，桋桑」，郭璞注：「今俗呼桑樹小而條長者爲女桑。」一般認爲，這種「女桑」爲桑之柔嫩者。又

[一] 病：底本無此字，據政和本草補。
[二] 腹：政和本草作「陰」。
[三] 其：底本無此字，據政和本草補。
[四] 澼痹：政和本草作「癖」。
[五] 山谷：底本無此二字，據政和本草補。
[六] 案：底本作「桑」，據政和本草改。

云「檿桑，山桑」，郭注：「似桑，材中作弓及車轅。」這種「檿桑」，或釋爲柘，或釋爲桑之別種。本草拾遺云：「葉椏者名雞桑，最堪入用。」本草綱目集解項李時珍說：「桑有數種：有白桑，葉大如掌而厚；雞桑，葉花而薄；子桑，先椹而後葉；山桑，葉尖而長。」這些桑多數爲桑科桑屬植物，但品種多樣，除桑科植物桑 *Morus alba* 以外，還包括同屬雞桑 *Morus australis*、華桑 *Morus cathayana*、蒙桑 *Morus mongolica* 及其變種等。

本草經集注不僅循本草經以桑根白皮立條，條內還包括桑葉、桑耳，並附錄五木耳。桑耳是銀耳科或木耳科真菌寄生在桑樹上的子實體，其中「黑者」云云是白字本草經文，名醫別錄進一步補充云云。五木耳是寄生於五種木本植物上的木耳，桑耳只是其中之一，乃附錄於此條。

182 松蘿 **味苦**、甘，**平**，無毒。**主治嗔怒邪氣，止虛汗，出風頭**[一]**，女子陰寒腫痛**，治淡熱，溫瘧，可爲吐湯，利水道。**一名女蘿。生熊耳山川谷**松樹上。五月採，陰乾。東山甚多，生雜樹上，而以松上者爲真。毛詩云「蔦與女[二]蘿，施于松上」。蔦是寄生，以桑上者爲真，不用松上[三]者，此互有異同爾。

【箋疏】

松蘿亦稱松上寄生，本草綱目集解項李時珍說：「按毛萇詩注云『女蘿，兔絲也』，吳普本草『兔絲一

[一] 出風頭：政和本草作「頭風」。
[二] 女：底本無此字，據政和本草補。
[三] 上：底本無此字，據政和本草補。

名松蘿』。陶弘景謂蔦是桑上寄生，松蘿是松上寄生。陸佃埤雅言：『蔦是松柏上寄生，女蘿是松上浮蔓。』又言：『在木爲女蘿，在草爲兔絲。』鄭樵通志言：『寄生有二種，大曰蔦，小曰女蘿。』陸璣詩疏言：『兔絲蔓生草上，黄赤如金，非松蘿也。松蘿蔓延松上生枝正青，與兔絲殊異。』羅願爾雅（翼）云：『女蘿色青而細長，無雜蔓。故山鬼云被薜荔兮帶女蘿，謂青長如帶也。兔絲黄赤不相類。然二者附物而生，有時相結。故古樂府云：南山冪冪兔絲花，北陵青青女蘿樹。由來花葉同一心，今日枝條分兩處。唐樂府云：兔絲故無情，隨風任顛倒。誰使女蘿枝，而來強縈抱。兩草猶一心，人心不如草。』據此諸説，則女蘿之爲松上蔓，當以二陸、羅氏之説爲的。其曰兔絲者，誤矣。」按，松蘿是松蘿科物種如松蘿 *Usnea diffracta*、長松蘿 *Usnea longissima* 之類，是附生在樹幹、山崖上的地衣體。因爲具有寄生性，所以詩人比興往往與桑寄生 *Taxillus chinensis*、菟絲 *Cuscuta chinensis* 等寄生植物混爲一談。

183 **白棘**　**味辛，寒，**無毒。**主治心腹**[一]**痛，癰腫潰膿，止痛，**決刺結，治丈夫虛損，陰痿，精自出，補腎氣，益精髓。**一名棘鍼，**一名棘刺。**生雍州川谷。**李云「此是酸棗[二]樹針」，今人用天門冬苗[三]代之，非真也。

【箋疏】

爾雅釋木「樲，酸棗」，郭璞注：「樹小實酢，孟子曰養其樲棗。」本草經有酸棗，又有白棘，一名棘針，

[一] 腹：底本無此字，據政和本草補。
[二] 酸棗：底本作「桑」，據政和本草改。
[三] 苗：底本無此字，據政和本草補。

後世注釋者對棗與酸棗，酸棗與白棘的關係頗爲糾結。按，酸棗實爲鼠李科棗的變種 *Ziziphus jujuba* var. *spinosa*，較棗樹爲矮小，多爲灌木狀，小枝成之字形，其托葉刺有直伸和彎曲兩種，核果較小，近球形或短距圓形。酸棗與白棘的關係，當以本草衍義所説較爲準確，即「小則爲棘，大則爲酸棗」。

至於爾雅釋草「髦，顛蕀」，太平御覽引孫炎注：「一名白棘。」此白棘與本條之白棘恐是同名異物者，本草經集注説：「李云『此是酸棗樹針』，今人用天門冬苗代之，非真也。」則當時確實有以天門冬當本草經白棘者。「今人」以後皆是陶弘景意見，陶引李當之語以駁時人。

184 棘刺花　味苦，平，無毒[一]。主治金創，内漏，明目。冬至後百廿日採之。

實　主明目[二]，心腹痿痹，除[三]熱，利小便。生道傍，四月採。一名菥蓂，一名馬[四]朐，一名刺原。又有棗針，療腰痛，喉痹不通[五]。此一條又相違越，恐李所[六]言多是。然復道其花一名菥蓂，此恐别是[七]一物，不關棗刺也。今俗人[八]皆用天門冬苗，吾亦不許，門冬苗[九]乃是好作飲，益人，正自不可當棘刺爾。

[一] 平無毒：底本作「無毒平」，據政和本草倒乙。
[二] 目：底本無此字，據政和本草補。
[三] 除：底本無此字，據政和本草補。
[四] 馬：底本無此字，據政和本草補。
[五] 痹不通：底本作「痛了」，據政和本草改。
[六] 李所：政和本草作「俚」。
[七] 道其花一名菥蓂此恐别是：底本文字錯亂，據政和本草改。
[八] 人：此後底本有「不」字，據政和本草删。
[九] 門冬苗：底本無此三字，據政和本草補。

【箋疏】急就篇第二十一「槐檀荆棘葉枝扶」，顏師古注：「棘，酸棗之樹也。一名櫝。」棘是酸棗之類，所以說文也說：「小棗叢生者。从並朿。」段玉裁注：「此言小棗，則上文謂常棗可知。小棗樹叢生，今亦隨在有之。未成則爲棘而不實，已成則爲棗。」棗字條段玉裁說：「棘卽棗也，析言則分棗、棘，統言則曰棘。周禮外朝九棘三槐，棘正謂棗。」本條言棘刺，當即鼠李科棗的變種 *Ziziphus jujuba* var. *spinosa* 上的棘刺，即陶弘景提到的「棗刺」。但本草經另有白棘條，此處則以「棘刺花」爲名，再加上菥蓂之類的別名，似乎又不是指酸棗的花，故陶弘景迷惑。

185 **狗脊**　**味苦**、甘，**平**，微溫，無毒。**主治腰背強，關機緩急，周痹，寒濕膝痛，頗利老人**，治失溺不節，男子腳弱腰痛，風邪淋露，少氣，目暗，堅脊，利俛仰，女子傷中，關節重。**一名百枝**，一名強膂，一名扶蓋，一名扶筋。**生常山川谷。**二月、八月採根，暴乾。萆解爲之使，惡敗醬。今山野處處有，與菝葜相似而小異。其莖葉小肥，其節疏，其莖大直，上有刺，葉圓有赤脉。根凹凸巃嵸如羊角，細強者是。

【箋疏】廣雅釋草「菝挈，狗脊也」，玉篇「菝𧂇，狗脊根也」，博物志也說：「菝葜與萆薢相亂，一名狗脊。」本草經集注謂「今山野處處有，與菝葜相似而小異」，並描述說：「其莖葉小肥，其節疏，其莖大直，上有刺，葉圓有赤脉。根凹凸巃嵸如羊角，細強者是。」陶弘景的說法乃本於吳普本草「如萆薢，莖節如竹，有刺，葉圓赤，根黃白，亦如竹根，毛有刺」，此皆與廣雅等字書之說一脉相承。但今用狗脊爲蕨類植物，與百合科菝葜屬(Smilax)物種差别極大，何得相似，頗不可解。或許狗脊以象形得名，其根莖與菝葜、萆薢近似，都是「凹凸巃嵸」似狗之脊骨，遂致混淆。唐人施肩吾句「池塘已長雞頭葉，籬落初開狗脊花」，蕨類植物狗脊自然無花，詩人所吟詠的恐怕就是菝葜一類。因爲似狗脊骨，名醫别録記狗脊功效「堅脊利俯仰」，别名强膂、扶筋皆是此意。又名「扶蓋」，本草綱目認爲是「扶筋」，但别名已有扶筋，不應該重複。此「蓋」或許是膝蓋的意思，但「膝蓋」一詞書證出現較晚，姑且備一説。

新修本草不同意陶説，明確指出：「此藥苗似貫衆，根長多岐，狀如狗脊骨，其肉作青緑色，今京下用者是。陶所説乃有刺萆薢，非狗脊也，今江左俗猶用之。」由此知唐代所用狗脊肯定是蕨類植物，如烏毛蕨科植物狗脊蕨 *Woodwardia japonica* 之類。後來本草圖經又説「今方亦用金毛者」，乃是以蚌殼蕨科的金毛狗脊 *Cibotium barometz* 爲正品，該植物根莖表面密被光亮的金黄色茸毛，故又名金毛狗脊。

186 萆解[一] **味苦**、甘，**平**，無毒。**主治腰背痛强，骨節風寒濕周痹，惡瘡不瘳，熱氣**，傷中，恚怒，陰痿失溺，關節老血，老人五緩。一名赤節。**生真定山谷。**二月、八月採根，暴乾。薏苡爲之使，畏葵根、大黄、茈胡、牡厲、前胡。

今處處有，亦似菝葜而小異，根大，不甚有角節，色小淺。

【箋疏】

今用萆薢以薯蕷科綿萆薢 *Dioscorea septemloba* 爲主，博物志云：「菝葜與萆薢相似。」所言與萆薢

[一] 解：底本作「薢」，據本草經集注序録改。

相似的菝葜，則恐是指百合科無刺菝葜 *Smilax mairei* 之類，通常稱作「紅萆薢」。按，萆薢載本草經，菝葜見名醫別錄，陶弘景論萆薢云：「今處處有，亦似菝葜而小異，根大，不甚有角節，色小淺。」又論菝葜云：「此有三種，大略根、苗並相類。菝葜莖紫，短小，多細刺，小減萆薢而色深。」這似乎可以認爲陶弘景能够區分百合科菝葜屬（Smilax）與薯蕷科薯蕷屬（Dioscorea）植物，但何者爲菝葜屬植物，何者爲薯蕷屬植物，則難於斷言。從本草圖經所繪幾幅萆薢圖例來看，實包含兩類萆薢在內，由此看來，萆薢與菝葜相混，直到宋代依然如此。

187 菝葜　味甘，平、溫，無毒。主治腰背寒痛，風痹，益血氣，止小便利。生山野。二月、八月採根，暴乾。此有三種，大略根、苗並相類。菝葜莖紫，短小，多細刺，小減萆薢而色深，人用作飲。

【箋疏】

菝葜爲百合科植物菝葜 *Smilax china* 之類。宋人張耒有食菝葜苗詩，基本根據本草內容發揮，詩云：「江鄉有奇蔬，本草記菝葜。驅風利頑痹，解疫補體節。春深土膏肥，紫笋迸玉裂。烹之芼薑橘，盡取無可輟。應同玉井蓮，已過貓頭茁。異時中州去，買子攜根撥。免令食蔬人，區區美薇蕨。」按，救荒本草記菝葜屬可食植物甚多，如牛尾菜「採嫩葉煠熟，水浸淘淨，油鹽調食」，即華東菝葜 *Smilax riparia*；粘魚鬚「採嫩笋葉煠熟，油鹽調食」，即牛尾菜 *Smilax sieboldii* 或近似種；金剛刺「採葉煠熟，水浸淘淨，油鹽調食」，即菝葜 *Smilax china*；山梨兒「採果食之」，菝葜 *Smilax china* 或近似種。以上又可以作爲張耒詩的注腳。

188 石韋　味苦、甘，平，無毒。**主治勞熱，邪氣，五癃閉不通，利小便水道，**止煩下氣，通膀胱滿，補五勞，安五藏，去惡風，益精氣。**一名石韀，**一名石皮。用之去黃毛，毛射人肺，令人欬不可療。**生華陰山谷**石上，不聞水及人聲者良。二月採葉，陰乾。杏人爲之使，得昌蒲良。　蔓延石上，生葉如皮，故名石韋。今處處有。以不聞水聲、人聲者爲佳。出建平者，葉長大而厚。

【箋疏】

本草圖經云：「叢生石上，葉如柳，背有毛而斑點如皮，故以名。」本草綱目集解項說：「多生陰崖險罅處。其葉長者近尺，闊寸餘，柔韌如皮，背有黃毛。亦有金星者，名金星草，葉凌冬不凋。又一種如杏葉者，亦生石上，其性相同。」所指代的皆是蕨類植物水龍骨科石韋 *Pyrrosia lingua* 之類。

189 通草　味辛、甘，平，無毒。**主去惡蟲，除脾胃寒熱，通利九竅、血脉、關節，令人不忘，**治脾疸，常欲眠，心煩，噦出音聲，療耳聾，散癰腫，諸結不消，及金瘡惡瘡，鼠瘻，踒折，齆鼻息肉，墮胎，去三蟲。**一名附支，**一名丁翁。**生石城山谷**及山陽。正月採枝，陰乾。今出近道。繞樹藤生，汁白。莖有細孔，兩頭皆通，含一頭吹之，則氣出彼頭者良。或云即葍藤莖。

【箋疏】

通草因莖木中通而得名，後世則分化爲通草與木通兩類，各自又有若干品種來源。本草經沒有描述通草的物種特徵，本草經集注說：「繞樹藤生，汁白。莖有細孔，兩頭皆通，含一頭吹之，則氣出彼頭者良。或云即葍藤莖。」陶弘景提示其爲木質藤本，新修本草進一步説：「此物大者徑三寸，每節有二三枝，枝頭有五葉。其子長三四寸，核黑穰白，食之甘美。」則大致確定其原植物爲木通科木通 *Akebia quinata*，可能也包括三葉木通 *Akebia trifoliate* 之類。

這一物種是木質藤本，南唐陳士良食性本草説「莖名木通」，此爲第一次出現「木通」之名；稍後不久，日華子本草直接用木通立條，到了宋代，本草圖經乃明確説「今人謂之木通」。將本草經的通草稱爲「木通」，其實是因爲另外的物種佔用了「通草」之名，這就是本草拾遺提到的通脱木，所謂「葉似萆麻，心中有瓤，輕白可愛，女工取以飾物」，並説「今俗亦名通草」。通脱木原植物爲五加科通脱木 *Tetrapanax papyriferum*，其莖髓很容易脱離，因此有「通脱」「活莌」之名。爾雅釋草「離南，活莌」郭璞注「草生南方，高丈許，似荷葉，莖中有瓤正白」，即是此種。

這種通脱木「通草」，在宋代成爲主流，故本草圖經説「俗間所謂通草，乃通脱木也」，蘇頌因此還特别指出：「古方所用通草，皆今之木通，通脱（木）稀有使者。」按，通脱木 *Tetrapanax papyriferum*，其實是灌木或小喬木，或許是專用柔弱疏鬆的莖髓，比較符合於「草」的特徵，所以取代相對木質化的木通 *Akebia quinata* 之木質藤莖。

190 瞿麥　**味苦**、辛，**寒**，無毒。**主治關格諸癃結，小便不通，出刺，決癰腫，明目去翳，破胎墮子，下閉血**，養腎氣，逐膀胱邪逆，止霍亂，長毛髮。**一名巨句麥**，一名大菊，一名大蘭。**生太山川谷。**立秋採實，陰乾。蘘草、牡丹爲之使，惡桑螵蛸。今出近道。一莖生細葉，花紅紫赤可愛，合子、葉刈取之，子頗似麥，故名瞿麥。此類乃有兩種，一種微大，花邊有叉椏；未知何者是，今市人皆用小者；復一種葉廣相似而有毛，花晚而甚赤〔二〕。按經云「採實」，中子至細，燥熟便脱盡，今市人惟合莖、葉用，而實正空殼無復子爾。

【箋疏】

說文云：「蘧，蘧麥也。」又，「菊，大菊，蘧麥。」爾雅釋草「大菊，蘧麥」，郭注：「一名麥句薑，即瞿麥。」引文中的蘧、菊、大菊，所指代的都應該是包括瞿麥 *Dianthus superbus*、石竹 *Dianthus chinensis* 在內的石竹科石竹屬（Dianthus）植物。按，今天所稱的菊科植物菊花，按照說文當寫作「蘜花」，說文云：「蘜，日精也，以秋花。」今天所寫的「菊」字，其實是石竹科瞿麥一類的植物。或許是蘜花因其觀賞性較爲流行，漸漸佔用了寫法簡易的「菊」字，本來可以寫作「菊麥」的蘧麥，只得改用另一個同音字「瞿」來代替，遂稱爲「瞿麥」。本草經別名「巨句麥」，「巨句」急呼爲「蘧」；名醫別錄一名「大蘭」，森立之本草經考注認爲「蘭即爲菊之草體訛字」，其說過於突兀，存此備參。

191 敗醬 **味苦**、鹹，**平**、微寒，無毒。**主治暴熱，火瘡赤氣，疥瘙，疽痔，馬鞍熱氣**，除癰腫，浮腫，結熱，風痹不足，產後疾痛。**一名鹿腸**，一名鹿首，一名馬草，一名澤敗。**生江夏川谷。**八月採根，暴乾。出近道，葉似豨薟，根形似茈胡，氣如敗豆醬，故以爲名。

〔二〕此句中「未知何者是，今市人皆用小者」，疑錯簡在「復一種葉廣相似而有毛」之前，原文應爲：「此類乃有兩種，一種微大，花邊有叉椏；復一種葉廣相似而有毛，花晚而甚赤；未知何者是，今市人皆用小者。」

【箋疏】

敗醬因植株特殊氣味而得名，即陶弘景説「氣如敗豆醬，故以爲名」者。古今品種變化不大，應該都是敗醬科敗醬屬(Patrinia)植物。新修本草説：「葉似水莨及薇銜，叢生，花黄根紫，作陳醬色。」當爲黄花敗醬 *Patrinia scabiosifolia*。本草綱目集解項描述説：「處處原野有之，俗名苦菜，野人食之。江東人每採收儲焉。春初生苗，深冬始凋。初時葉布地生，似菘菜葉而狹長，有鋸齒，緑色，面深背淺。夏秋莖高二三尺而柔弱，數寸一節，節間生葉，四散如傘。顛頂開白花成簇，如芹花、蛇牀子花狀。結小實成簇。其根白紫，頗似柴胡。」此即白花敗醬 *Patrinia villosa*。